Fit & aktiv auf dem Stuhl

AF720871

Ein herzliches Dankeschön an alle Mitwirkenden

Allgemeine Hinweise

Für die einfachere Lesbarkeit haben sich die Autoren dazu entschlossen, die männliche neutrale Anrede zu nutzen, die selbstverständlich alle Geschlechter mit einbeschließt. Ebenfalls wird auf die förmliche Anrede verzichtet und das sportliche „Du" verwendet, nach dem Motto:

„Im Sport sind wir alle gleich!"

Das vorliegende Buch wurde sorgfältig erarbeitet. Dennoch erfolgen alle Angaben ohne Gewähr. Weder die Autoren noch der Verlag können für eventuelle Nachteile oder Schäden, die aus den im Buch vorgestellten Informationen resultieren, Haftung übernehmen.

Sollte diese Publikation Links auf Webseiten Dritter enthalten, so übernehmen wir für deren Inhalte keine Haftung, da wir uns diese nicht zu eigen machen, sondern lediglich auf deren Stand zum Zeitpunkt der Erstveröffentlichung verweisen.

Wo Sport Spaß macht

Fit & aktiv auf dem Stuhl

KÖRPERLICH UND GEISTIG GESUND BLEIBEN

Svenja Redmer | Malte Redmer

Mobilisation – Kräftigung – Gehirntraining

DTB
DEUTSCHER TURNER-BUND

Meyer & Meyer Verlag

Fit & aktiv auf dem Stuhl

Bibliografische Information der Deutschen Nationalbibliothek
Die Deutsche Nationalbibliothek verzeichnet diese Publikation in der Deutschen Nationalbibliografie; detaillierte bibliografische Details sind im Internet über <https://www.dnb.de> abrufbar.

Alle Rechte, insbesondere das Recht der Vervielfältigung und Verbreitung sowie das Recht der Übersetzung, vorbehalten. Kein Teil des Werkes darf in irgendeiner Form – durch Fotokopie, Mikrofilm oder ein anderes Verfahren – ohne schriftliche Genehmigung des Verlages reproduziert oder unter Verwendung elektronischer Systeme verarbeitet, gespeichert, vervielfältigt oder verbreitet werden.

© 2024 by Meyer & Meyer Verlag, Aachen
Auckland, Beirut, Dubai, Hägendorf, Hongkong, Indianapolis, Kairo, Kapstadt,
Manila, Maidenhead, Neu-Delhi, Singapur, Sydney, Teheran, Wien
Member of the World Sport Publishers' Association (WSPA)
Gesamtherstellung: Print Consult GmbH, München

MIX
Papier | Fördert gute Waldnutzung
FSC® C084279

ISBN 978-3-8403-7911-6
E-Mail: verlag@m-m-sports.com
www.dersportverlag.de

INHALT

EINLEITUNG

Die Autoren haben sich bewusst für dieses Buch *Fit & aktiv auf dem Stuhl* entschieden, da es ein spezielles Training für Senioren ist, welches auf einem Stuhl oder Hocker durchgeführt werden kann. Somit ist es für jeden bis ins hohe Alter geeignet. So können auch Personen die Übungen aus diesem Buch machen, die nicht mehr so gut zu Fuß sind und z. B. auf einen Rollator, Rollstuhl oder andere Hilfsmittel angewiesen sind.

In diesem Buch sind die wichtigsten Übungen zusammengefasst, um dir bis ins hohe Alter die Möglichkeit zu geben, dich fit zu halten.

Das allgemeine Ziel ist es, dich fit zu halten und oder fitter zu machen, das Gedächtnis weiterhin zu fordern und zu fördern und somit auch Alzheimer vorzubeugen oder den Prozess zu verlangsamen, die Beweglichkeit zu verbessern oder die Beweglichkeit beizubehalten, versteifte Gliedmaßen wie z. B. durch Arthrose wieder beweglicher zu machen und das Wichtigste, selbstständiger im Alltag zu werden oder es zu bleiben.

Alle diese Faktoren werden in diesem Buch berücksichtigt, um dich bis ins hohe Alter fit und aktiv zu fühlen.

» Die Angabe der Wiederholungen und Durchgänge (Sätze) ist bei jeder Übung in diesem Buch angegeben.
» Es wird empfohlen, langsam mit den niedrigsten angegebenen Wiederholungen und Sätzen zu starten, sowie sich nach eigenen Wohlbefinden langsam, aber sicher zu steigern.
» Lockere dich nach jedem Satz. Schüttle dabei je nach Übung locker deine Arme, Beine oder Schultern etwas aus.

Warum ist es wichtig, Kraft, Gleichgewicht, Ausdauer und Koordination zu trainieren?

» **Kraft** benötigst du im Alltag z. B., um Treppen zu steigen, eine Wasserflasche oder ein Marmeladenglas zu öffnen oder aber, um vom Stuhl aufstehen zu können.

» **Gleichgewicht** benötigst du im Alltag, um z. B. sicher ohne Hilfsmittel zu gehen oder über ein Kabel oder einen anderen Gegenstand zu steigen.

» **Ausdauer** benötigst du z. B., um spazieren oder zum Einkaufen zu gehen. Darüber hinaus stärkt sie das Immunsystem, verbessert das Blutbild und reduziert das Herzinfarktrisiko deutlich.

» **Koordination** benötigst du, damit die Muskulatur, das Gehirn und die anderen Sinnesorgane im Alter weiterhin einwandfrei zusammenarbeiten, ansonsten fallen alltägliche Dinge im Alltag langsam immer schwerer. Die Folge: Bewegungen werden abgehackter und langsamer.

EINLEITUNG FÜR TRAINER

Die Autoren haben sich bewusst für dieses Konzept *Fit & aktiv auf dem Stuhl* entschieden, da es ein spezielles Konzept für Senioren ist, welches auf einem Stuhl oder Hocker durchgeführt werden kann. Somit ist es für jeden bis ins hohe Alter geeignet. So können auch Personen die Übungen aus diesem Buch machen, die nicht mehr so gut zu Fuß sind und z. B. auf einen Rollator, Rollstuhl oder andere Hilfsmittel angewiesen sind.

In diesem Buch sind die wichtigsten Übungen zusammengefasst, um allen Senioren bis ins hohe Alter die Möglichkeit zu geben, sich fit zu halten.

Das allgemeine Ziel ist es, Senioren fit zu halten und oder fitter zu machen, das Gedächtnis weiterhin zu fordern und zu fördern und somit auch Alzheimer vorzubeugen oder den Prozess zu verlangsamen, die Beweglichkeit zu verbessern oder die Beweglichkeit beizubehalten, versteifte Gliedmaßen wie z. B. durch Arthrose wieder beweglicher zu machen und das Wichtigste, selbstständiger im Alltag zu werden oder es zu bleiben.

Alle diese Faktoren werden in diesem Buch berücksichtigt, um sich bis ins hohe Alter fit und aktiv zu fühlen.

- » Die Angabe der Wiederholungen und Durchgänge (Sätze) ist bei jeder Übung in diesem Buch angegeben.
- » Es wird empfohlen, langsam mit den niedrigsten angegebenen Wiederholungen und Sätzen zu starten, sowie sich nach eigenen Wohlbefinden langsam, aber sicher zu steigern.
- » Lockere dich nach jedem Satz. Schüttle dabei locker deine Arme, Beine oder Schultern etwas aus.

WICHTIG:

Bei diesem Programm sind keine Stundenbilder festgelegt.

Es wird jedoch eine Beispielstunde à 45 Minuten und eine Stunde à 60 Minuten vorgestellt, um einen kleinen Überblick über Kombinationsmöglichkeiten zu geben.

Es gibt eine große Auswahl an Übungen und Hinweise in diesem Konzept, die frei zusammengestellt werden können.

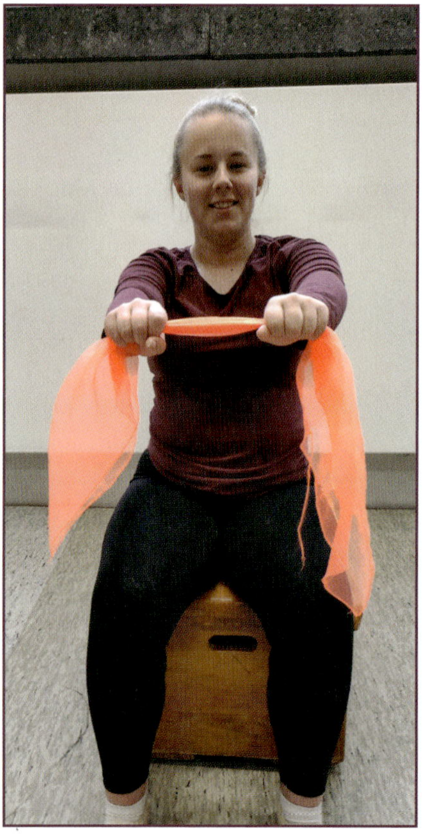

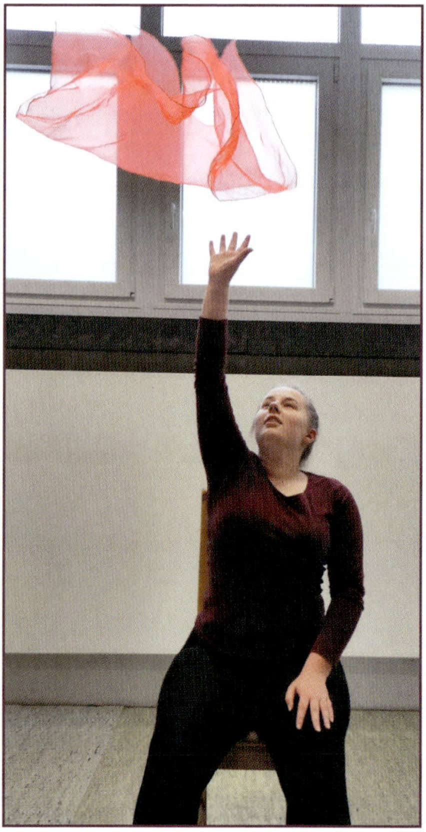

1 Rahmenbedingungen für Trainer

Zielgruppe

Die Zielgruppe dieses gesundheitsfördernden Konzepts sind Senioren, die sowohl noch selbstständig zu Hause leben als auch Senioren, die in betreuten Wohneinrichtungen oder Seniorenresidenzen leben.

Ziel des Kurses

Das übergeordnete Ziel von *Fit & aktiv auf dem Stuhl* besteht in der gezielten Kräftigung und Erhaltung der Muskulatur sowie in der individuellen Verbesserung der gesundheitlichen Situation der Teilnehmer und in der Erhaltung des Denkvermögens sowie in der Verzögerung von Alzheimer.

Weitere Ziele sind die Stärkung der physischen Gesundheitsressourcen wie Kraft und Beweglichkeit sowie der Koordinations-, Kognitions- und Entspannungsfähigkeit.

2 Wichtig für Trainer

Qualifizierungsempfehlung

Wenn dieses Konzept in einer Senioreneinrichtung angeboten wird, ist es vorteilhaft, wenn der Kursleiter die zweite Lizenzstufe „Sport in der Prävention" oder „Sport in der Rehabilitation" oder eine staatlich anerkannte Ausbildung als Sportwissenschaftler, Sport- und Gymnastiklehrer, Physiotherapeut oder Ergotherapeut mit entsprechender Zusatzqualifikation besitzt. Diese Ausbildung vermittelt ein breites Spektrum an Wissen, welches vonnöten sein kann bei dieser Vielzahl an Erkrankungen der Teilnehmer, die auf den Kursleiter zukommen.

Kursgröße

Die Übungsleiter sind dazu angehalten, die Kursstunde *Fit & aktiv auf dem Stuhl* mit höchstens 15 Teilnehmern (besser weniger) durchzuführen, um eine individuelle Betreuung und damit eine hohe Qualität zu gewährleisten.

Kursaufbau

Der Kurs *Fit & aktiv auf dem Stuhl* besteht aus 1-2 Trainingseinheiten à 60 Minuten pro Woche. Sollten die Teilnehmer zu stark eingeschränkt sein, dann wird mit 1-2 Trainingseinheiten à 45 Minuten gestartet und Stück für Stück auf die 60-Minuten-Einheiten hingearbeitet.

Die Kurseinheiten sind einheitlich aufgebaut, ganzheitlich ausgerichtet und in jeweils sechs Sequenzen unterteilt:

1. Begrüßung, Gruppengespräche und Informationsvermittlung
2. Mobilisationsritual und Aufwärmen
3. Kräftigungsübungen
4. Stabilitäts- und Gleichgewichtsübungen, wenn möglich, im Stand
5. Lockerung, Entspannung und Dehnung
6. Ausklang

3 Geräte/Materialien die benutzt werden können

Geräte/Materialien:	Alternativmaterialien für zu Hause:
Pro Teilnehmer ein Stuhl	Stuhl am besten mit Armlehne
Schwungtuch	Wird nicht benötigt
O-Band	O-Band oder Widerstandsband
Sand-Noppen-Hantel	Eine Flasche 0,2-0,5 l (teilweise nicht ganz gefüllt), gefüllt mit Wasser
Igelball	Igelball
Fausthanteln	Eine Flasche 0,2-0,5l (teilweise nicht ganz gefüllt), gefüllt mit Wasser
Kleine Faszienkugel	Tennisball, kleiner Gummiball
Jongliertücher	Halstuch, Stofftaschentuch
Gymnastikstab	Besenstiel oder Regenschirm

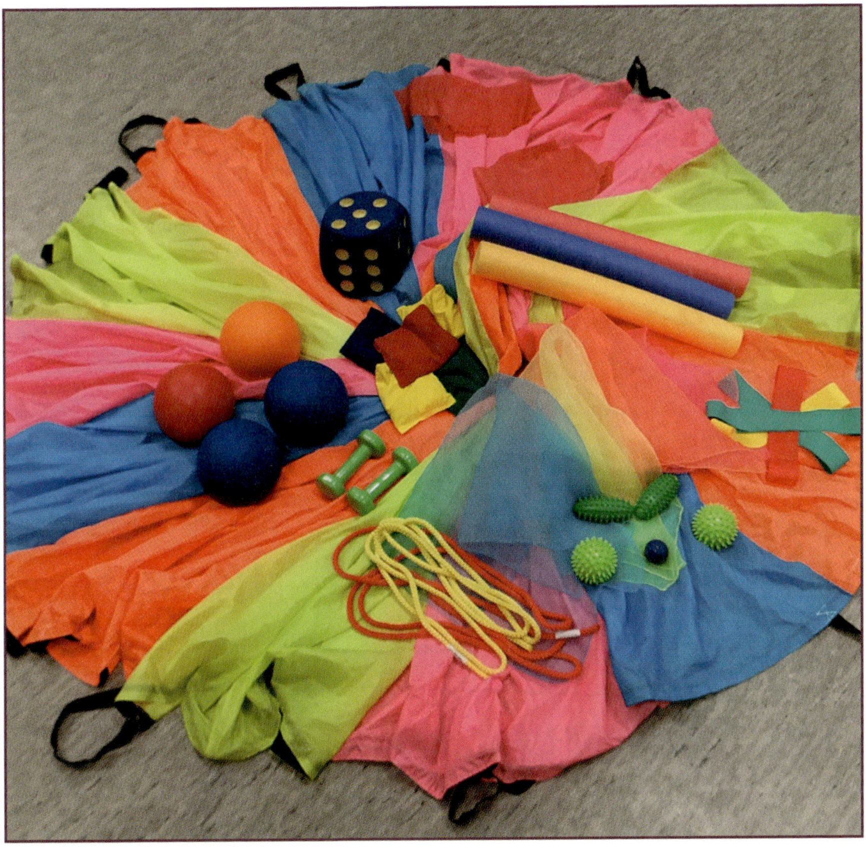

Kleiner Gymnastikball (Durchmesser circa 28 Zentimeter)	Kleiner Gymnastikball (Durchmesser circa 28 Zentimeter)
Widerstandsband	Widerstandsband
Poolnudel	Besenstiel oder Regenschirm
Wasserball	Wird nicht benötigt
Softbälle	Wird nicht benötigt

4 Programmübersicht für Trainer

4.1 Begrüßung, Gruppengespräche und Informationsaustausch in Gruppenstunden

Dieser Teil ist zu Beginn jeder Kursstunde sehr wichtig für das Zusammenfinden der Gruppe sowie für die Teilnehmer zur Einstimmung auf die Kursstunde.

Am Anfang jeder Kursstunde finden sich alle Kursteilnehmer zur Begrüßung zusammen. Dies ist besonders in der ersten Kursstunde am wichtigsten, da sich in der ersten Begrüßungsrunde der Kursleiter und die Kursteilnehmer selbst vorstellen. Für ein leichteres Kennenlernen sind kleine Kennenlernspiele von großer Bedeutung, da diese auch angespannte oder zurückhaltende Teilnehmer gut auflockern können.

Ab der zweiten Kursstunde findet nach der Begrüßung eine kurze Reflexion der letzten Kursstunde statt sowie Nachfragen bezüglich des Wohlbefindens nach der letzten Kursstunde und Einblicke in die aktuelle Kursstunde.

4.2 Aufwärmen und Mobilisationsritual

Die Aufwärmphase sollte so gestaltet sein, dass es der Leistungsanforderung der Kursstunde angepasst ist. Das Aufwärmen kann mit Zusatzgeräten als Spielform oder Gruppenaktivität gestaltet werden.

Die Mobilisationsübungen während der Aufwärmphase sind ein lockerer Einstieg in die Aktivität und sollten möglichst wie ein Ritual gleich ablaufen, damit die Kursteilnehmer sich nicht jede Stunde auf eine neue Übung konzentrieren müssen, sondern immer das gleiche Ritual durchlaufen für mehr Wohlbefinden und Sicherheit.

Dieses Mobilisationsritual sollte aus fünf Blöcken bestehen (Kopf, Schulter, Rumpf, Arme und Beine) und kann nach Bedarf der Gruppe einzeln zusammengefügt werden.

4.3 Kräftigungsübungen

Bei den Kräftigungsübungen geht es darum, dass die Teilnehmer sowohl die oberflächlichen als auch die tief liegenden Muskeln wieder aufbauen und erhalten. Wichtig hierbei ist auch die haltungsstabilisierende Muskulatur.

Der Kursleiter zeigt den Teilnehmern gezielte Übungen und Methoden, die sie praktisch umsetzen, um die Muskulatur gezielt zu aktivieren und zu kräftigen.

Ziel hierbei ist es, mit gezielten Rücken-, Bauch- und Beckenbodenübungen die Teilnehmer wieder in eine aufrechtere Haltung zu führen.

Die Kräftigungsübungen beginnen immer mit der leichtesten Form und werden mit jeder Kursstunde in der Schwierigkeitsstufe angehoben, um einen gezielten Muskelaufbau zu erreichen. Es kann auch sein, dass im gesamten Kursverlauf nicht alle Schwierigkeitsstufen durchgeführt werden können. Die Schwierigkeitsstufe muss den Teilnehmern entsprechend oder an die gesamte Gruppe angepasst werden, ohne dabei den Einzelnen zu über- oder unterfordern.

Für eine moderate Belastung bei den dynamischen Kräftigungsübungen empfiehlt sich bei Anfängern eine Durchführung von zwei Sätzen mit je 5-10 Wiederholungen. Bei statischen Übungen kann die Dauer der Übung ebenfalls zwei Sätze lang, für 10-30 Sekunden, gehalten werden.

4.4 Stabilitäts- und Gleichgewichtübungen (Standübungen)

Stabilisation und Gleichgewicht ist ein Muss für jeden Menschen, um gesund und fit den Alltag zu bestreiten. Stabilisation und Gleichgewicht benötigt jeder in verschiedensten Situationen des Alltags. Sei es beim Tragen einer Kiste oder einfach nur, um etwas aus dem Schrank oder Regal zu heben oder beim Sport. Daher ist es besonders bei Senioren wichtig, diese Fähigkeiten wieder aufzubauen oder zu erhalten, da sie im Alter etwas verloren gehen.

Die Körperspannung beeinflusst unsere Haltung. Wenn neben einer gut ausgebildeten Muskulatur, die der Stabilität dient, auch eine gute Körperspannung vorhanden ist, kann aufrechter durch den Alltag gegangen und somit lassen sich Rückenschmerzen sogar vermeiden.

4.5 Lockerung, Entspannung und Dehnung

Zur Lockerung hilft einfaches Klopfen oder Schütteln der einzelnen Gliedmaßen oder der Muskulatur.

Die Entspannungsphase sollte in einer möglichst ruhigen Atmosphäre stattfinden. Die Teilnehmer sollten es sich mit eigens mitgebrachten Kissen oder einer Decke gemütlich machen, damit sie während der Entspannungseinheit nicht frieren, da der Körper dabei schnell runterkühlt.

Zur Entspannung eignet sich eine ruhige, entspannte Musik.

Zur Entspannung können eine progressive Muskelentspannung (PMR), Entspannungsreisen, Atementspannungsübungen, Partnermassagen oder Selbstmassagen mit einem Igelball durchgeführt werden.

Dehnen macht nicht nur den gesamten Köper gelenkiger, sondern auch die Muskeln, Faszien und Sehnen/Bänder dehnbarer und strapazierfähiger.

Jede Dehnübung sollte, um einen Effekt zu erzielen, mindestens 20-30 Sekunden gehalten werden, bevor in die nächste Dehnposition gewechselt wird.

4.6 Progressive Muskelentspannung

Die Methode hat der Schwede Edmund Jacobson entwickelt. Es werden einzelne Muskelgruppen und Gliedmaßen der Reihe nach auf Kommando gezielt angespannt und gelöst. So ist eine vollständige Entspannung des Körpers in nur wenigen Minuten erreichbar.

Begonnen wird z. B. bei den Zehen oder aber mit den Fingern und man wandert langsam Körperteil für Körperteil weiter nach oben in Richtung Kopf und kommt zum Schluss zum Gesicht.

Während einer kurzen Pause nach der An- und Entspannungsphase sollen die Teilnehmer versuchen, zu spüren, wie die Wärme in den jeweils gerade angespannten Körperteil steigt. Es werden ziemlich schnell die ersten Effekte spürbar sein.

Um vollständig von PMR profitieren zu können, bedarf es etwas Übung. Die Körperwahrnehmung kann durch diese Übungen verbessert werden. Die tiefe Entspannung der Muskulatur wirkt sich beruhigend auf das vegetative Nervensystem aus, das für unterbewusste Prozesse wie Verdauung oder Herzschlag zuständig ist.

4.7 Entspannungsreisen, Atementspannung

Entspannungsreisen können gerade für Senioren sehr wichtig sein, um den Stress, der sich eventuell im Alltag oder durch Umstellungen des Alltags eingeschlichen hat, abzubauen, um den neuen Alltag ruhig und entspannt angehen zu können.

Auch bei Entspannungsreisen können, wie beim PMR, Reisen durch den Körper durchgeführt werden, beginnend bei den Füßen. Mit bewusster Wahrnehmung der einzelnen Körperbereiche und mit dem Lösen der Anspannung sollen die Teilnehmer bewusst in ihren Körper hineinspüren. Ziel ist es, in der entspannten Situation den Geist und die Seele in eine harmonische Balance zu bringen und den Druck und die Belastung zu lösen und auszublenden.

Spezielle Atemtechniken können auch bei der Entspannungsreise für wohltuende Entspannung sorgen.

4.8 Partnermassage oder Selbstmassage mit und ohne Igelball

Bei der Partner- oder Selbstmassage können sich die Teilnehmer einmal entspannt verwöhnen lassen oder sich selbst entspannt verwöhnen mit einer Massage mit und ohne Igelball. Hierbei können auch gezielt die Muskeln mit einer Massage gelockert werden und für Entspannung sorgen.

4.9 Ausklang

Während des Ausklangs fragt der Kursleiter die Teilnehmer nach einem Feedback zur Kursstunde und kann einen Ausblick auf die nächste Stunde geben.

In der letzten Kursstunde kann ein Feedback des gesamten Kurses eingeholt werden und Möglichkeiten können gezeigt werden für weitere Kursprogramme oder Sportangebote im Sportverein, um sich auch weiterhin fit und gesund zu halten.

5 Beispielstunde 60 Minuten

3 Minuten: Begrüßung, Fragen nach dem allgemeinen Wohlbefinden, Ausblick auf die Stunde.

Circa 10 Minuten: Aufwärmen

Im Sitzen auf dem Platz marschieren, die Knie einzeln im Wechsel etwas höher in Richtung Bauch heben. V-Step, die Füße einzeln nach vorne auf die Fersen stellen und zurück. Mobilisation der Gliedmaßen durch Fußkreisen, die Fußspitze heranziehen und Fußstreckung. Die Füße bewusst abrollen. Das Handgelenk kreisen. Die flache Hand heben und senken mit abgelegtem Unterarm. Das Becken kreisen. Langsam den Kopf kreisen im Halbkreis.

Circa 20 Minuten: Kräftigungsübungen für alle Bereiche

Beinpresse, Handpresse und Fußpresse mit dem Gymnastikball in verschiedenen Varianten. Fingerkräftigung mit der Faszienkugel. Die Unterschenkel schwingen. „Achten" malen mit Füßen und Händen. Ein Jongliertuch werfen und fangen. Das Jongliertuch um den Körper reichen. Den Gymnastikball in unbestimmter Reihenfolge von Teilnehmer zu Teilnehmer werfen.

10 Minuten: Aufstehübungen, Übungen im Stehen hinter dem Stuhl.

13 Minuten: Massage und Entspannungsübung.

4 Minuten: Feedback, Wünsche für die nächste Stunde.

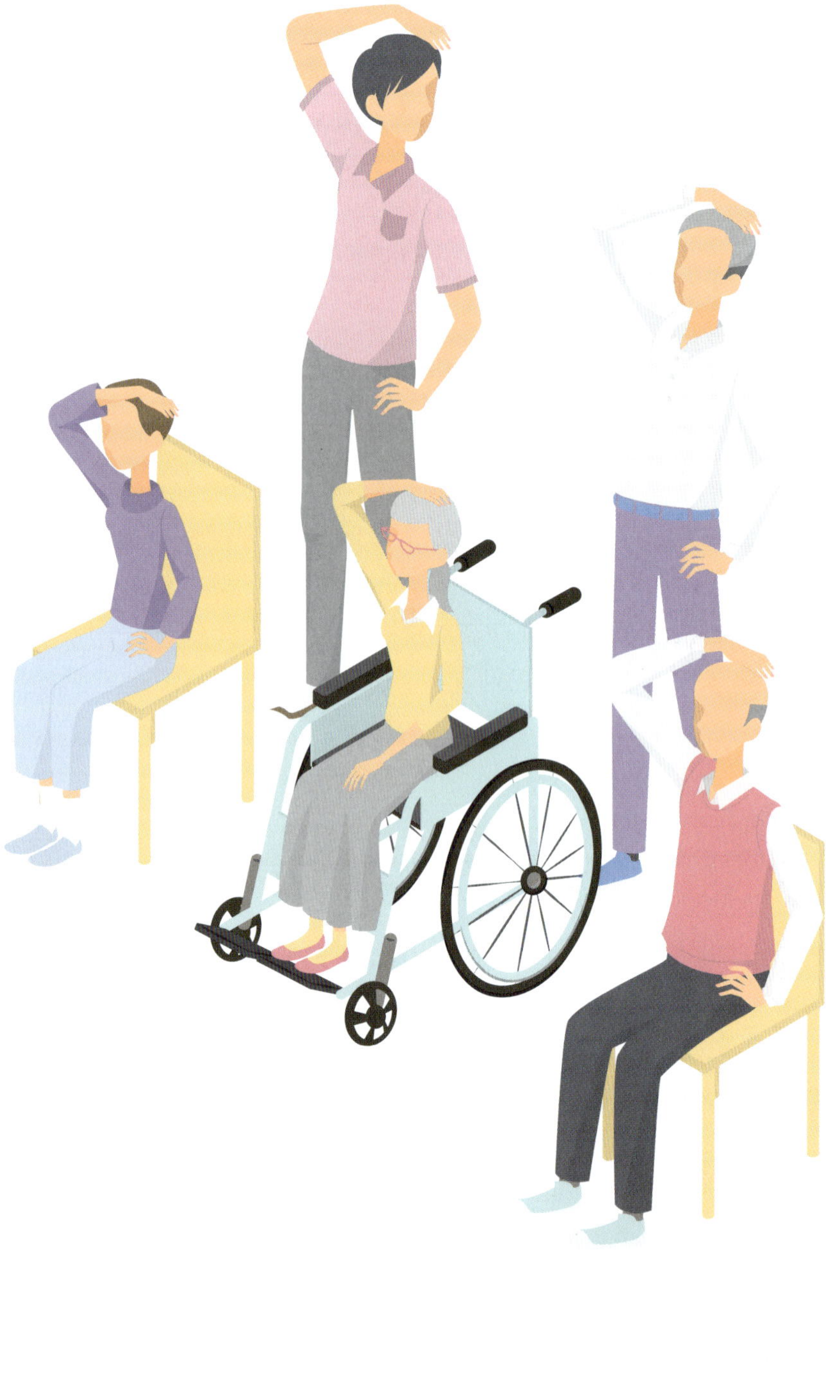

6 Methodische Hinweise zur Mobilisation

Die Mobilisationsübungen sollten wie ein Ritual ungefähr gleich ablaufen und zum Beginn der Aufwärmphase circa 8-15 Minuten lang ausgeführt werden.

Die Mobilisation besteht aus sechs Blöcken:

» Kopf,
» Schulter,
» Arme,
» Hände/Finger,
» Rumpf und
» Beine/Füße.

Die Mobilisation kann sowohl im Sitzen als auch im Stehen oder im Gehen durchgeführt werden (siehe Aufwärm- und Mobilisationsübungen).

Ziel der Mobilisation ist die Erhaltung sowie die Erweiterung des Bewegungsumfangs. Sie ist vor allem im höheren Alter sehr wichtig.

Die Mobilisation dient der Förderung und Erhaltung der Bewegungsfähigkeit. Ebenso wird das Zusammenspiel von Gelenken und Muskeln gefördert, Gelenke werden mobilisiert, Muskeln gedehnt und gekräftigt.

TIPP:
Achte stets darauf, dass keine Stolpermöglichkeiten im Weg liegen.

7 Aufwärm- und Mobilisationsübungen

7.1 Vorbemerkungen

Kennenlernreise in einer Gruppe für mobilere Teilnehmer

» Die Teilnehmer gehen mit oder ohne Musik kreuz und quer durch den Raum. Bei einer Begegnung geben sich zwei Teilnehmer die Hand und sagen ihren Namen. Bei mehrmaliger Begegnung sagt der Teilnehmer den Namen des Gegenübers.

Variation im Sitzen

» Ein Teilnehmer wirft jemandem einen Softball oder Ähnliches zu und sagt seinen eigenen Namen und später den Namen der Person, die den Ball fangen soll.
» Es wird ein Name genannt, zu dem der Ball als Übernächstes geworfen wird.

Das ganze Spiel funktioniert auch rückwärts:

Der Teilnehmer sagt den Namen, von dem er den Ball in der Runde zuvor bekommen hat und wirft ihm den Ball zu (Erinnerungsspiel). Der Trainer sagt den Teilnehmern in der Vorrunde, dass sie sich den Namen desjenigen merken sollen, vom dem sie den Ball bekommen haben.

Weitere Variante

Nach Nennung der Namen und Wiedergabe des Namens der anderen Person kann z. B. auch der Wohnort, das Alter, Lieblingsessen, Lieblingsfarbe oder auch die Anzahl der Kinder ausgetauscht werden. Der Kreativität sind keine Grenzen gesetzt.

Durch den Raum gehen mit Variation zu Musik für mobilere Personen

Die Teilnehmer gehen kreuz und quer durch den Raum und führen durch Zuruf des Kursleiters verschiedene Variationen aus, wie z. B.:

- vorwärts gehen,
- rückwärts gehen,
- seitwärts gehen.
- Geradeaus durch den Raum gehen oder im Slalom oder mit Kurven.
- Ganz leise oder mit lauten Schritten durch den Raum gehen.
- ACHTUNG: Bei Osteoporoseteilnehmern KEIN STAMPFEN!
- Im Ballengang gehen.
- Auf den Fersen gehen.
- Rechts auf der Ferse gehen und links zeitgleich auf dem Fußballen (nach ein paar Schritten Seitenwechsel).
- Große Schritte machen.
- Kleine Schritte machen.
- Ein Fuß direkt vor den anderen setzen (balancieren).
- Die Arme einzeln nach oben strecken beim Gehen oder zur Seite (auch gegengleich oder gegengleich in einer Reihenfolge).

Gehen im Sitzen

Es wird im Sitzen mit den Füßen auf der Stelle gegangen in verschiedenen Varianten.

Wenn du Trainer bist, gibst du die Ansage an die ganze Gruppe:

» Auf der Stelle gehen.
» Auf der Stelle schnell laufen (Fußtippeln).
» V-Step ohne und mit Armeinsatz (die Arme gehen seitengleich nach vorne/oben oder auch diagonal - rechter Fuß - linker Arm/linker Fuß - rechter Arm.
» Einen Schritt nach außen und in die Mitte zurück machen (entweder beide Füße einzeln erst nach rechts - in die Mitte zurück - beide Füße einzeln nach links stellen).
» Die Füße zeitgleich auseinanderstellen oder einzeln den rechten Fuß nach rechts außen - den linken Fuß nach links außen setzen und zurück zur Mitte kommen.
» Einen Schritt vor und zurück machen.
» Die Füße zeitgleich nach vorne setzen und wieder zurück.
» Gegengleich beide Füße gleichzeitig versetzen (einer vor, einer zurück).
» Die Füße im Wechsel auf die Hacke und auf die Spitze stellen.
» Im dynamischen Wechsel einen Fuß nach vorne stellen und den gegengleichen Arm nach oben strecken.

Aerobic im Stehen für mobilere Teilnehmer

(Im Stehen hinter dem Stuhl oder in einer Gruppe auch in Kreisaufstellung)

» Auf der Stelle gehen.
» Die Beine anfersen.
» Die Knie im Wechsel anheben in Richtung Bauch.
» Die Knie heben - der diagonale Ellbogen geht zum Knie (erst auf einer Seite ausführen, dann nach ein paar Wiederholungen Seitenwechsel).
» Side to Side ausführen.
» Schattenboxen machen.
» Step Touch, Step Touch mit den Schultern oder die Arme kreisen oder die Arme seitlich heben.
» Ferse - Spitze (die Füße dabei einzeln nach vorne auf die Ferse oder auf die Spitze stellen oder auch mal zur Seite auseinander).
» Den Fuß nach vorne - zur Seite - und zurück tippen. Nur jeweils auf einer Seite oder in Kombination rechts und links im Wechsel.
» Einen V-Step ausführen.
» Einen V-Step mit Armvariationen ausführen (auch spiegelverkehrt nach hinten mit einem V-Step kombinierbar).
» Füße raus - rein (die Füße einzeln nach außen setzen und wieder zurück in die Schrittstellung).

Aerobic im Sitzen

- Im Sitzen auf der Stelle gehen.
- Abwechselnd ein Knie in Richtung Brust heben.
- Abwechselnd ein Knie in Richtung Brust heben - den entgegengesetzten Arm zum Knie führen.
- Auf den Fersen gehen.
- Auf den Fußballen gehen.
- Der rechte Fuß geht auf der Ferse, der linke Fuß geht auf dem Ballen (nach ein paar Schritten Seitenwechsel).
- Die Füße bewusst abrollen von vorne nach hinten und auch von hinten nach vorne.
- Die Füße zeitgleich entgegengesetzt abrollen (den rechten Fuß von der Ferse zur Spitze - den linken Fuß von der Spitze zur Ferse, nach ein paar Wiederholungen Seitenwechsel).
- Die Schultern kreisen.
- Im Wechsel erst den rechten, dann den linken Arm lang nach oben strecken (Äpfel pflücken).
- Die Arme sind in angewinkelter Position vor dem Oberkörper. Die Arme einzeln zur Seite strecken und wieder zurück vor den Oberkörper nehmen.
- Die Beine dynamisch im Wechsel nach vorne strecken und zurücknehmen.
- Die Füße schmal zusammenstellen, sie dann breit auseinandernehmen und sie wieder zurückstellen.
- Einen V-Step ausführen.
- Einen V-Step mit den Armen in Verbindung ausführen (die Arme seitengleich schräg nach oben anheben oder diagonal zum Fuß).
- Im Wechsel erst das rechte, dann das linke Bein nach vorne strecken und den gegengleichen Arm nach oben und/oder den diagonalen Arm strecken.

Einen Ball werfen in einer Gruppe

- Der Trainer steht in der Mitte des Kreises und wirft in unbestimmter Reihenfolge den Teilnehmern einen Ball zu.
- Der Ball wird in unbestimmter Reihenfolge kreuz und quer durch den Kreis geworfen.
- Den Ball auf dem Boden aufkommen lassen, sodass er weiter zum nächsten Teilnehmer fliegt. Den Ball in den Händen erst nach unten in Richtung Boden tippen, dann die Arme nach oben strecken und anschließend erst weiterwerfen.
- Mit dem Ball in den Händen erst den Oberkörper von rechts nach links rotieren und dann den Ball weiterwerfen.
- Den Ball nur mit der rechten Hand werfen.
- Den Ball nur mit der linken Hand werfen.

Bälle in verschiedenen Farben in der Gruppe weitergeben

- Ein (roter) Ball wird rechts im Kreis herumgegeben von Teilnehmer zu Teilnehmer.
- Nach einer Runde kann ein (blauer) Ball zusätzlich entgegengesetzt in die Runde gegeben werden. Nach einer weiteren Runde kann zusätzlich ein (gelber) Ball mit den Füßen weitergegeben werden.
- Alternativ kann z. B. der erste (rote) Ball vor dem Weitergeben mit den Händen zum Boden und dann in die Luft gehalten werden und der zweite (blaue) Ball wird in den Händen gehalten und der Oberkörper erst nach rechts, dann nach links rotiert, bevor der Ball weitergegeben wird.

7.2 Kopfmobilisation

Den Kopf im Halbkreis drehen

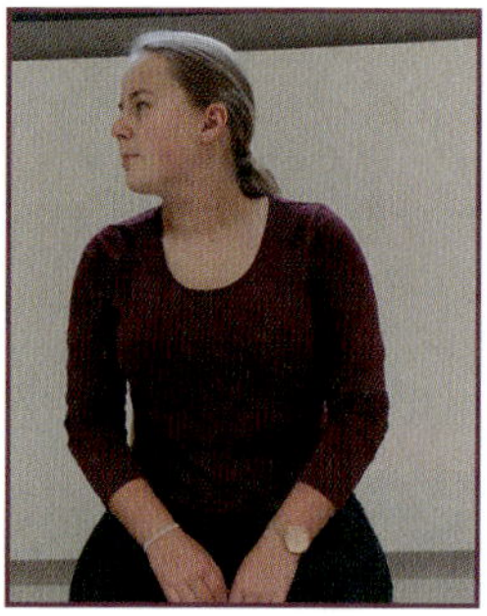

Position 1

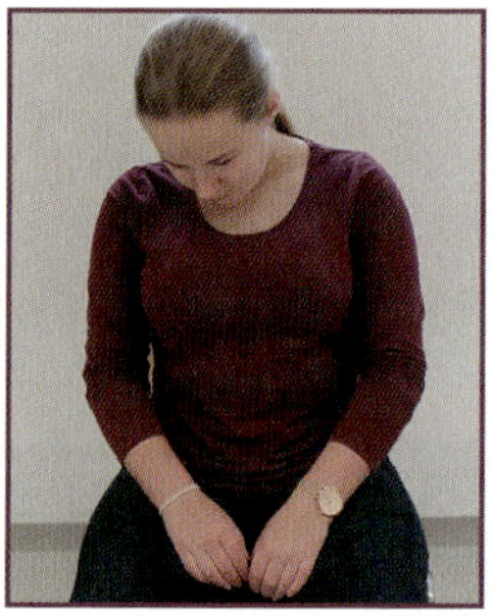

Position 2

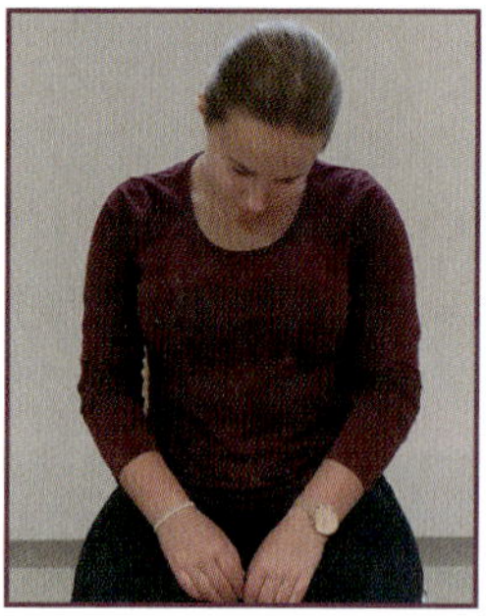

Position 3

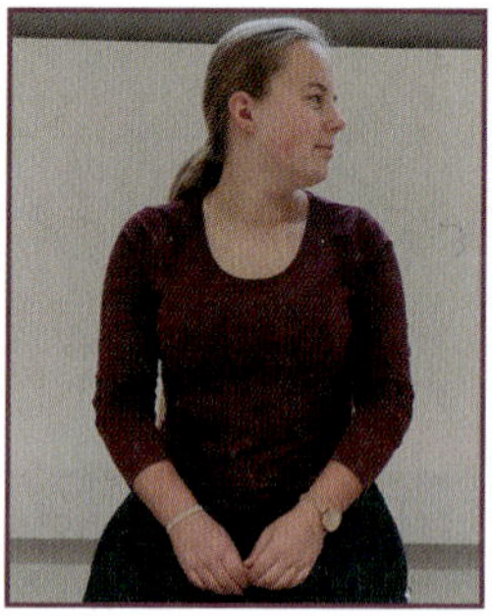

Position 4

Im Wechsel den Kopf im Halbkreis von rechts nach links drehen.

Halbkreise ausführen, beginnend von der rechten Schulter (Position 1). Der Blick ist über rechte Schulter gerichtet, das Kinn anschließend in Richtung Brust senken (Position 2 + 3). Langsam den Kopf weiterkreisen zur linken Schulter (Position 4). Das Kinn anheben, der Blick geht über die linke Schulter.

Wiederholungen

» Diese Übung kann in einem Satz circa 10-mal wiederholt werden. Dies zählt als ein Satz.

» Es wird gezählt, wenn der Kopf auf der rechten Seite ist.

Allgemeiner Hinweis

» Den Oberkörper dabei aufrecht halten und die Schultern nach hinten halten.

» Nicht ins Hohlkreuz oder in einen Rundrücken fallen.

Den Kopf von rechts nach links drehen (Schulterblick)

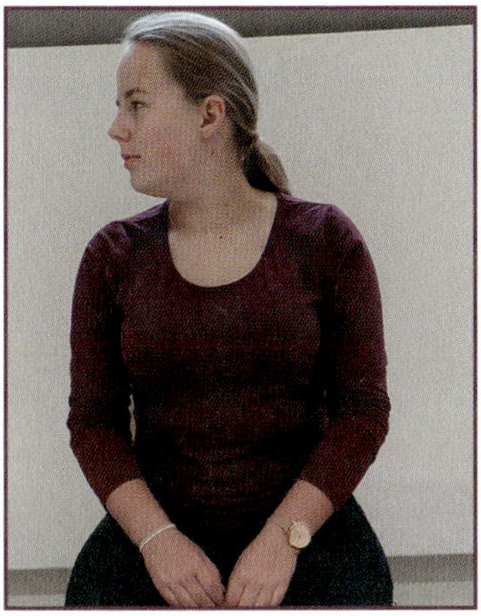

Blick über die rechte Schulter

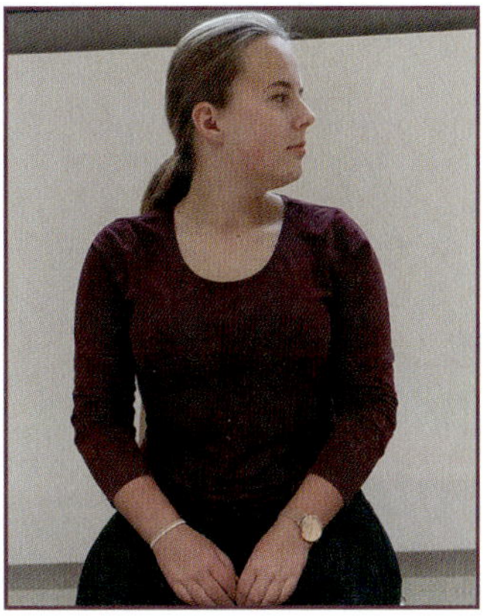

Blick über die linke Schulter

Den Kopf abwechselnd langsam von rechts nach links drehen. Der Blick geht, so weit wie möglich, über die jeweilige Schulter.

Wiederholungen

» Diese Übung kann in einem Satz circa 10-mal wiederholt werden.
» Es wird gezählt, wenn der Kopf auf der rechten Seite ist.

Allgemeiner Hinweis

» Den Oberkörper dabei aufrecht halten und die Schultern nach hinten halten.
» Nicht ins Hohlkreuz oder in einen Rundrücken fallen.

Den Kopf zur Schulter neigen

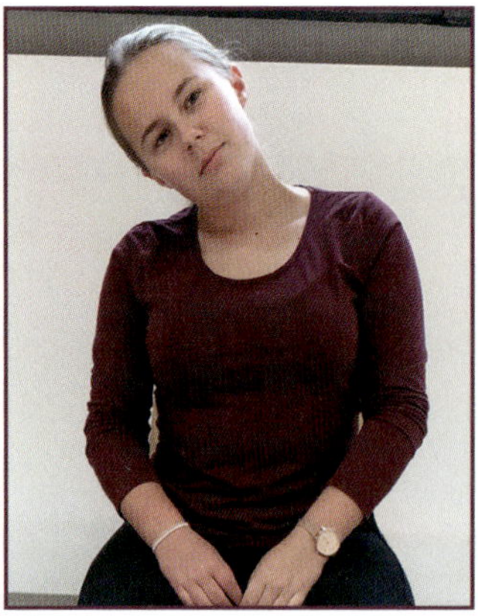

Den Kopf zur rechten Schulter neigen.

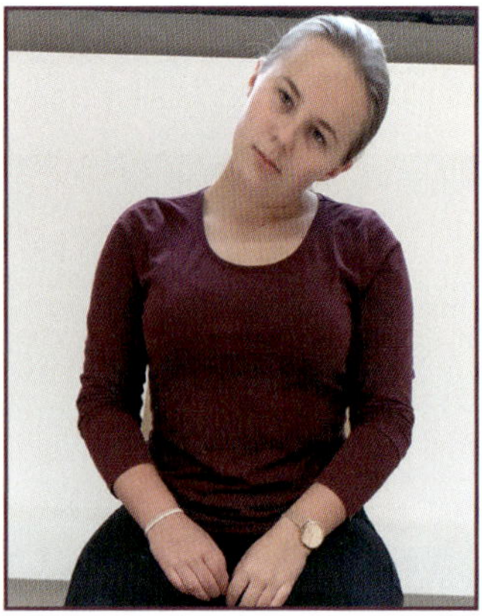

Den Kopf zur linken Schulter neigen.

Den Kopf im langsamen Wechsel in Richtung rechte Schulter neigen. Dabei die Position für circa 5 Sekunden halten, anschließend den Kopf in Richtung linke Schulter neigen und ebenfalls für circa 5 Sekunden halten.

Wiederholungen

» Diese Übung kann in einem Satz circa 10-mal wiederholt werden.

» Es wird gezählt, wenn der Kopf auf der rechten Seite ist.

Allgemeiner Hinweis

» Der Blick ist dabei die ganze Zeit geradeaus gerichtet. Der Oberkörper ist aufrecht, die Schultern locker nach unten hängen lassen.

Den Kopf im Wechsel auf Brust und Nacken legen

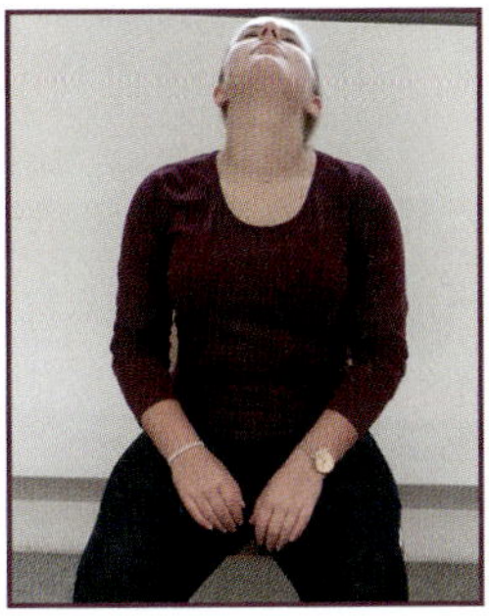

Den Kopf in den Nacken legen.

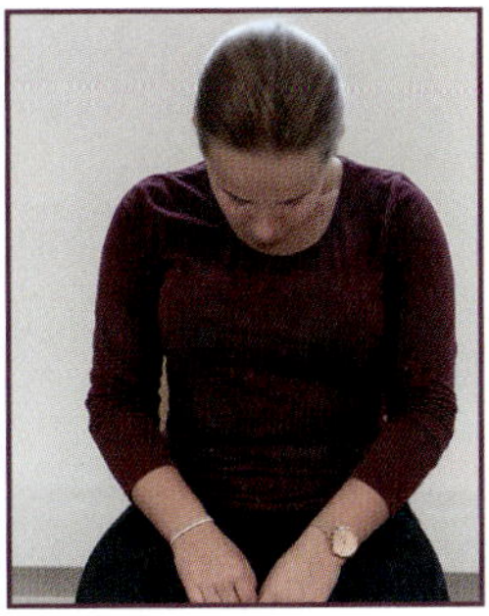

Den Kopf zur Brust senken.

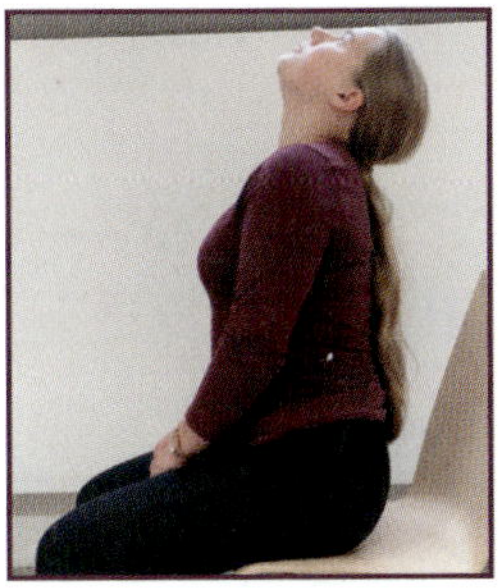

Seitenansicht - Position 1

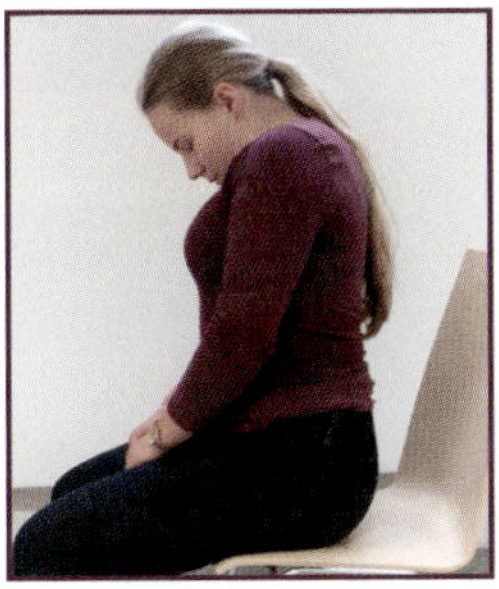

Seitenansicht - Position 2

Der Kopf wird im Wechsel erst in den Nacken gelegt, so weit es schmerzfrei möglich ist. Kurz die Position halten, danach den Kopf langsam wieder aufrichten und ihn in Richtung Brustkorb senken. Anschließend den Kopf wieder langsam aufrichten und die Übung von vorne beginnen.

Wiederholungen

» Diese Übung kann je Richtung 5-10-mal wiederholt werden mit einer Haltezeit von jeweils bis zu 10 Sekunden.

Allgemeiner Hinweis

» Den Oberkörper dabei aufrecht halten, nicht ins Hohlkreuz oder in einen Rundrücken fallen.

» Der Kopf wird nur so weit in den Nacken gelegt (Position 1), wie es schmerzfrei möglich ist.

7.3 Schultermobilisation

Die Schultern rückwärts und vorwärts kreisen

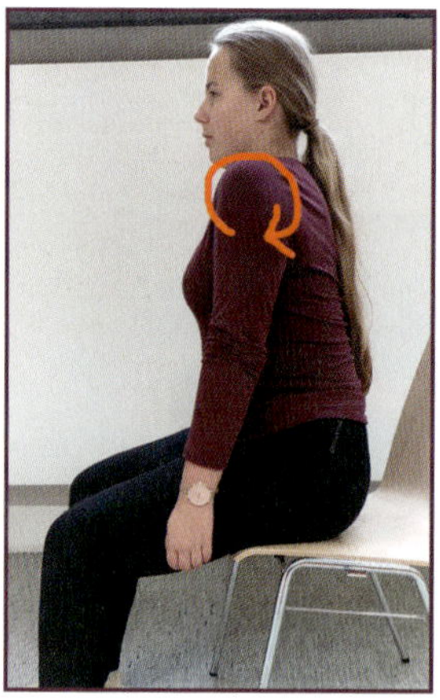

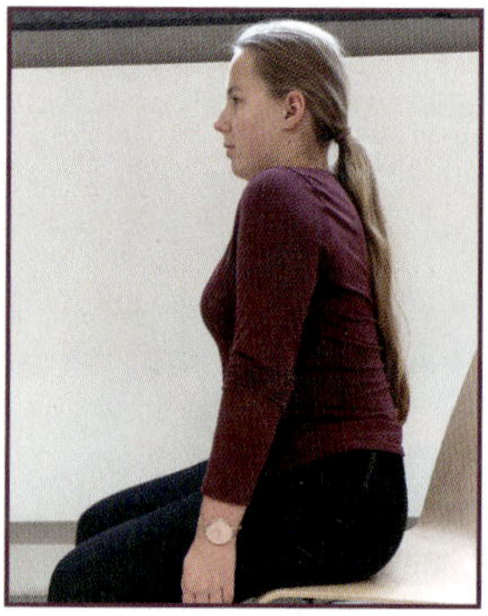

Position 1

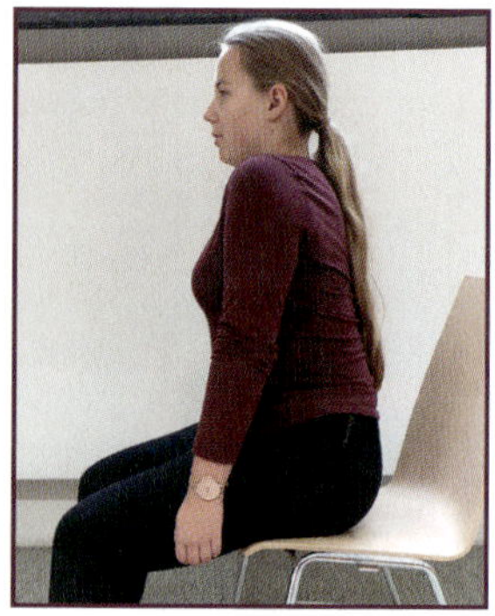

Position 2

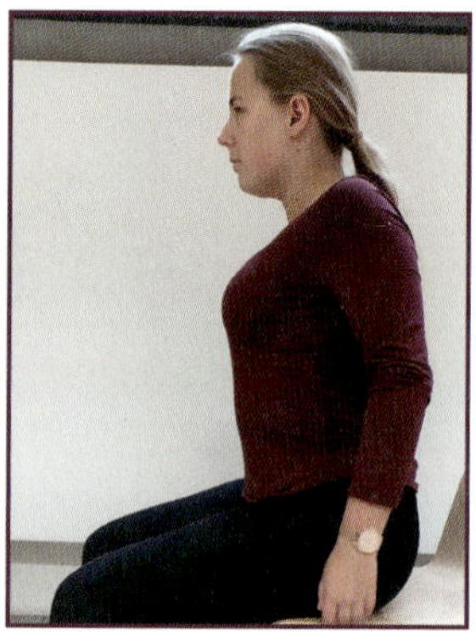

Position 3

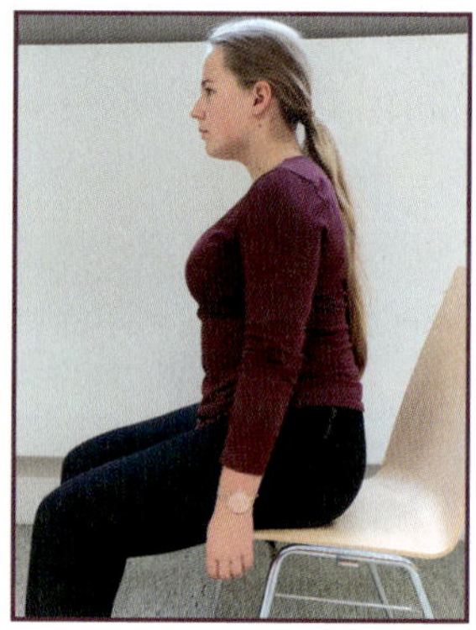

Position 4

Die Schultern rückwärts kreisen. Die Schulterblätter beim Nach-hinten-Kreisen so weit wie möglich zusammenführen. Nach ein paar Wiederholungen die Schulter vorwärts kreisen.

Wiederholungen

» Diese Übung kann je Richtung 10-20-mal wiederholt werden. Dies zählt als ein Satz.

Allgemeiner Hinweis

» Den Oberkörper dabei aufrecht halten, nicht ins Hohlkreuz oder in einen Rundrücken fallen.

Die Schultern nach unten drücken und zu den Ohren hochziehen

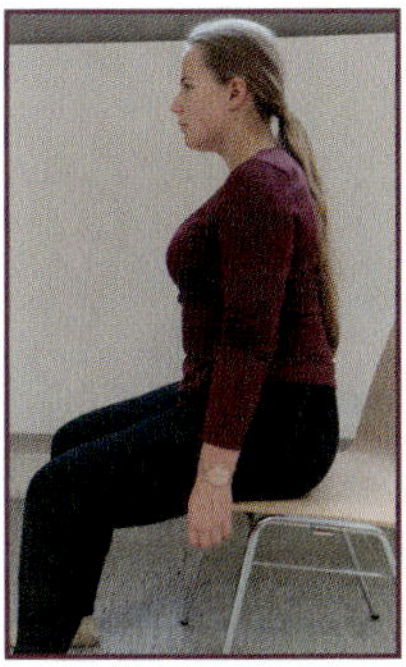

Die Schultern weit nach unten drücken.

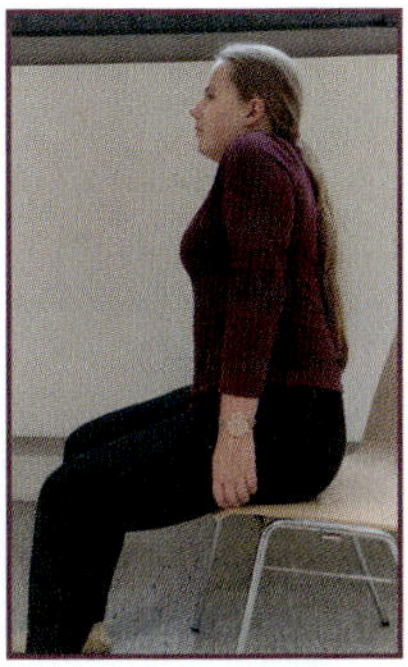

Die Schultern in Richtung Ohren hochziehen.

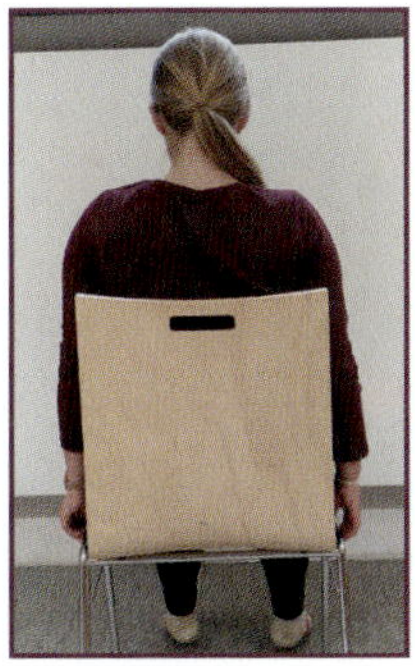

Rückansicht – Position 1

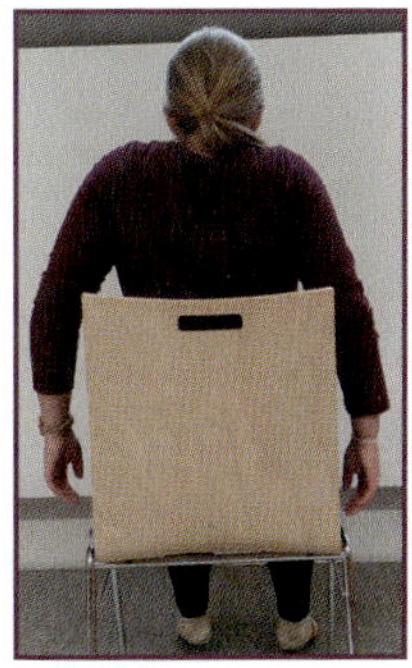

Rückansicht – Position 2

Die Schultern im Wechsel langsam so weit wie möglich nach unten drücken und so weit wie möglich zu den Ohren hochziehen.

Wiederholungen

» Diese Übung kann mit einer kurzen Haltezeit, wenn die Schultern oben sind, von circa 5-8 Sekunden durchgeführt werden mit circa 10 Wiederholungen. Dies zählt als ein Satz.

Allgemeiner Hinweis

» Den Oberkörper dabei aufrecht halten, nicht ins Hohlkreuz oder in einen Rundrücken fallen.

Variation

» Auch gegengleich möglich: Die rechte Schulter nach unten und die linke Schulter nach oben. Dann die linke Schulter nach unten und die rechte Schulter nach oben ziehen, immer im Wechsel.

Die Schultern nach vorne und hinten im Wechsel schieben mit Atemtechnik

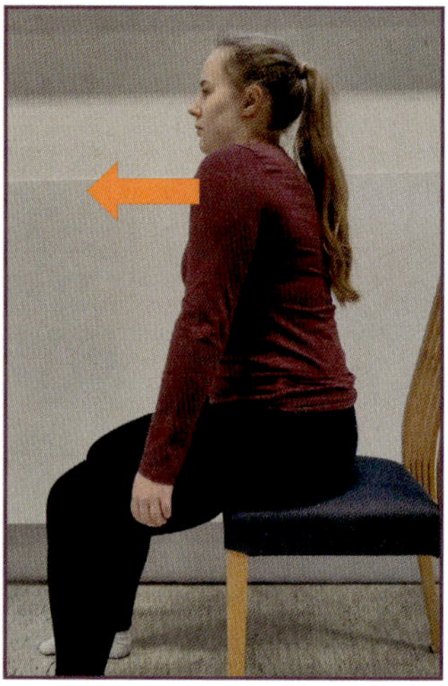

Die Schultern so weit wie möglich nach vorne bringen.

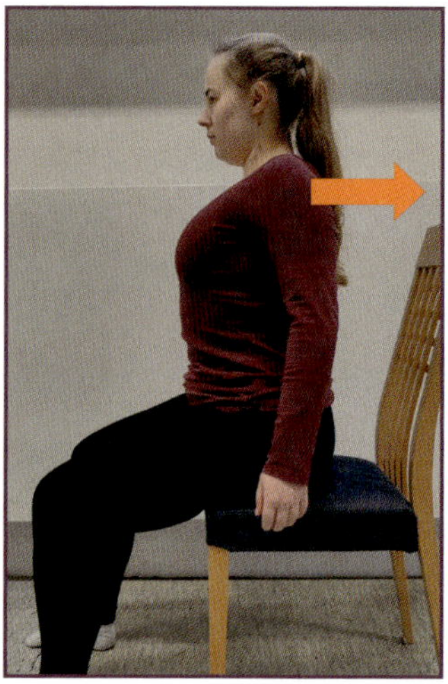

Die Schultern so weit wie möglich nach hinten nehmen.

Die Schultern maximal nach vorne und anschließend maximal nach hinten zusammenführen. Mit circa fünf Sekunden Haltezeit, wenn die Schultern vorne sind und 10 Sekunden Haltezeit, wenn die Schultern hinten sind.

Atemanleitung

» Es wird langsam tief eingeatmet, wenn die Schultern nach hinten geführt werden und ausgeatmet, wenn die Schultern nach vorne zusammengebracht werden.

Wiederholungen

» Diese Übung kann 10-15-mal wiederholt werden. Dies zählt als ein Satz.

» Es wird gezählt, wenn die Schultern wieder vorne sind.

Allgemeiner Hinweis

» Die Arme fallen locker seitlich nach unten am Körper. Den Oberkörper dabei aufrecht halten, nicht ins Hohlkreuz oder in einen Rundrücken fallen.

Die Schultern öffnen mit Atemanleitung

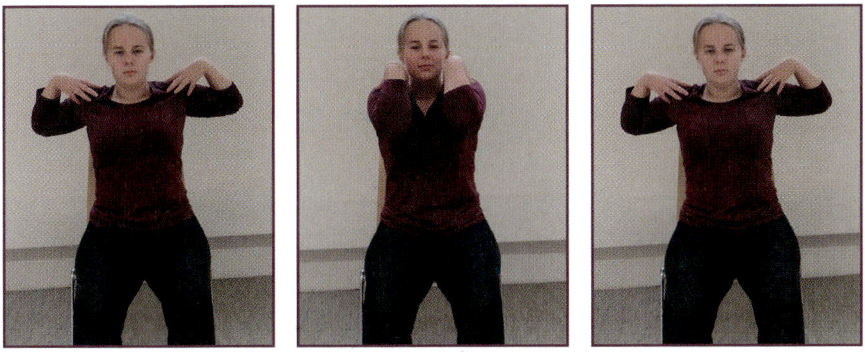

In der Anfangsposition die Ellbogen waagerecht nach außen halten, dann die Ellbogen vorne weit zusammen- und wieder auseinanderführen.

In der Ausgangsposition die Ellbogen waagerecht nach außen halten, die Hände liegen auf der Schulter. Die Ellbogen werden langsam vorne zusammengeführt und langsam wieder maximal zur Seite bewegt.

Atemanleitung

» Es wird langsam tief eingeatmet, wenn die Ellbogen nach hinten geführt werden und ausgeatmet, wenn die Ellbogen nach vorne zusammengebracht werden.

Wiederholungen

» Diese Übung kann 10-15-mal wiederholt werden. Dies zählt als ein Satz.

» Es wird gezählt, wenn die Ellbogen wieder seitlich sind.

Allgemeiner Hinweis

» Diese Übung wird dynamisch im moderaten Tempo ausgeführt.

Schulteraußenrotation

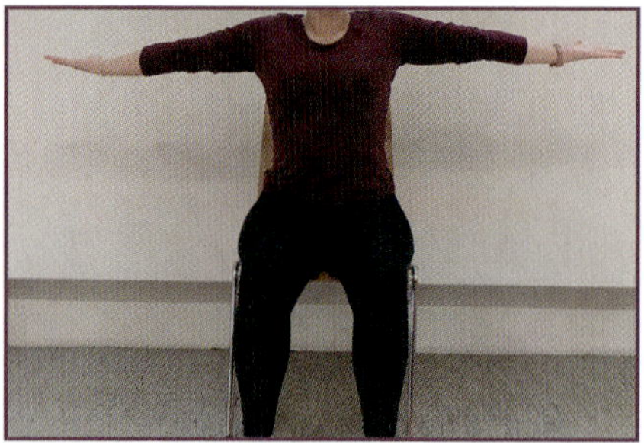

Position 1 – die Handflächen zeigen. nach oben.

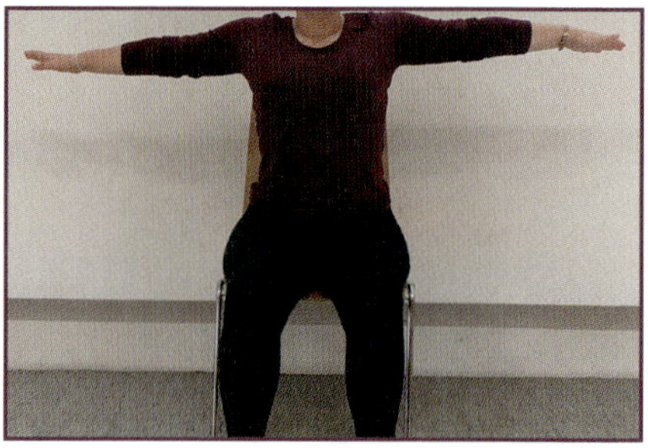

Position 2 – die Handflächen zeigen nach unten.

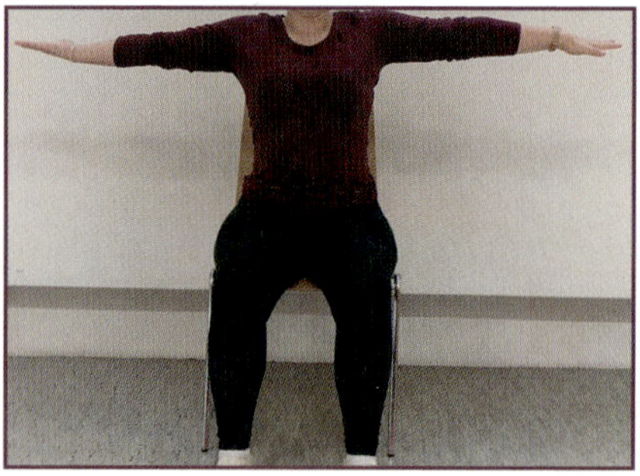

Gegengleiche Position 1

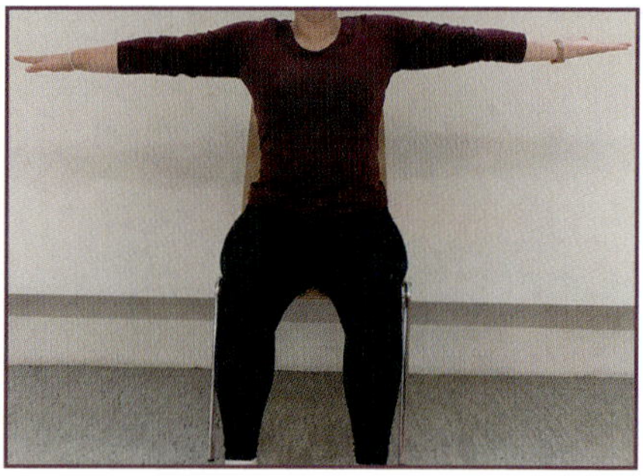

Gegengleiche Position 2

Beide Arme waagerecht zur Seite ausstrecken, Handflächen zeigen nach oben. Den kompletten Arm drehen, sodass die Handflächen nach unten zeigen und die Arme wieder zurückdrehen.

Wiederholungen

» Diese Übung kann 10-20-mal wiederholt werden. 2-3 Sätze trainieren.

Allgemeiner Hinweis

» Die Schultern sind tief und der Rücken ist gerade.
» Die Hände so weit wie möglich nach unten hinten und nach oben hinten drehen, damit sich das Schulterblatt gut mitdreht.

Weitere Variation

» Die Arme gegengleich drehen.

Die Schultern kreisen

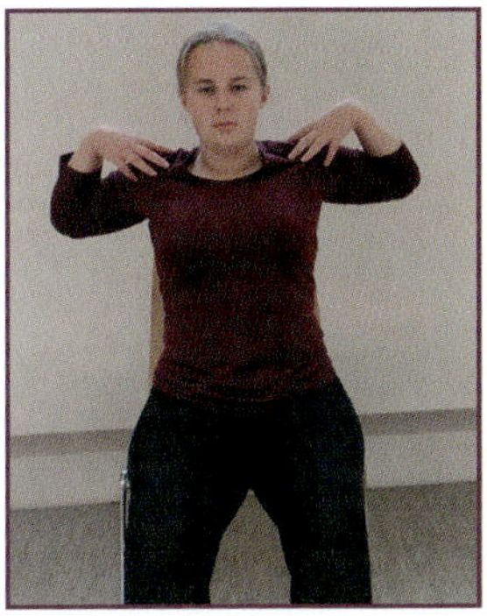

Die Schultern kreisen – Position 1

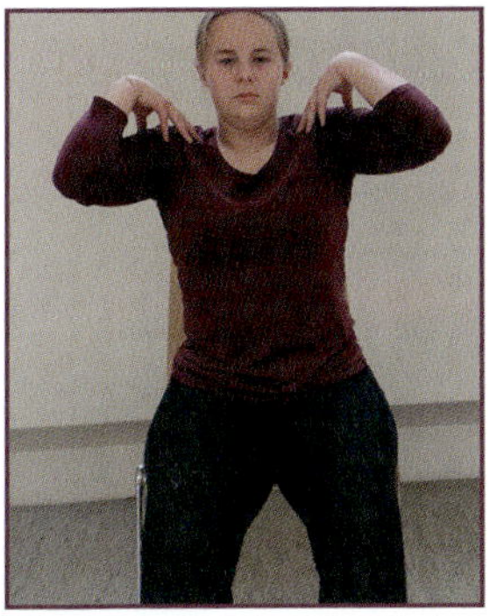

Position 2

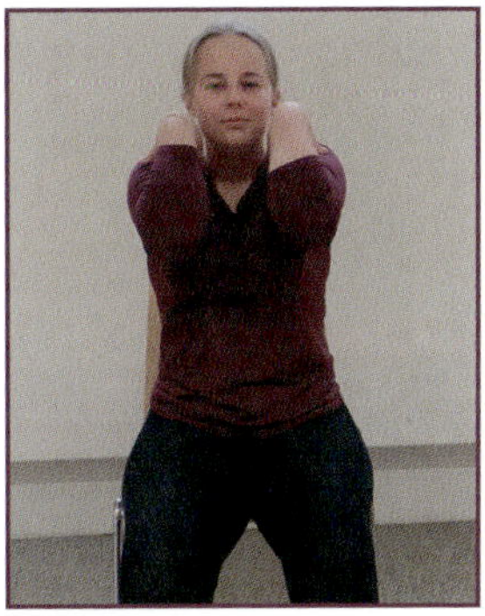

Position 3

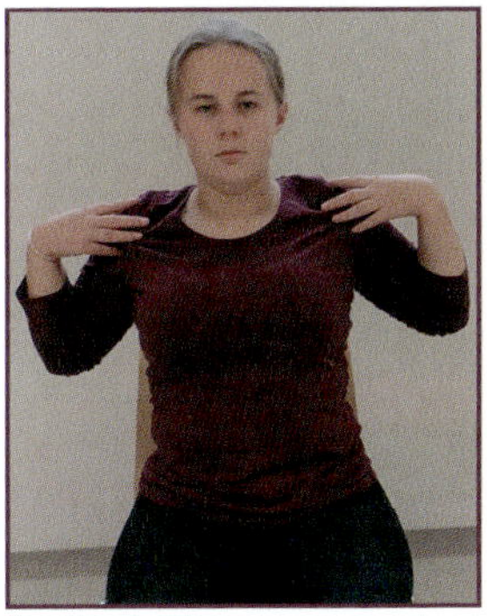

Position 4

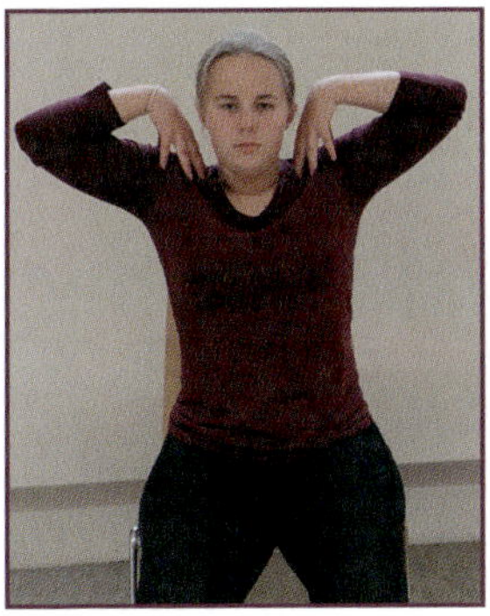

Position 5

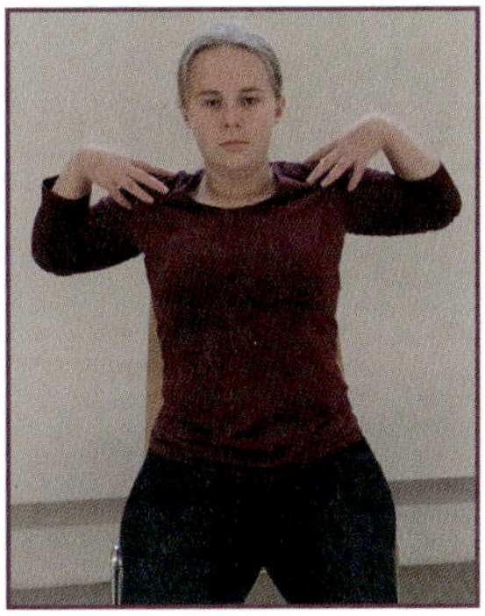

Anfangsposition 1

Die Hände an die Schultern legen, die Ellbogen zeigen nach außen.

Die Schultern vorwärts kreisen, anschließend rückwärts (die Ellbogen malen dabei große Kreise).

Wiederholungen

» Diese Übung kann je Richtung 8-15-mal wiederholt werden. Dies zählt als ein Satz.

Allgemeiner Hinweis

» Den Rücken aufrecht halten.

7.4 Armmobilisation

Kleine Armkreise mit Jongliertuch, Halstuch, Stofftaschentuch oder ohne Hilfsmittel

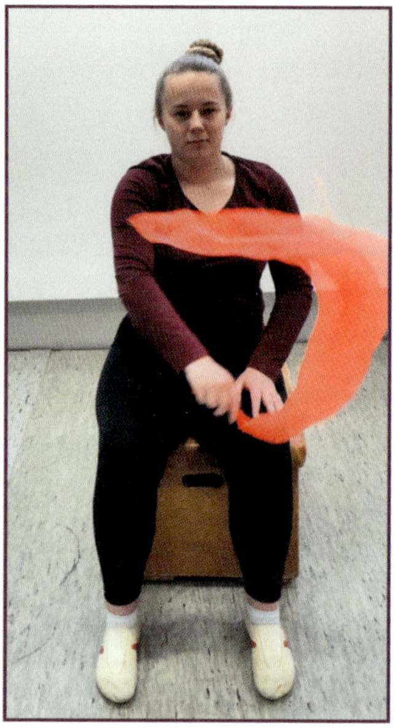

Mit dem rechten Arm Kreise malen

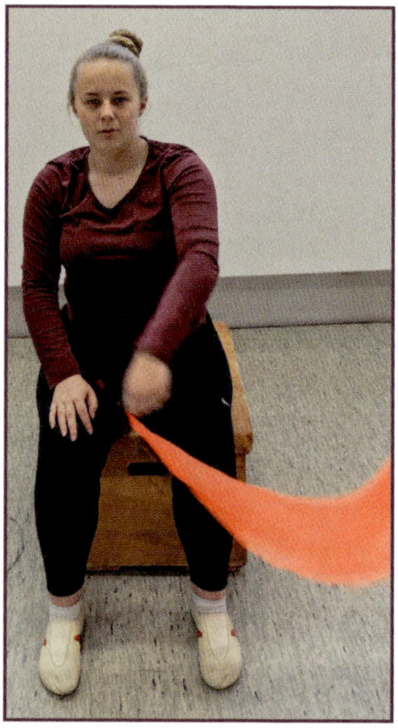

Mit dem linken Arm Kreise malen.

Es werden zuerst mit dem rechten Arm kleine Kreise in der Luft vor dem Oberkörper gemalt. Nach circa 15 Kreisen die Richtung wechseln, anschließend das Gleiche mit dem linken Arm durchführen.

Wiederholungen

» Diese Übung kann 10-15-mal pro Seite wiederholt werden. 2-3 Sätze trainieren.

Allgemeiner Hinweis

» Der Oberkörper ist aufrecht, die Schultern tief lassen.

Liegende Achten malen mit Jongliertuch, Halstuch, Stofftaschentuch oder ohne Hilfsmittel

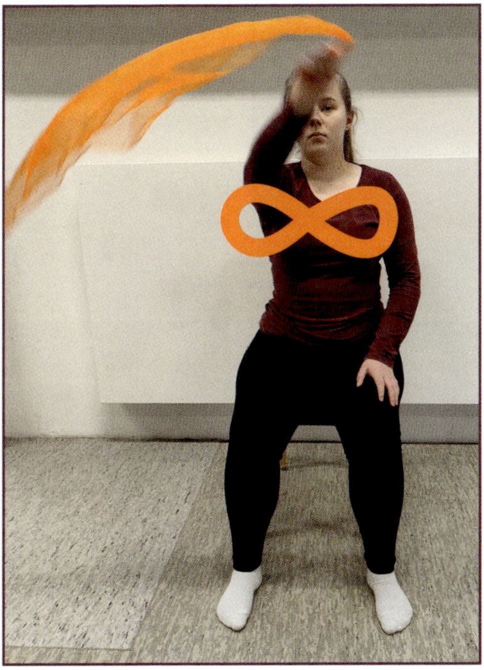

Liegende Achten malen.

Es werden zuerst mit dem rechten Arm liegende Achten in der Luft vor dem Oberkörper gemalt. Nach circa 10-15 Wiederholungen die Richtung wechseln, anschließend das Gleiche mit dem linken Arm ausführen.

Wiederholungen

» Diese Übung kann 10-15-mal pro Seite und Richtung wiederholt werden. 2-3 Sätze trainieren.

Allgemeiner Hinweis

» Der Oberkörper ist aufrecht, die Ellbogen sind leicht gebeugt und die Schultern tief lassen.

Die Arme federn

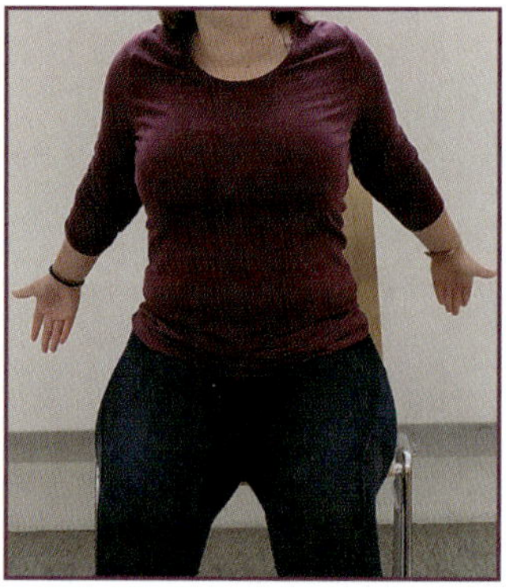

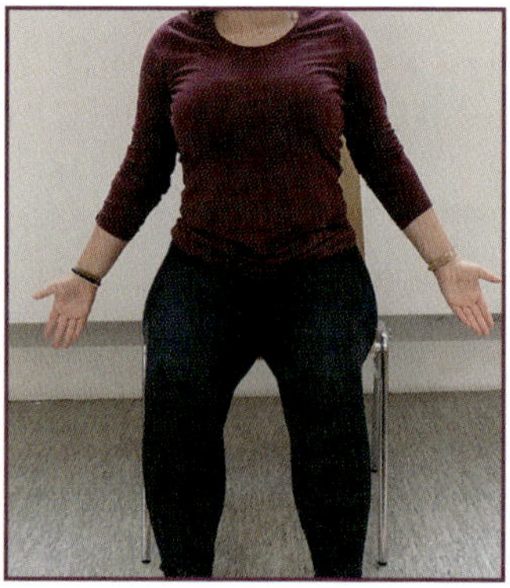

Die Arme weit nach hinten strecken, die Arme vor und zurück federn.

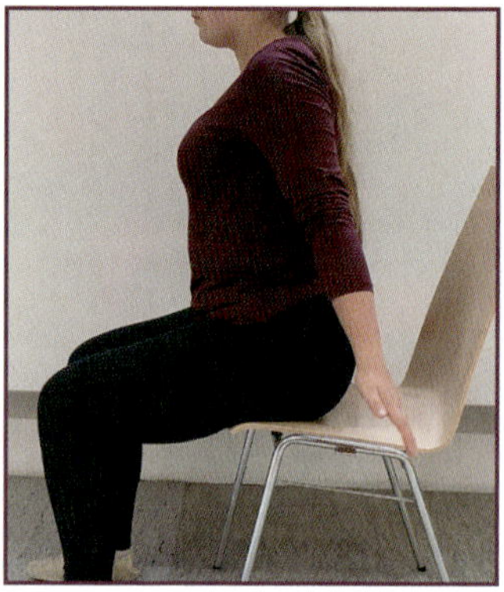

Seitenansicht - Bild 1

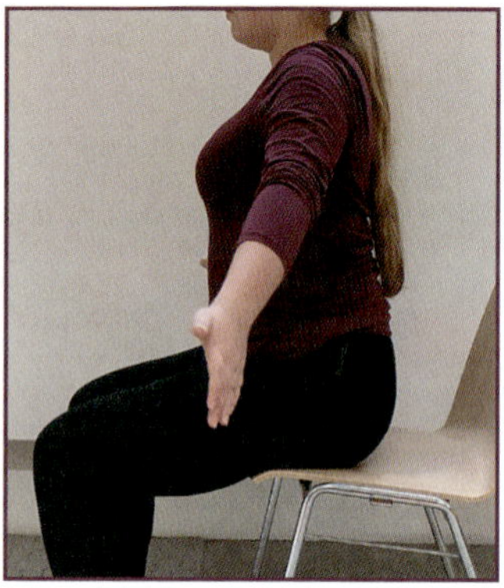

Seitenansicht - Bild 2

Die Arme in gestreckter Haltung neben dem Oberkörper weit nach hinten bringen, die Schulterblätter dabei hinten zusammenbringen.

Die Arme leicht vor und zurück federn. Dabei in die Öffnung federn.

Wiederholungen

» Diese Übung kann 10-15-mal wiederholt werden. 2-3 Sätze trainieren.

Allgemeiner Hinweis

» Den Oberkörper dabei aufrecht halten. Der Kopf bleibt gerade mit Blick nach vorne.

Die Arme schwingen

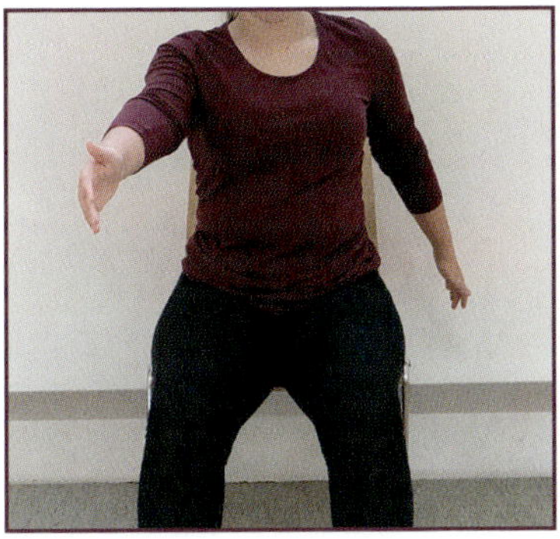

Rechte Hand vor – die linke Hand zeigt nach hinten.

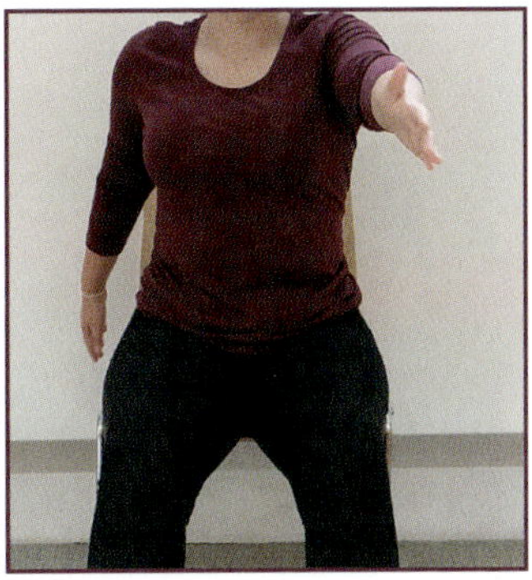

Linke Hand nach vorne – die rechte Hand zeigt nach hinten.

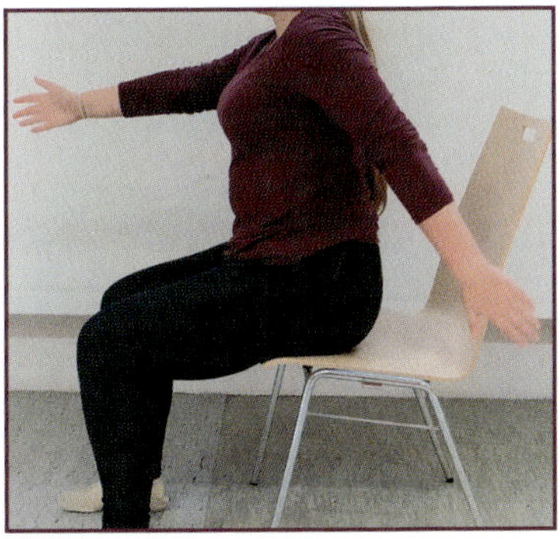

Seitenansicht Bild 1

Rechte Hand vor – die linke Hand zeigt nach hinten.

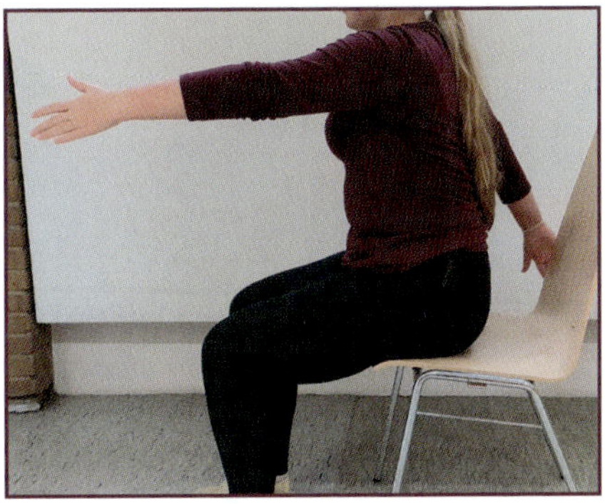

Seitenansicht Bild 2

Linke Hand nach vorne – die rechte Hand zeigt nach hinten.

Mit großen, dynamischen Schwungbewegungen die Arme gegengleich nach vorne und hinten schwingen.

Wiederholungen

» Diese Übung kann 10-20-mal wiederholt werden. 2-3 Sätze trainieren.

» Gezählt wird jedes Mal, wenn der rechte Arm wieder vorne ist.

Hinweis

» Den Oberkörper aufrecht halten. Der Kopf bleibt gerade mit Blick nach vorne.

Die Arme drehen

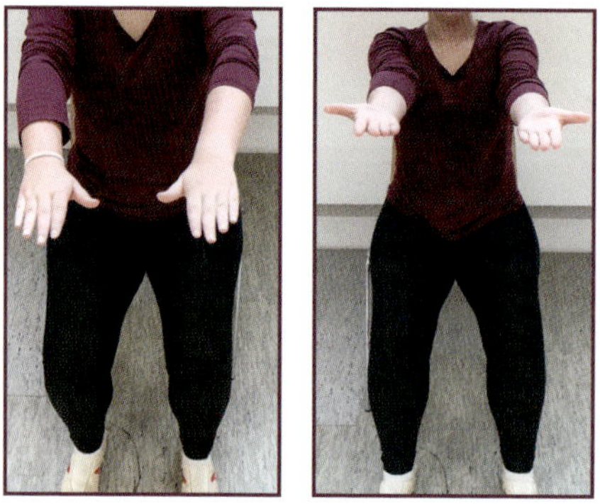

Die Handflächen nach oben drehen.

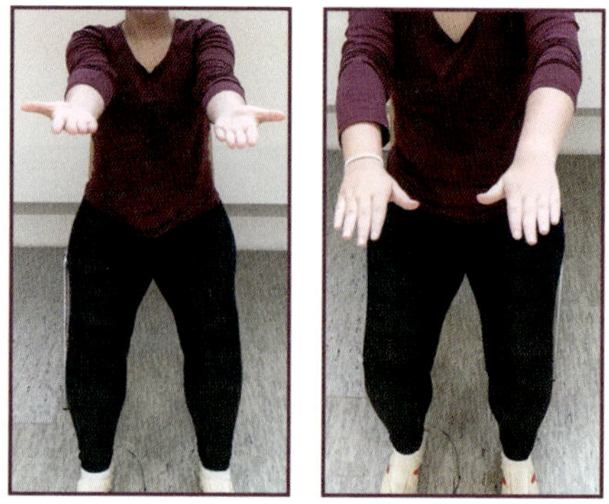

Die Handflächen nach unten drehen.

Beide Arme waagerecht nach vorne strecken, die Handflächen zeigen nach oben. Beide Handflächen dynamisch nach unten und wieder zurück nach oben drehen.

Wiederholungen

» Diese Übung kann 10-20-mal wiederholt werden. 2-3 Sätze trainieren.

» Gezählt wird jedes Mal, wenn die Handflächen nach oben gedreht sind.

Hinweis

» Den Oberkörper aufrecht halten und die Schultern tief lassen. Der Kopf bleibt gerade mit Blick nach vorne.

Die Arme gegengleich drehen

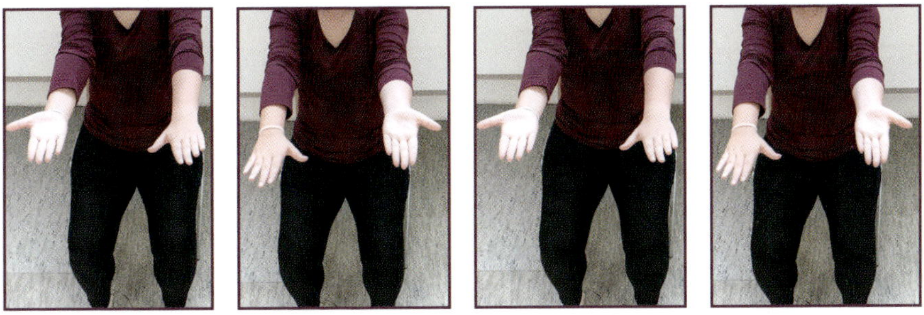

Die rechte Handfläche ist nach oben und die linke Handfläche nach unten gedreht. Dann die rechte Handfläche nach unten und die linke Handfläche nach oben drehen. Im dynamischen Wechsel drehen.

Beide Arme waagerecht nach vorne strecken, die rechte Handflächen zeigt nach oben und die linke Handfläche zeigt nach unten. Beide Handflächen gleichzeitig dynamisch drehen.

Wiederholungen

- » Diese Übung kann 10-20-mal wiederholt werden. 2-3 Sätze trainieren.
- » Gezählt wird jedes Mal, wenn die rechte Handfläche nach oben gedreht wird.

Allgemeiner Hinweis

- » Den Oberkörper aufrecht halten und die Schultern tief lassen. Der Kopf bleibt gerade mit Blick nach vorne.

Die Arme beugen und strecken

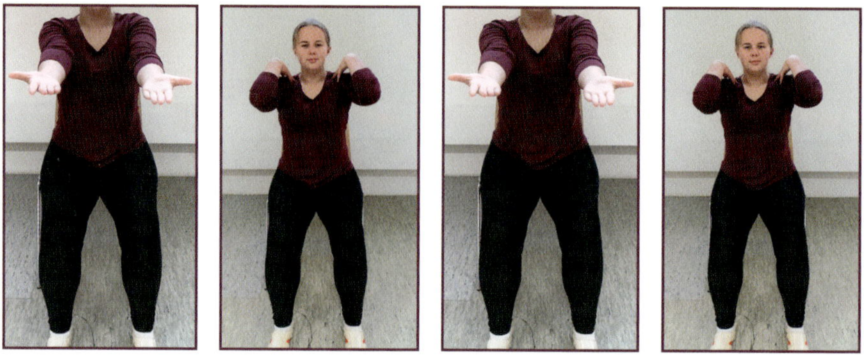

Die Arme dynamisch nach vorne strecken und anwinkeln. Die Hände tippen auf die Schultern.

Die Arme erst nach vorne strecken, dann die Arme anwinkeln und mit den Fingern auf die Schulter tippen. Anschließend die Arme wieder strecken.

Dies kann mit kurzer Haltezeit oder dynamisch ausgeführt werden.

Wiederholungen

» Diese Übung kann 15-20-mal wiederholt werden. 2-3 Sätze trainieren.

» Gezählt wird jedes Mal, wenn die Arme wieder nach vorne gestreckt werden.

Allgemeiner Hinweis

» Den Oberkörper dabei aufrecht halten, nicht ins Hohlkreuz oder in einen Rundrücken fallen.

7.5 Hand- und Fingermobilisation

Die Handgelenke kreisen

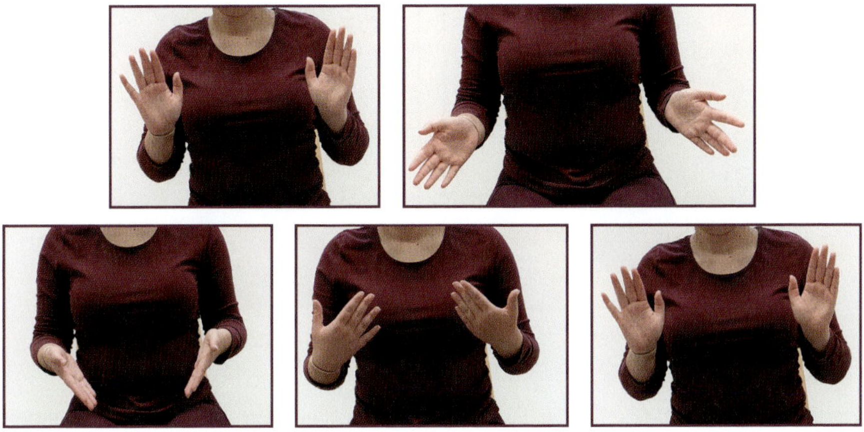

Die Handgelenke kreisen im Uhrzeigersinn, anschließend gegen den Uhrzeigersinn.

Beide Hände werden gleichzeitig erst mit dem Uhrzeigersinn, dann gegen den Uhrzeigersinn gedreht.

Variation

» Erst die rechte Hand circa 15-mal im Uhrzeigersinn drehen, dann die linke Hand und anschließend andersherum.

Wiederholungen

» Diese Übung kann 15-20-mal wiederholt werden. 2-3 Sätze trainieren.

Allgemeiner Hinweis

» Den Oberkörper dabei aufrecht halten und die Schultern tief und entspannt lassen.

Die Finger beugen

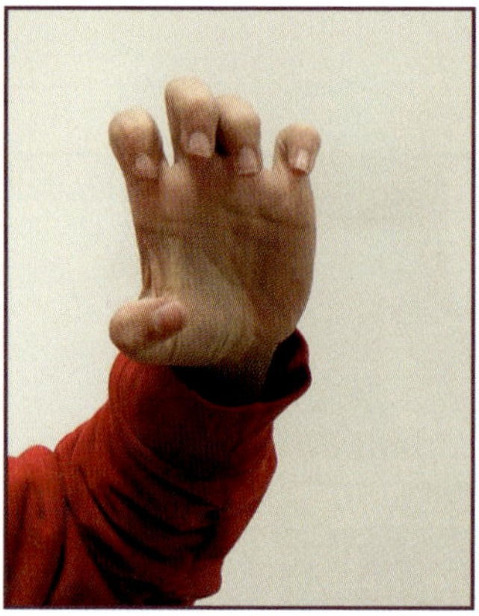

Die Finger krallen.

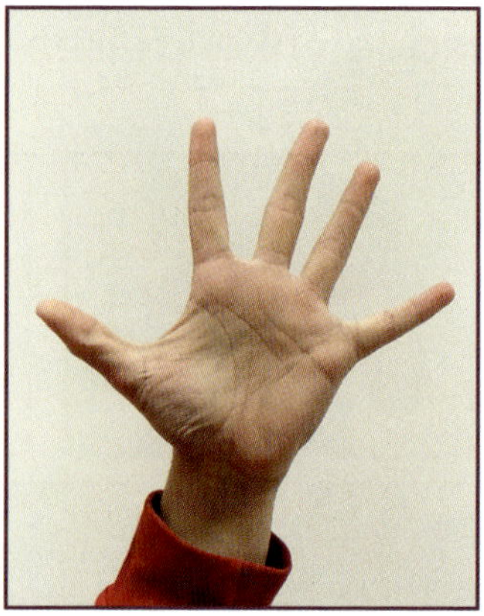

Die Finger spreizen.

Die Mittel- und Endgelenke der Finger beugen (krallen). Die Grundgelenke bleiben gestreckt, nach circa fünf Sekunden die Finger weit spreizen.

Variation

» Beide Hände gleichzeitig krallen in gegengleicher Variante: Bei der rechten Hand sind die Finger gespreizt und bei der linken Hand gekrallt. Dann wechseln, sodass die rechte Hand die Finger krallt und die linke Hand die Finger spreizt.

Wiederholungen

» Diese Übung kann 15-20-mal dynamisch wiederholt werden. 2-3 Sätze trainieren.

Allgemeiner Hinweis

» Die Schultern tief und entspannt lassen.

Die Finger beugen, Variante 2

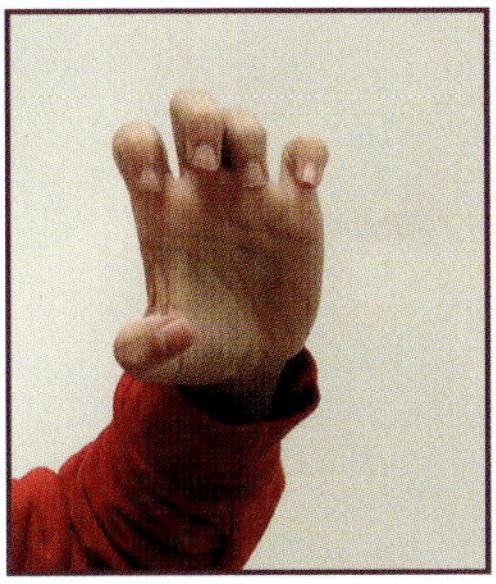

Die linke Hand zeigt eine „Kralle".

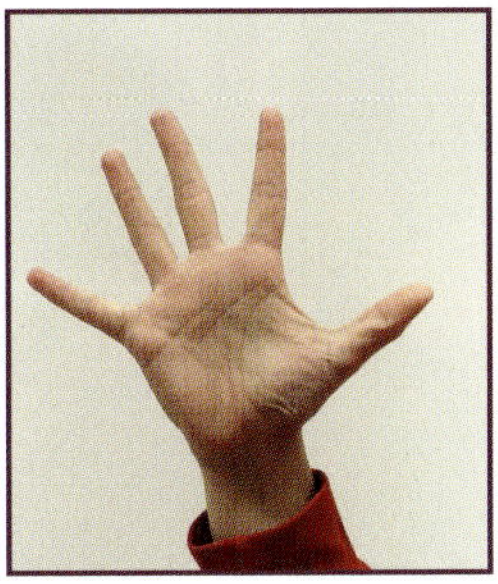

Bei der rechte Hand sind die Finger gespreizt.

Wechsel

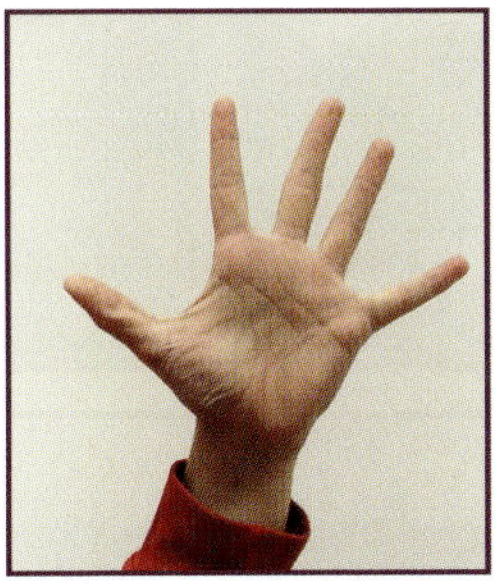

An der linken Hand sind die Finger gespreizt.

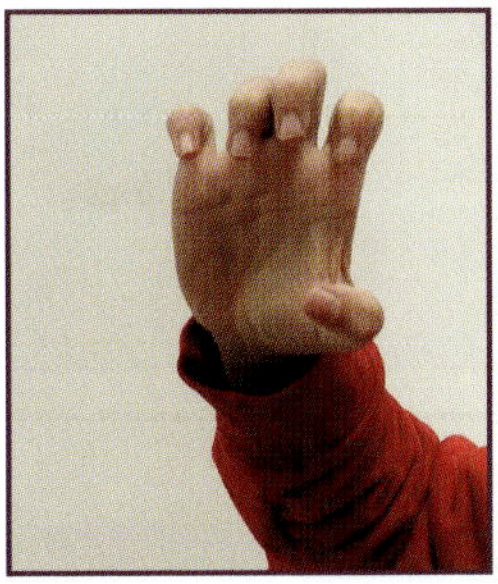

Die rechte Hand zeigt eine „Kralle".

Beide Hände gleichzeitig gegengleich krallen und öffnen. An der rechten Hand sind die Finger gespreizt und bei der linken Hand gekrallt. Dann wechseln, sodass die rechte Hand die Finger krallt und die linke Hand die Finger spreizt.

Wiederholungen

» Diese Übung kann 15-20-mal dynamisch wiederholt werden. 2-3 Sätze trainieren.

Allgemeiner Hinweis

» Die Schultern tief und entspannt lassen.

Die Finger drehen

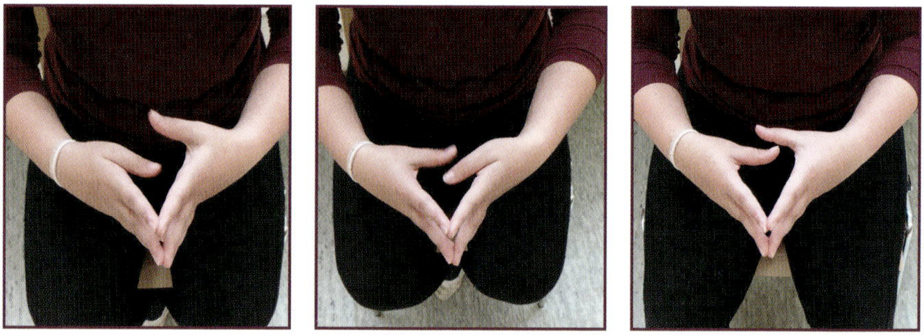

Die Daumen umeinander drehen.

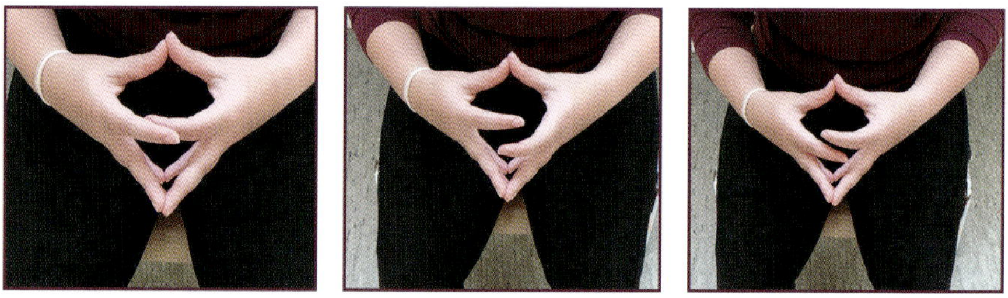

Die Zeigefinger umeinander drehen.

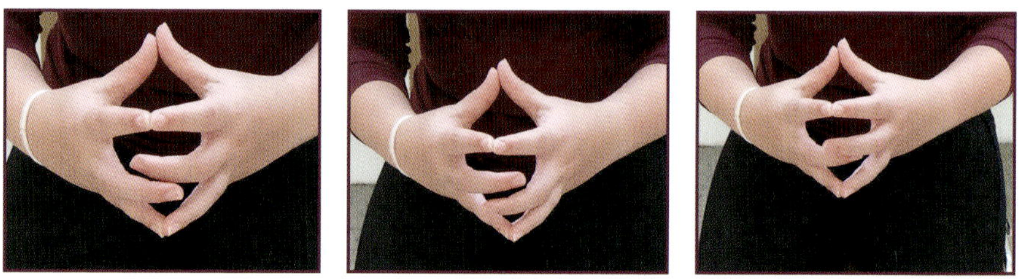

Die mittleren Finger umeinander drehen.

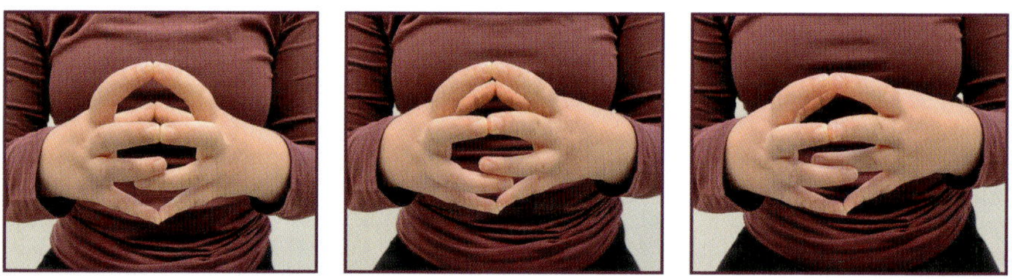

Die Ringfinger umeinander drehen.

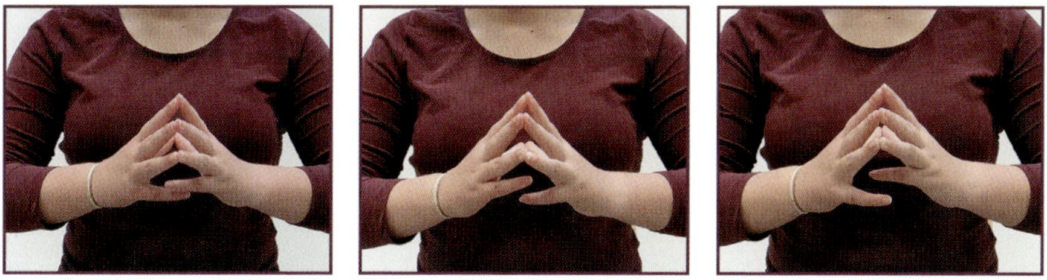

Die kleinen Finger umeinander drehen.

Die Fingerkuppen werden aufeinandergelegt. Als Erstes werden die Daumen umeinander gedreht, nach ein paar Umdrehungen andersherum drehen. Anschließend die Fingerkuppen wieder aufeinanderlegen. Als Nächstes die Zeigefinger drehen usw. bis zu den kleinen Fingern.

Wiederholungen

» Diese Übung kann pro Fingerpaar circa 20-30 Sekunden lang je Richtung ausgeführt werden. Dies zählt als ein Satz.

Allgemeiner Hinweis

» Die Schultern tief und entspannt lassen. Die Handgelenke sind weit voneinander entfernt, damit genug Platz ist für die drehenden Finger.

Die Finger gestreckt zum Daumen führen (Haifischmaul)

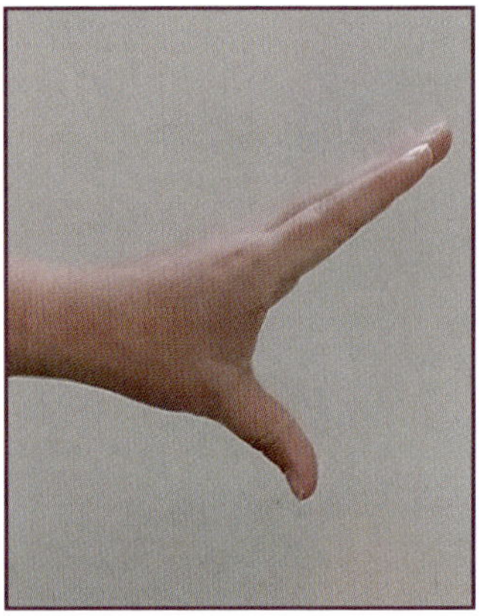

Die Finger wie ein Haifischmaul öffnen.

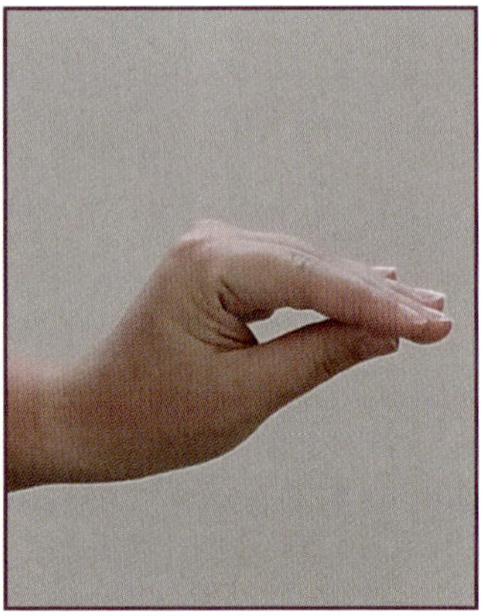

Die Finger auf den Daumen legen.

Die Finger wie ein Haifischmaul öffnen und schließen. Dabei wird der Daumen nach unten gestreckt, alle anderen Finger sind aneinandergelegt und werden nach oben gestreckt (siehe Bild 1). Die Grundgelenke der Finger werden bei dieser Übung gebeugt, Mittel- und Endgelenke bleiben gestreckt. Diese Übung kann 10-15-mal wiederholt werden bei circa fünf Sekunden Haltezeit, dann die Hand wieder öffnen.

Wiederholungen

» Diese Übung kann 10-20-mal wiederholt werden. Dies zählt als ein Satz.

» Jeweils circa fünf Sekunden Haltezeit einhalten, bevor die Hand wieder geöffnet oder die Finger zusammengeführt werden.

Allgemeiner Hinweis

» Die Schultern tief und entspannt lassen.

Die Finger gestreckt zum Daumen führen (Haifischmaul), Variante 2

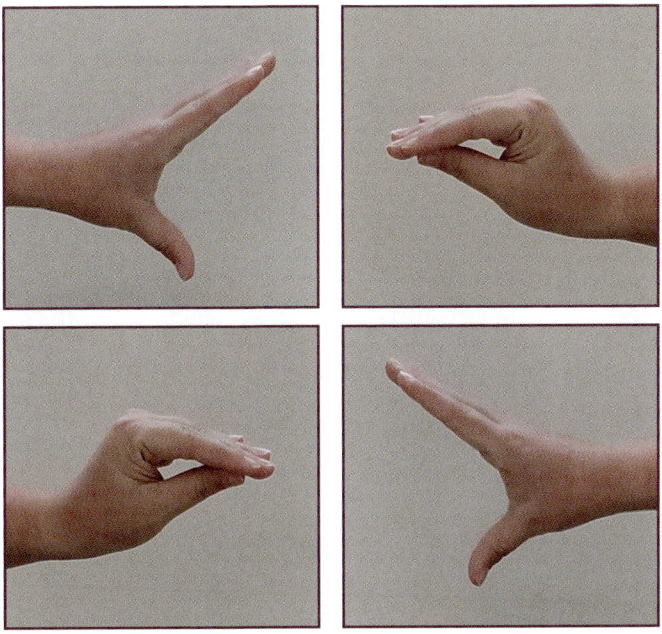

Gegengleiche Ausführung im Wechsel: Die rechte Hand öffnet das Haifischmaul - Die linke Hand schließen. Dann umgekehrt ausführen.

Diese Übung wird wie in der vorherigen Variante nur gegengleich mit beiden Händen ausgeführt.

Die Finger der rechten Hand wie ein Haifischmaul öffnen und die Finger der linken Hand schließen. Beide Hände werden gleichzeitig und gegengleich geschlossen bzw. geöffnet.

Wiederholungen

» Diese Übung kann 10-20-mal im dynamischen Wechsel wiederholt werden. Dies zählt als ein Satz.

Allgemeiner Hinweis

» Die Schultern tief und entspannt lassen.

7.6 Rumpfmobilisation

Den Oberkörper strecken und entspannen/ Giraffenhals

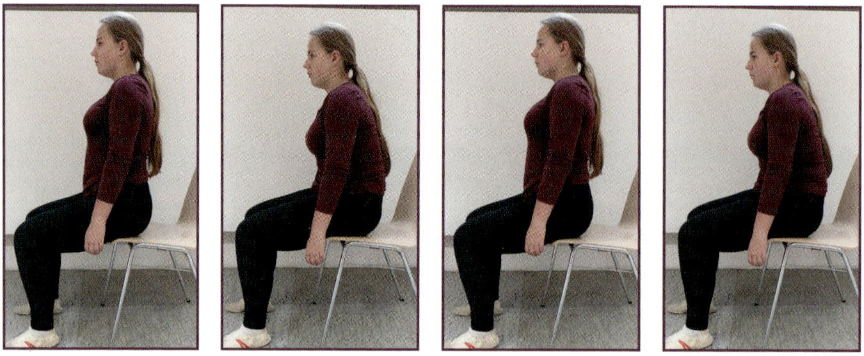

Den Rücken aufrichten und entspannen im dynamischen Wechsel.

Bei dieser Übung wird sich so groß wie möglich gemacht, der Kopf sollte dabei gerade gehalten werden.

Der gestreckte Rücken wird circa 5-10 Sekunden lang gehalten, anschließend wieder so entspannt wie möglich hinsetzen.

Wiederholungen

» Diese Übung kann 10-20-mal im dynamischen Wechsel wiederholt werden mit einer Haltezeit von circa 5-10 Sekunden. Dies zählt als ein Satz.

Allgemeiner Hinweis

» Die Schultern tief und entspannt lassen, der Kopf blickt gerade nach vorne.

Den Oberkörper rotieren

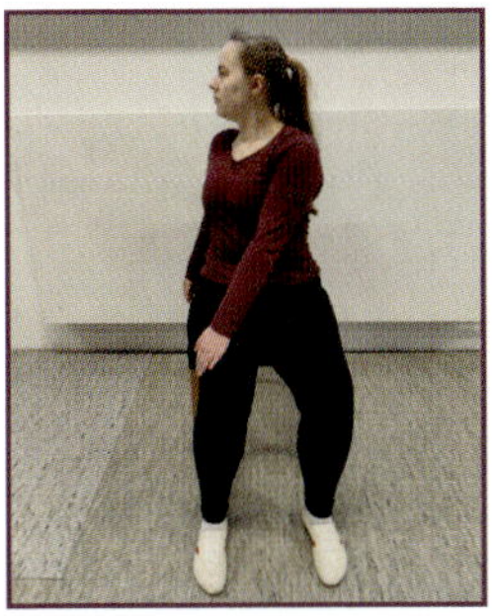
Oberkörperrotation nach rechts

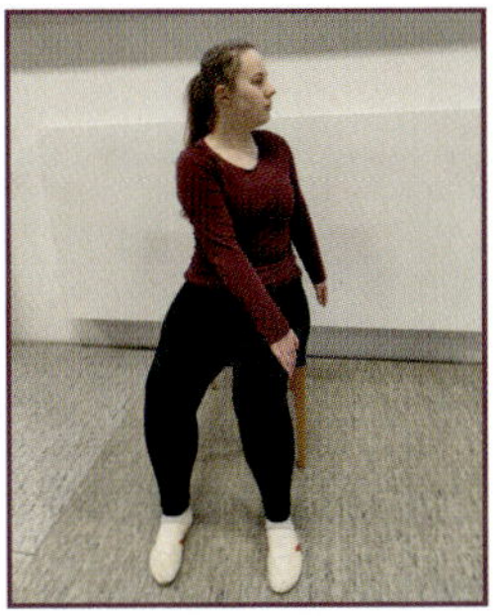
Oberkörperrotation nach links

Alternativ den Arm der jeweiligen Seite mit nach hinten führen.

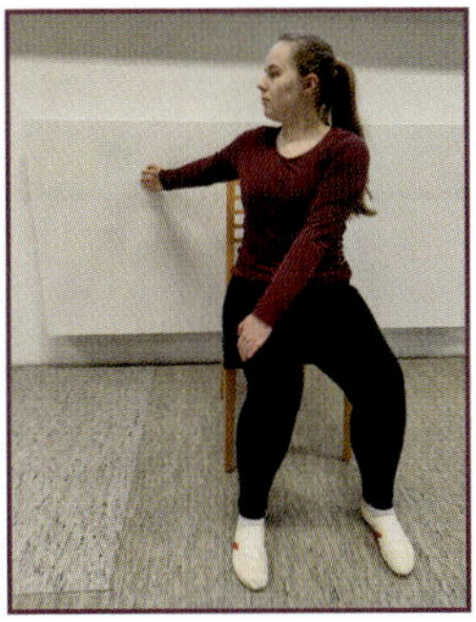
Oberkörperrotation nach rechts – der Blick folgt der Hand.

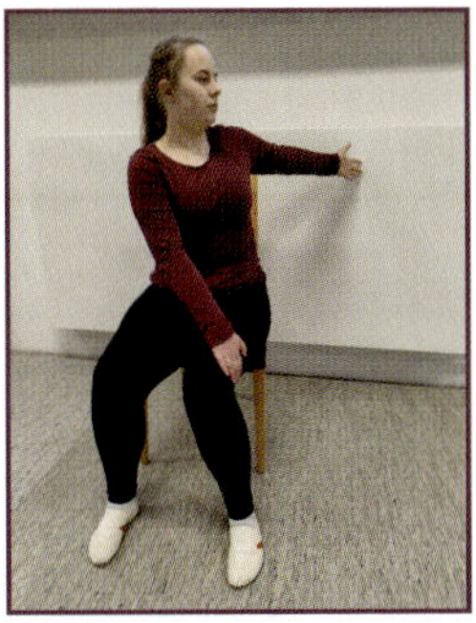
Oberkörperrotation nach links – der Blick folgt der Hand.

Der Oberkörper wird nach rechts rotiert. Die linke Hand geht an die Außenseite des rechten Knies, der Oberkörper bleibt dabei aufrecht.

Wiederholungen

» Diese Übung wird je Seite 10-15 Sekunden lang gehalten, anschließend die Seite wechseln. Dies zählt als ein Satz.

Allgemeiner Hinweis

» Die Schultern tief und entspannt lassen, der Kopf blickt gerade nach vorne.

Rumpf/Wirbelsäulenmobilisation

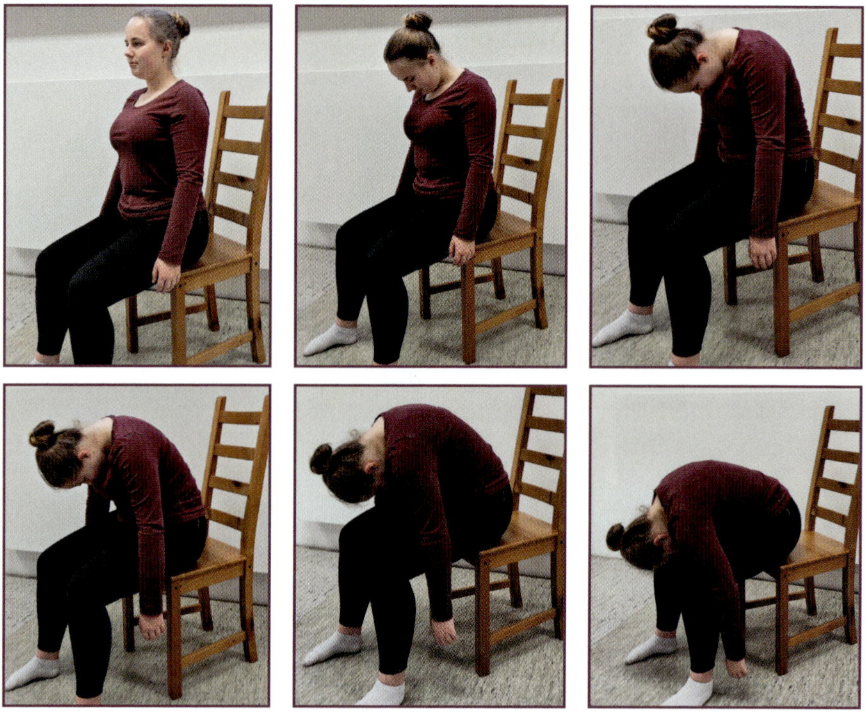

Oberkörper ist zu Beginn aufgerichtet.
Den Oberkörper langsam Wirbel für Wirbel abrollen,
anschließend langsam wieder aufrollen zurück in die Aufrichtung.

Der Oberkörper ist aufrecht, die Arme locker neben dem Körper hängen lassen (der Rücken ist gerade). Beginnend mit dem Kinn, den Kopf in Richtung Brustkorb senken, den Oberkörper langsam Wirbel für Wirbel abrollen. Zum Schluss den Oberkörper locker hängen lassen (Kopf und Arme hängen lassen). Dann den Oberkörper langsam Wirbel für Wirbel wieder aufrichten.

Wiederholungen

» Diese Übung kann 5-10-mal wiederholt werden. Dies zählt als ein Satz.

Hinweis für den Trainer

» Achte dabei stets auf alle Teilnehmer, da Schwindelgefahr drohen kann, wenn die Übung zu schnell ausgeführt wird.

Katzenbuckel – gerader Rücken

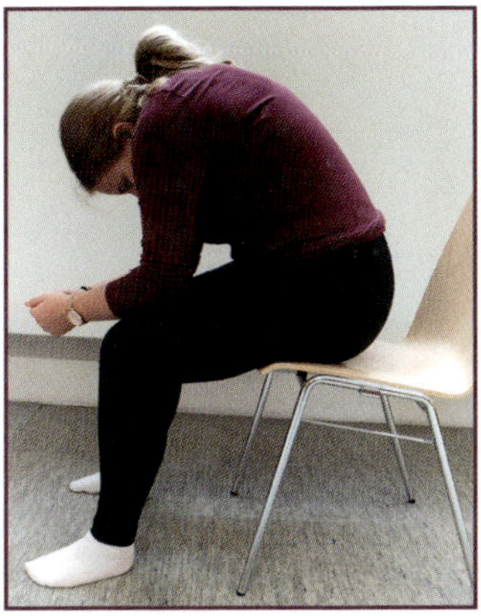

Katzenbuckel

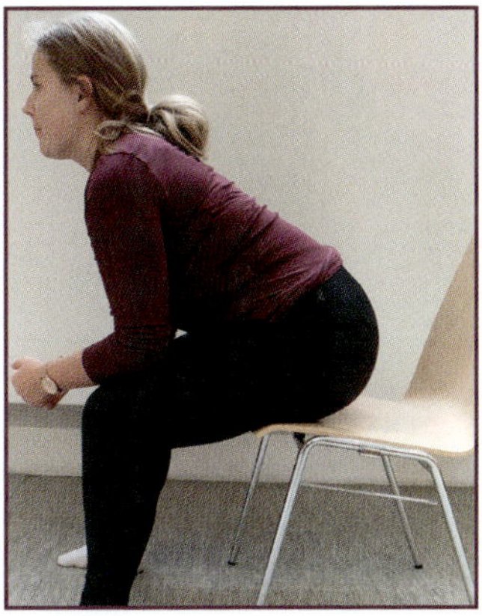

Gerader Rücken

Die Unterarme sind auf den Oberschenkeln abgestützt, der Oberkörper ist nach vorne geneigt. Den Oberkörper langsam und dynamisch im Wechsel zum Katzenbuckel rund machen, den Kopf hängen lassen. Anschließend den Rücken wieder gerade machen und den Kopf etwas mit anheben.

Wiederholungen

» Diese Übung kann circa 5-15-mal wiederholt werden. Dies zählt als ein Satz.

Variation

» Wirbel für Wirbel aufrollen in den Katzenbuckel, Wirbel für Wirbel abrollen zum geraden Rücken.

Das Becken kippen

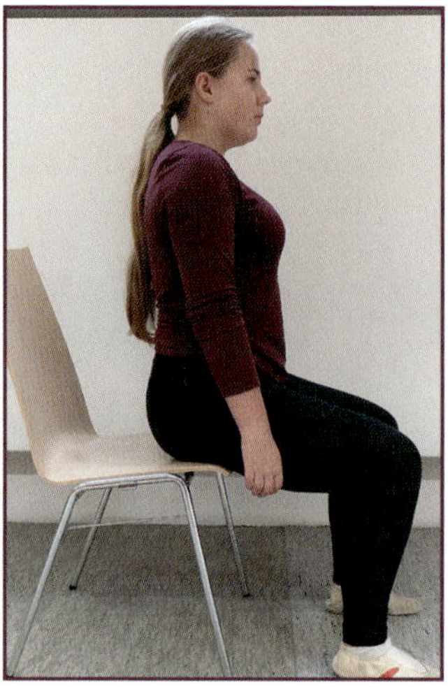

Das Becken vorkippen.

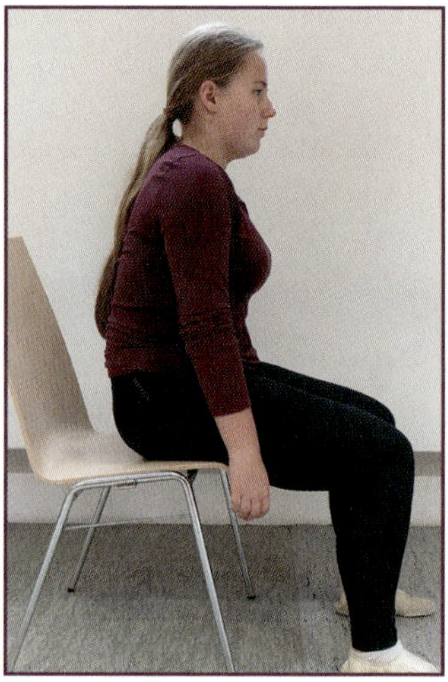

Das Becken zurückkippen.

Das Becken wird aufgerichtet, leicht nach hinten gekippt und anschließend nach vorne gekippt. Zur Überprüfung der Ausführung können die Hände auf den Unterbauch oder in die Hüfte gelegt werden.

Wiederholungen

» Diese Übung kann circa 5-10-mal wiederholt werden. Dies zählt als ein Satz.

Das Becken kreisen

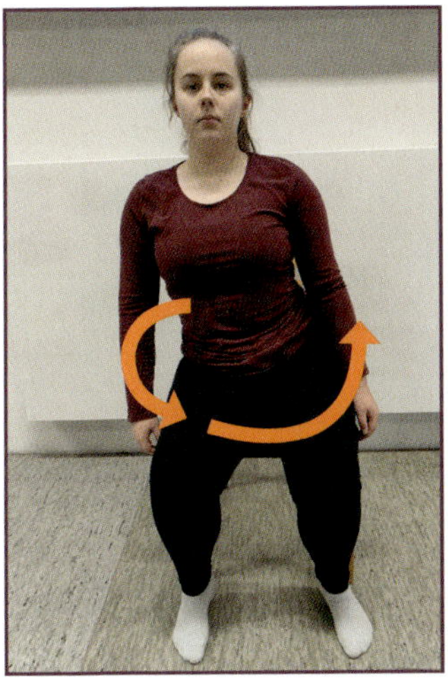

Das Becken kreisen.

Das Becken wird langsam im Uhrzeigersinn gekreist. Der Oberkörper ist aufrecht und bewegt sich dabei so wenig wie möglich, da die Bewegung mehr aus dem Beckenbereich kommen soll. Das Becken wird erst circa 15-mal in die eine Richtung gekreist, dann circa 15-mal in die andere Richtung.

Den Rumpf seitlich verschieben

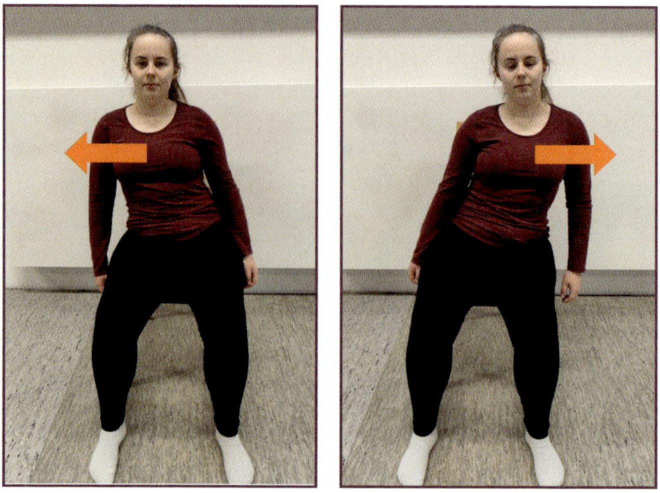

Den Oberkörper langsam von rechts nach links schieben.

Der gesamte Oberkörper wird langsam von rechts nach links geschoben. Das Becken wird möglichst gerade gelassen, das Gesäß bleibt komplett auf dem Stuhl.

Wiederholungen

» Diese Übung kann 10-20-mal dynamisch oder mit einer kurzen Haltezeit von circa 3-5 Sekunden ausgeführt werden. Dies zählt als ein Satz.

» Gezählt wird jedes Mal, wenn der Oberkörper auf der rechten Seite ist.

Allgemeiner Hinweis

» Der Oberkörper bleibt aufrecht, die Schultern locker hängen lassen.

Schinkenwandern

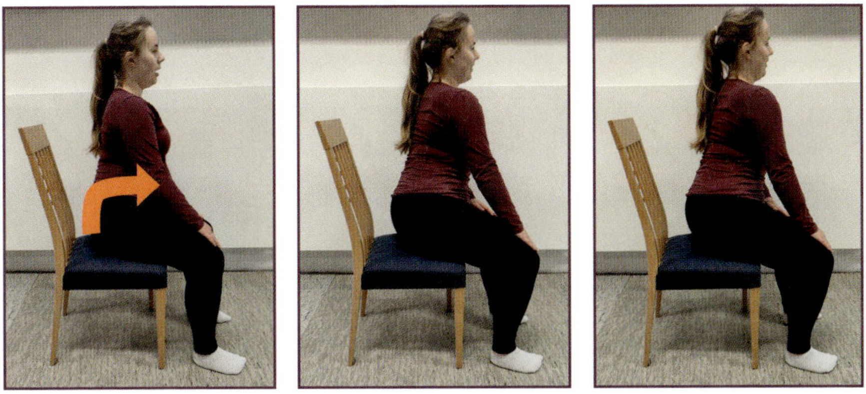

Schinkenwandern durch gleichzeitiges Anheben und Nach-vorne-Schieben je einer Pobacke.

Durch seitliches Beckenheben auf dem Stuhl vor und zurück wandern.

Die rechte Gesäßseite leicht vom Stuhl abheben und ein Stück nach vorne schieben und wieder absetzen, dasselbe auf der linken Seite ausführen. So lange, bis der Übende an der Stuhlkannte vorne angekommen ist, dann wieder in der gleichen Weise zurück, bis an die Rückenlehne des Stuhls schieben.

Hinweis für den Trainer

» Abrutschgefahr, wenn die Teilnehmer zu weit nach vorne rutschen.

Wiederholungen

» Diese Übung kann 10-20-mal wiederholt werden. Dies zählt als ein Satz.

Allgemeiner Hinweis

» Nicht zu weit nach vorne rutschen.

» Der Oberkörper bleibt aufrecht, die Schultern locker hängen lassen.

7.7 Bein- und Fußmobilisation

Die Unterschenkel schwingen

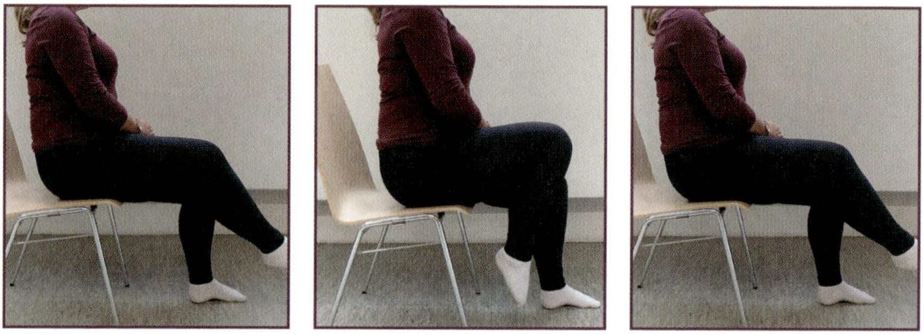

Das rechte Bein dynamisch vor und zurück schwingen.

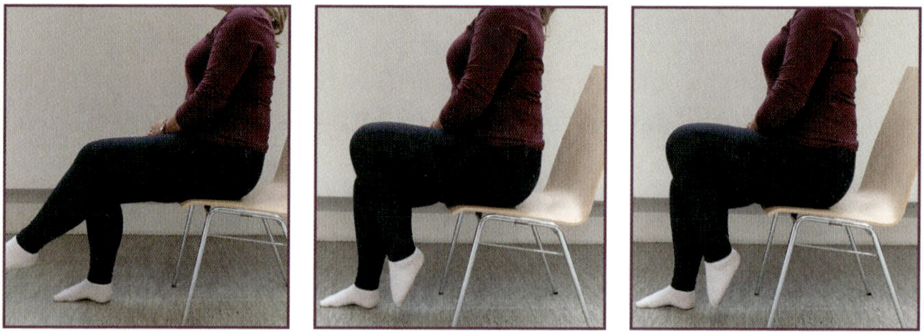

Das linke Bein dynamisch vor und zurück schwingen.

Den rechten Oberschenkel etwas anheben und den Unterschenkel locker und dynamisch vor und zurück schwingen.

Wiederholungen

» Diese Übung kann 10-30-mal je Seite wiederholt werden. Dies zählt als ein Satz.

Hinweis

» Der Oberkörper bleibt dabei gerade.

» Als Unterstützung können die Hände unter den Unterschenkel greifen und das Bein hochhalten.

Beinaußenrotation

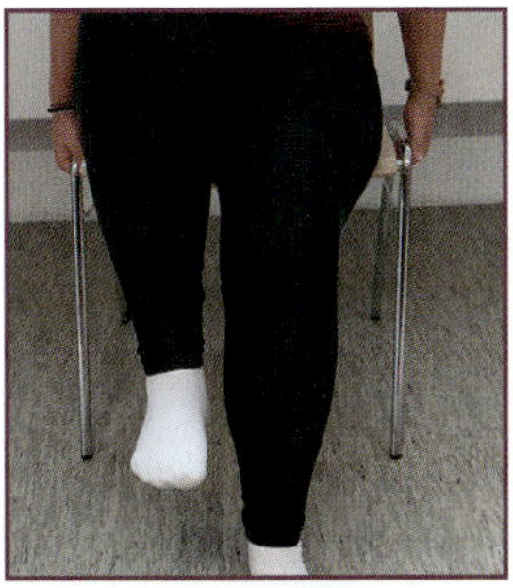

Das rechte Bein anheben.

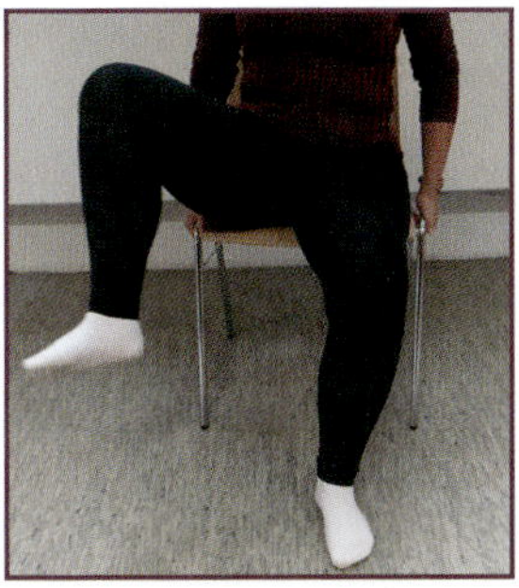

Das Bein nach außen drehen.

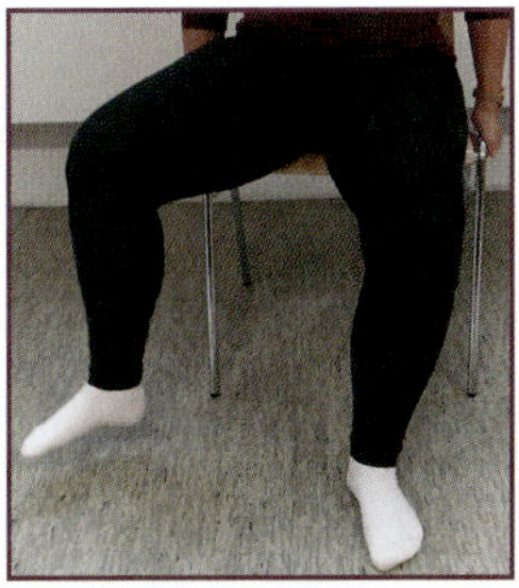

Das Bein nach unten und zurück zur Mitte führen.

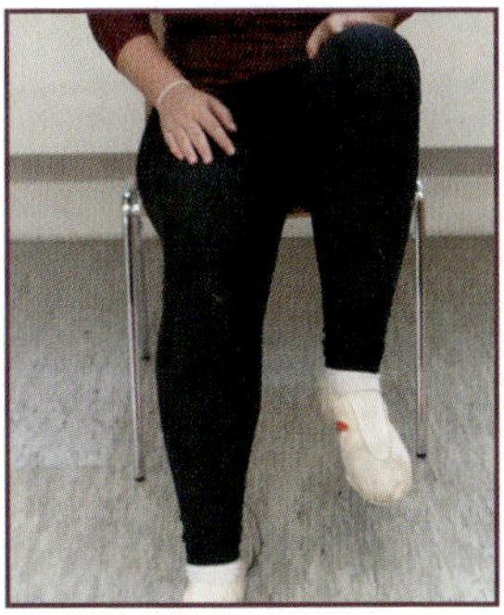

Das Bein anheben.

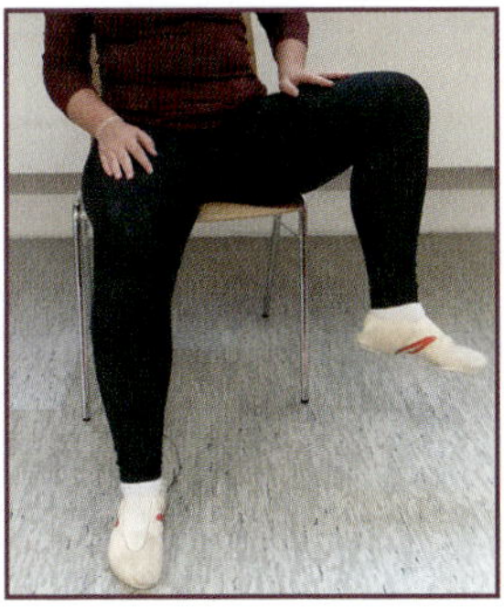

Das Bein nach außen drehen.

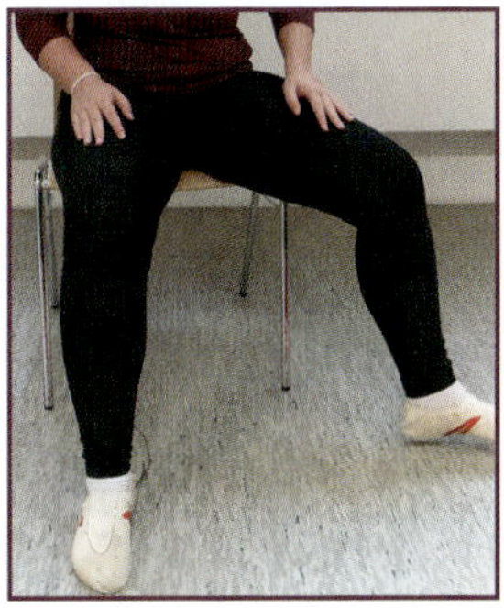

Das Bein nach unten und zurück zur Mitte führen.

Ein Bein wird langsam in einer leicht angewinkelten Position von innen nach außen rotiert zur Hüftmobilisation.

Wiederholungen

» Diese Übung kann je Seite circa 10-20-mal wiederholt werden. 2-3 Sätze trainieren.

Allgemeiner Hinweis

» **Achtung:** Personen mit einer künstlichen Hüfte dürfen in den ersten Monaten nach der Operation das Bein nicht über die Körpermitte nach innen rotieren.

» Der Oberkörper bleibt dabei gerade.

Beinmobilisation

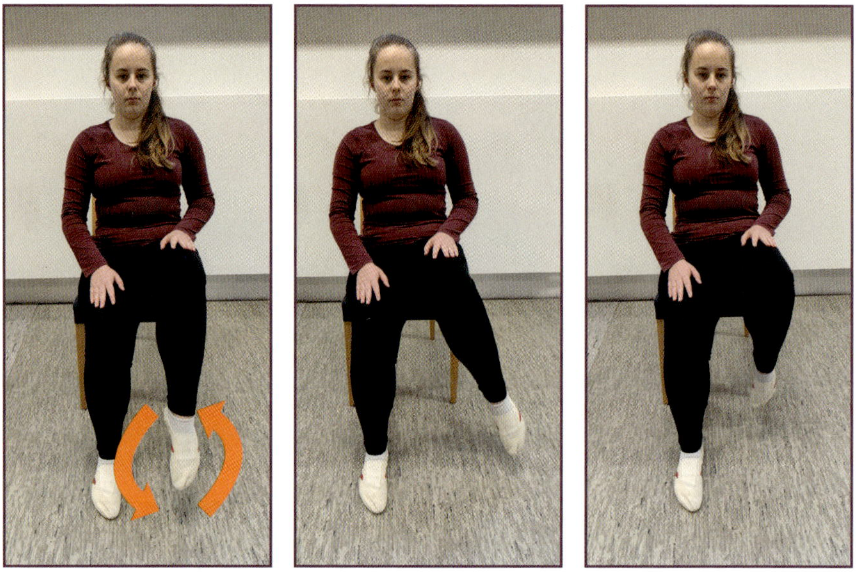

Den Fuß im Uhrzeigersinn kreisen.

Mit dem rechten Fuß werden circa 10 große Kreise kurz über dem Boden im Uhrzeigersinn gemalt. Dabei wird nur der Unterschenkel bewegt. Nach circa 10 Kreisen die Richtung wechseln. Anschließend wird dasselbe mit dem linken Fuß ausgeführt.

Wiederholungen

» Diese Übung kann circa 10-20-mal je ausgeführt werden. 2-3 Sätze trainieren.

Allgemeiner Hinweis

» Der Oberkörper bleibt aufrecht.

Beinmobilisation, Variante 2

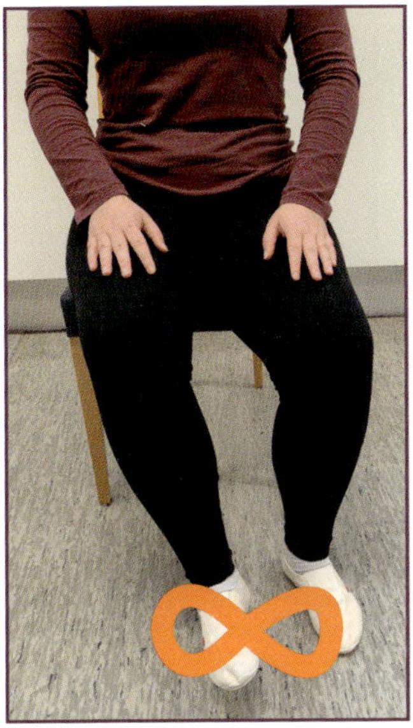

Liegende Achten malen.

Mit dem rechten Fuß liegende Achten kurz über den Boden malen, nach circa 10 Wiederholungen die Richtung wechseln.

Anschließend dasselbe mit dem linken Fuß ausführen.

Wiederholungen

» Diese Übung kann circa 10-20-mal je Seite und Richtung ausgeführt werden. 2-3 Sätze trainieren.

Allgemeiner Hinweis

» Der Oberkörper bleibt aufrecht.

Den Fuß kreisen

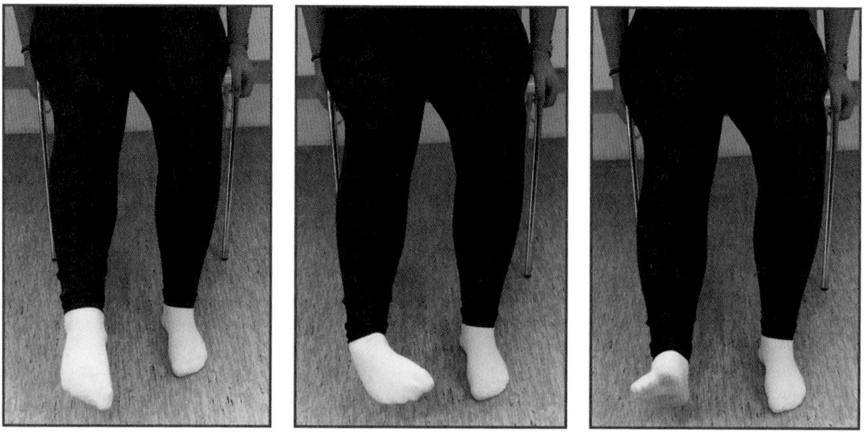

Den Fuß im Uhrzeigersinn und entgegengesetzt kreisen.

Zuerst den rechten Fuß etwas anheben und im Uhrzeigersinn kreisen, nach ein paar Wiederholungen den Fuß gegen den Uhrzeigersinn kreisen. Anschließend dasselbe mit dem linken Fuß ausführen.

Wiederholungen

» Diese Übung kann je Richtung circa 20-30-mal ausgeführt werden. Dies zählt als ein Satz.

Fußflexion und -extension

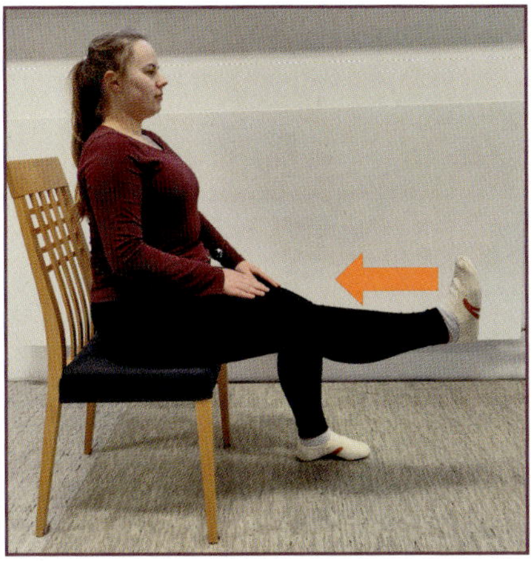

Den Fuß maximal heranziehen.

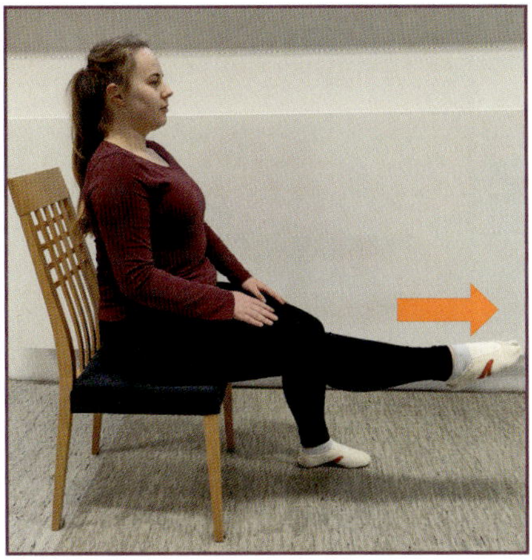

Den Fuß maximal strecken.

Das rechte Bein lang nach vorne ausstrecken, den rechten Fuß im Wechsel heranziehen (circa 5-10 Sekunden Haltezeit) und strecken (circa fünf Sekunden Haltezeit).

Anschließend dasselbe schneller (dynamisch) 20-30-mal ausführen. Gezählt wird, wenn der Fuß wieder herangezogen wurde.

Danach dasselbe mit links ausführen.

Wiederholungen

» Diese Übung kann circa 10-20-mal langsam ausgeführt werden. Dies zählt als ein Satz. Dann 20-30-mal schneller (dynamisch) ausführen, anschließend die Seite wechseln.

Variante 2 – Fußflexion und -extension

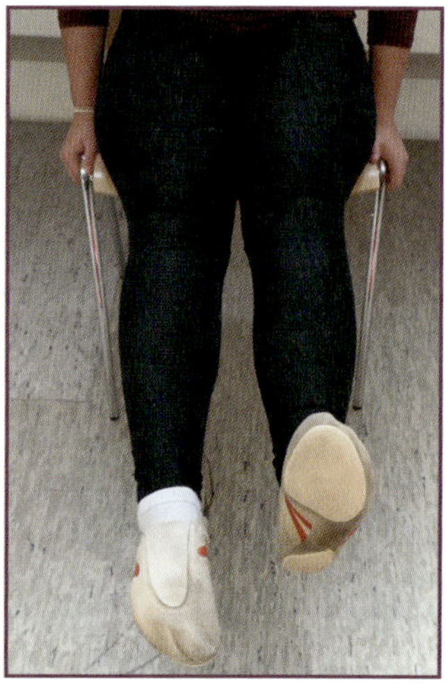

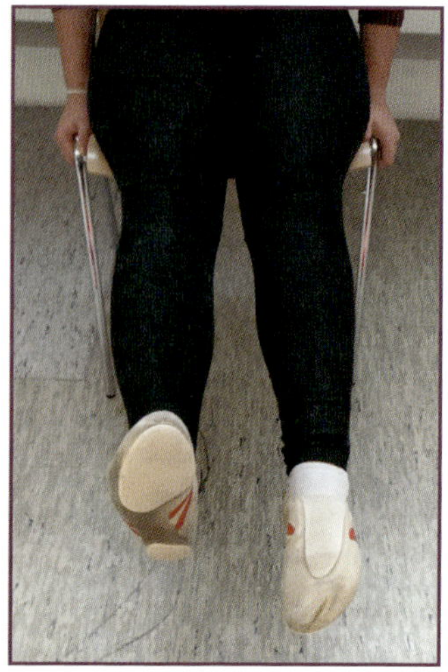

Position 1 *Wechsel zu* *Position 2*

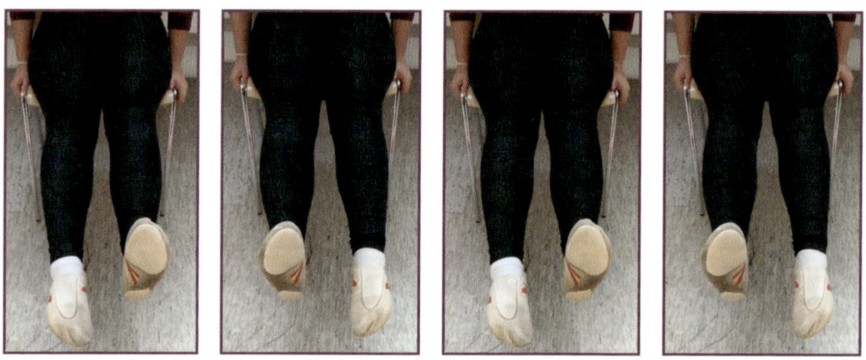

Reihenabfolge des dynamischen Wechsels

Beide Beine lang ausstrecken. In der Grundposition wird der rechte Fuß gestreckt und der linke Fuß herangezogen (Bild 1). Beide Füße werden zeitgleich im Wechsel gestreckt bzw. herangezogen (Bild 1 und 2 im dynamischen Wechsel).

Wiederholungen

» Diese Übung kann circa 10-20-mal langsam oder auch etwas schneller ausgeführt werden. Dies zählt als ein Satz.

» Gezählt wird, wenn der rechte Fuß wieder herangezogen wird.

Bewusst die Füße abrollen

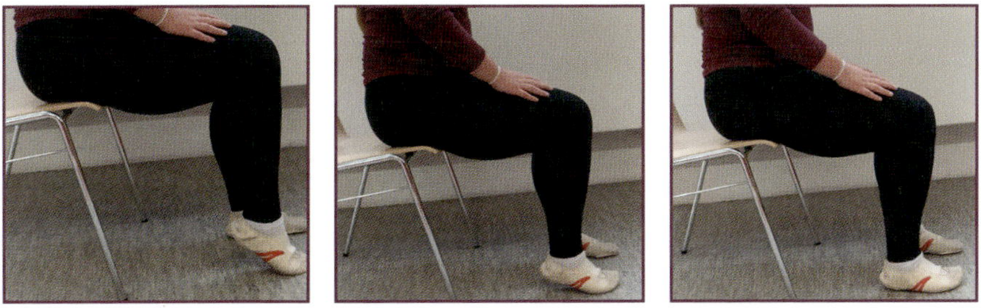

Den Fuß von der Spitze an abrollen, bis der ganze Fuß abgesetzt ist.

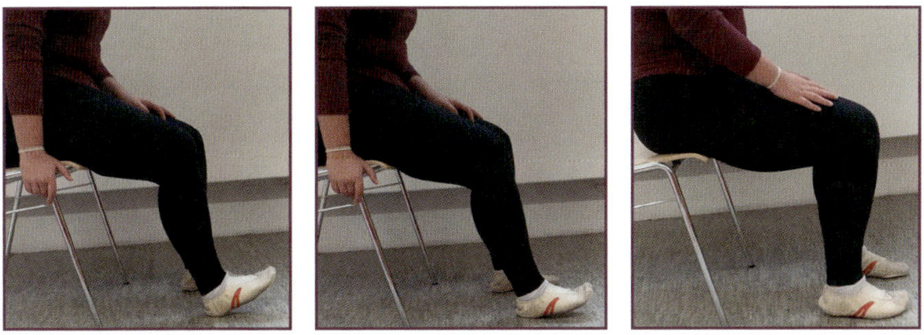

Den Fuß vom Fußballen an abrollen – die Hacke bleibt als Letztes auf dem Boden.

Zuerst wird der rechte Fuß bewusst von der Ferse bis zur Fußspitze abgerollt. Nach ein paar Wiederholungen dasselbe mit dem linken Fuß durchführen.

Wiederholungen

» Diese Übung kann je Seite circa 10-20-mal langsam ausgeführt werden. Dies zählt als ein Satz.

Weitere Variation

» Die Füße dynamisch zeitgleich entgegengesetzt abrollen, das heißt: Den rechten Fuß von der Ferse bis zur Spitze abrollen und den linken Fuß zeitgleich von der Spitze zur Ferse abrollen, anschließend andersherum ausführen.

Fußgelenkmobilisierung

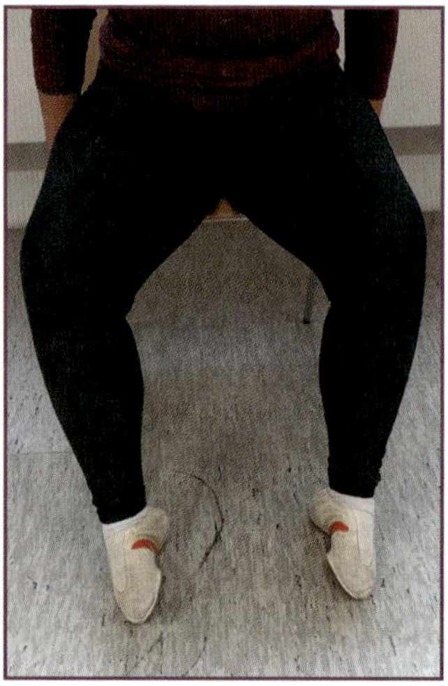

Die Füße auf die Außenkante stellen.

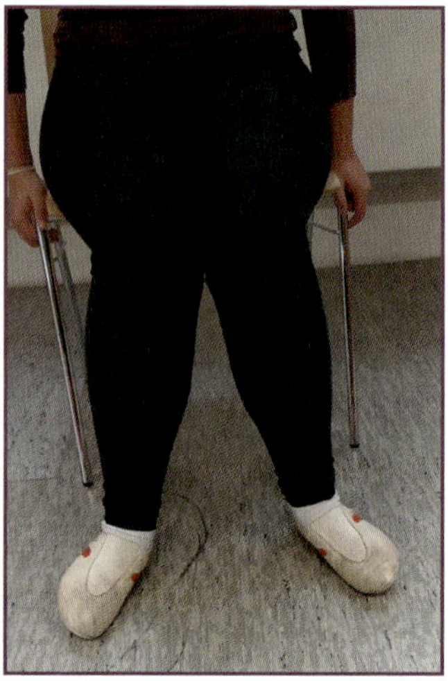

Die Füße auf die Innenkante stellen.

Die Füße auf die Außenkante stellen, mit beiden Füßen circa 10-20-mal pro Seite durchführen. Anschließend dasselbe auf der Innenkante ausführen.

Wiederholungen

» Alle Varianten können 10-20-mal wiederholt werden. Dies zählt als ein Satz.

Variation

» Durchführung im dynamischen Wechsel. Schritt 1 + 2 beide Füße nacheinander auf die Innenkante stellen. Schritt 3 + 4 beide Füße nacheinander auf die Außenkante stellen, dann wieder auf die Innenkante usw.

Fußgelenkmobilisierung, Variante 2

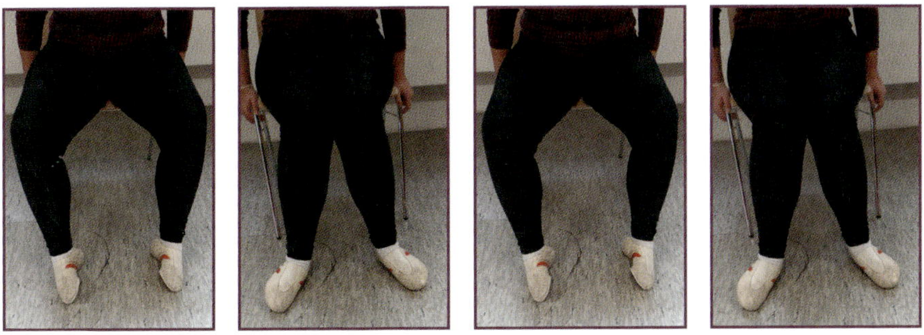

Im dynamischen Wechsel den Fuß auf die Innen- und Außenkante stellen.

Die Füße haben bei dieser Übung die ganze Zeit Kontakt zum Boden.

Beide Füße auf die Außenkante stellen und gleichzeitig im dynamischen Wechsel auf die Innenseite drehen und wieder zurück auf die Außenkante.

Wiederholungen

» Diese Übung kann 10-20-mal wiederholt werden. Dies zählt als ein Satz.

Fersenheben

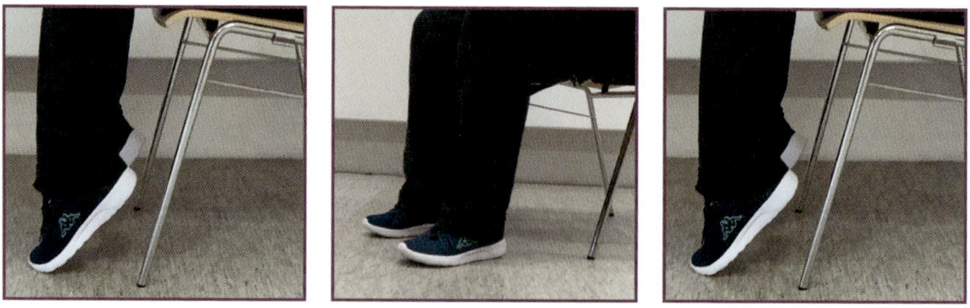

Im dynamischen Wechsel zeitgleich die Fersen anheben und senken.

Im dynamischen Wechsel werden beide Fersen zeitgleich angehoben und die Füße werden wieder komplett abgesenkt.

Wiederholungen

» Diese Übung kann circa 10-20-mal langsam ausgeführt werden. Dies zählt als ein Satz.

Fußbeweglichkeit/abrollen

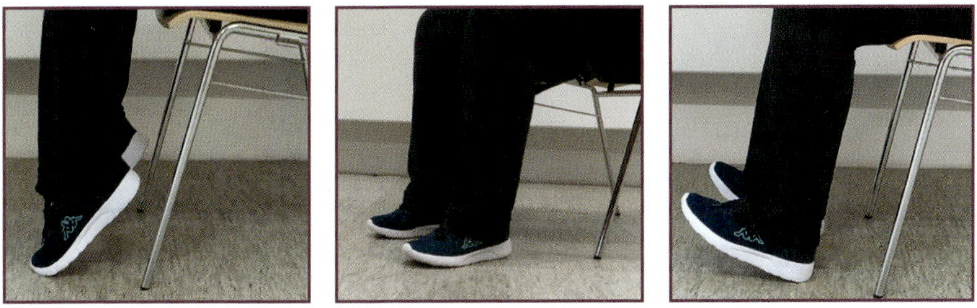

Im dynamischen Wechsel zeitgleich die Fersen anheben, wieder absenken, dann die Zehenspritzen heranziehen.

Im Wechsel werden beide Fersen gleichzeitig angehoben. Dann auf dem ganzen Fuß abrollen und anschließend die Zehenspitzen hochheben. Anschließend auf dem ganzen Fuß wieder abrollen und die Fersen wieder anheben.

Wiederholungen

» Diese Übung wird im dynamischen Wechsel circa 15-20-mal ausgeführt. Dies zählt als ein Satz.

» Gezählt wird dabei nur das Heben der Fersen.

Scheibenwischer, Variante 1

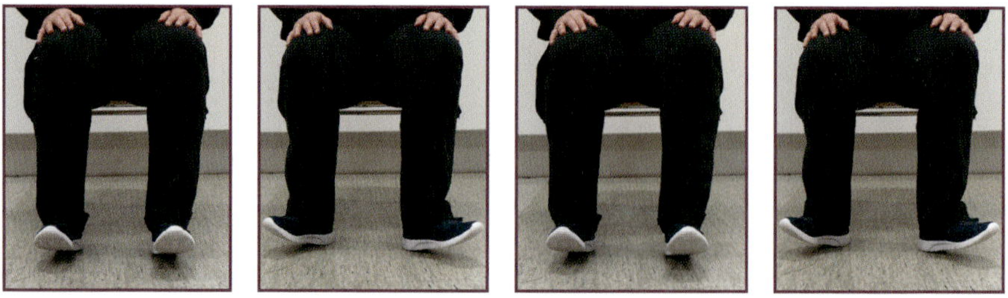

Die Fußspitzen anheben und im dynamischen Wechsel von der Mitte nach außen und zurück bewegen.

Die Füße sind hüftbreit aufgestellt und bleiben mit den Fersen auf dem Boden. Die Fußspitzen werden angehoben und im dynamischen Wechsel von der Mitte aus nach außen und wieder zurück zur Mitte bewegt (die Fußspitzen werden zwischendurch nicht wieder abgesetzt).

Wiederholungen

» Diese Übung kann 15-20-mal ausgeführt werden. 2-3 Sätze trainieren.

» Gezählt wird dabei, wenn der Fuß nach außen bewegt wird.

Scheibenwischer, Variante 2

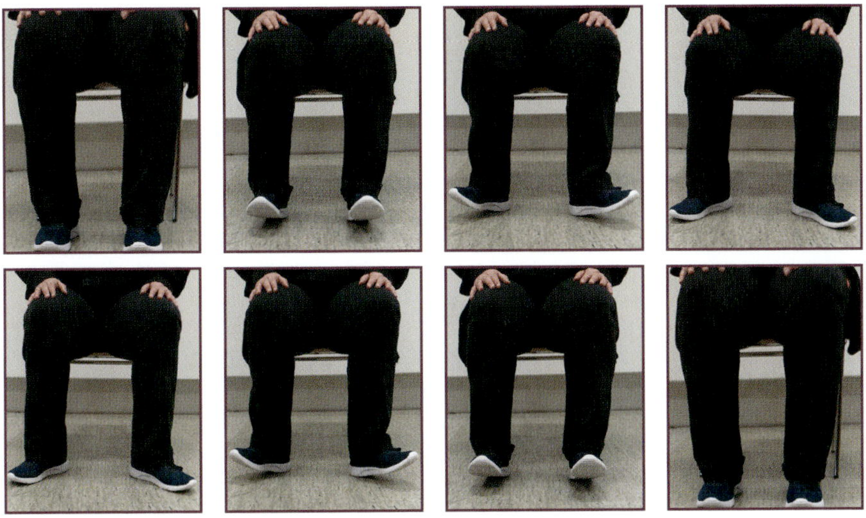

Im dynamischen Wechsel die Fußspitze anheben, nach außen bewegen, absetzen, wieder anheben, in der Mitte wieder absetzen.

Die Füße sind hüftbreit aufgestellt und bleiben mit der Ferse auf dem Boden. Die Fußspitzen werden zeitgleich angehoben und im dynamischen Wechsel von der Mitte aus nach außen bewegt. Den ganzen Fuß absetzen, dann wieder anheben, zurück zur Mitte bewegen und ihn wieder absetzen.

Wiederholungen

» Diese Übung kann 15-20-mal ausgeführt werden. 2-3 Sätze trainieren.
» Gezählt wird dabei, wenn der Fuß wieder nach vorne gerichtet abgesetzt wird.

Scheibenwischer, Variante 3

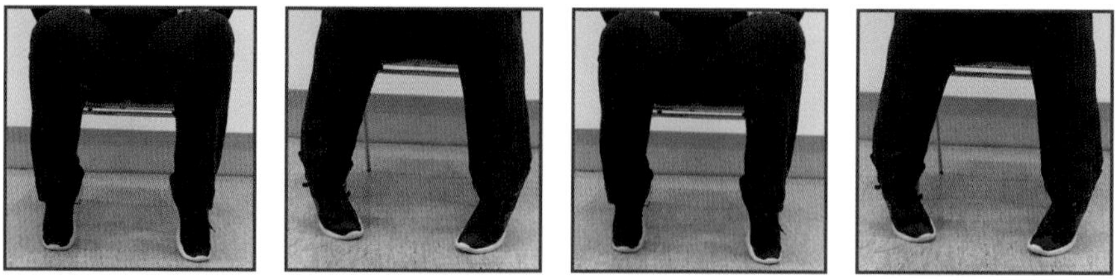

Die Fersen anheben und die Füße im dynamischen Wechsel von der Mitte nach außen und zurück bewegen.

Die Füße sind hüftbreit aufgestellt und bleiben mit der Fußspitze auf dem Boden. Die Fersen werden zeitgleich angehoben und im dynamischen Wechsel von der Mitte aus nach außen bewegt und wieder zurück zur Mitte, ohne die Fersen zwischendurch wieder abzusetzen.

Wiederholungen

» Diese Übung kann 15-20-mal ausgeführt werden. 2-3 Sätze trainieren.

» Gezählt wird dabei, wenn die Ferse nach außen gedreht ist.

Scheibenwischer, Variante 4

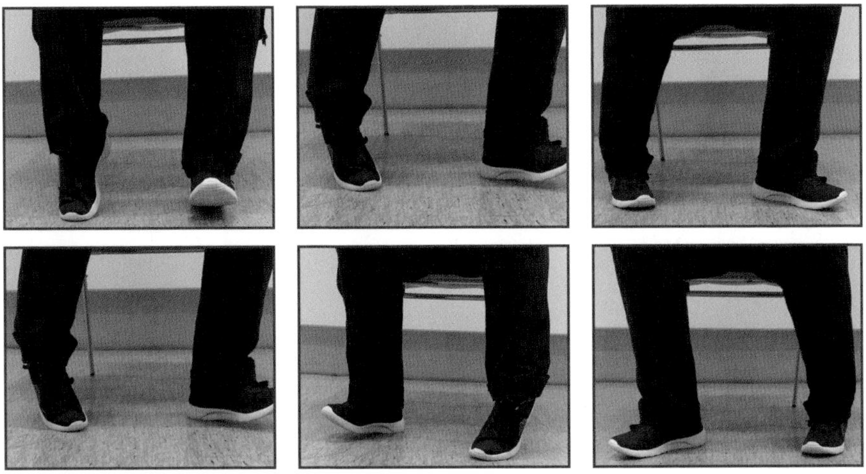

Im dynamischen Wechsel die Ferse anheben, nach außen bewegen, absetzen, wieder anheben, in der Mitte wieder absetzen.

Die Füße sind hüftbreit aufgestellt. Beim linken Fuß wird die Fußspitze angehoben, beim rechten Fuß wird die Ferse hochgezogen. Die Füße werden zeitgleich und im dynamischen Wechsel gedreht, sodass beide Füße nach links zeigen. Sie werden anschließend abgesetzt. Anschließend die Füße wie vorher anheben und in die andere Richtung drehen.

Wiederholungen

» Diese Übung kann 15-20-mal ausgeführt werden. 2-3 Sätze trainieren.

» Gezählt wird dabei, wenn die Füße nach links abgesetzt werden.

Marschieren im Sitzen

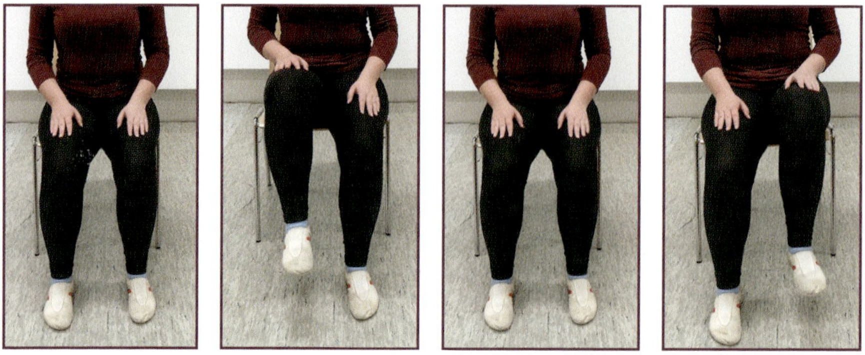

Die Füße wie beim normalen Gehen im Wechsel heben und wieder abstellen.

Es wird im Sitzen am Platz marschiert. Die Arme dürfen dabei locker wie beim Gehen vor und zurück schwingen.

Wiederholungen

» Diese Übung kann circa 2-3 Minuten lang ausgeführt werden. Dies zählt als ein Satz.

Fersengang im Sitzen

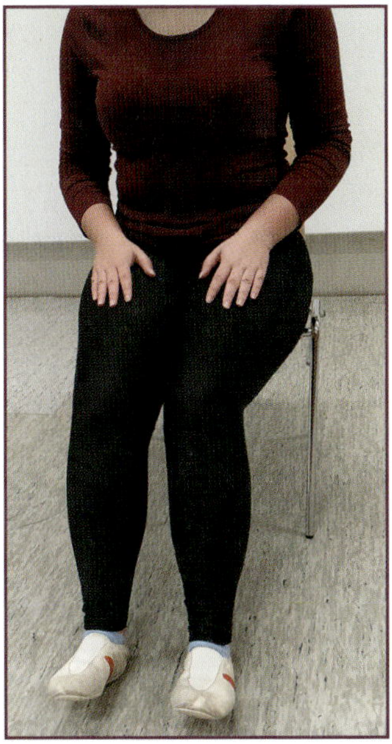

Auf der Ferse gehen.

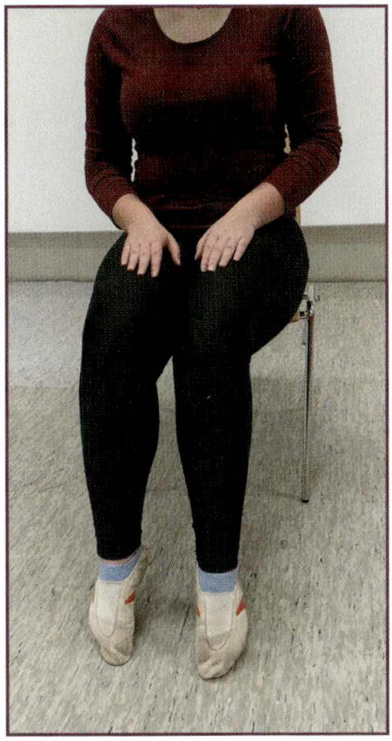

Auf der Spitze/auf den Ballen gehen.

Es wird erst circa 20 Schritte auf der Ferse marschiert, anschließend auf dem Fußballen.

Wiederholungen

» Diese Übung kann mit circa 20-40 Schritten wiederholt werden, anschließend dasselbe auf der Fußspitze/auf den Ballen ausführen. Dies zählt als ein Satz.

Variation

» Auch als dynamische Ausführung im Wechsel möglich (beide Füße nacheinander nach vorne auf die Ferse stellen, dann zurück auf die Spitze/auf den Ballen und wieder von vorne usw.).

8 Kräftigungsübungen

8.1 Nackenkräftigung

Nackenkräftigung 1

Den Kopf in die gefalteten Hände legen und gegendrücken.

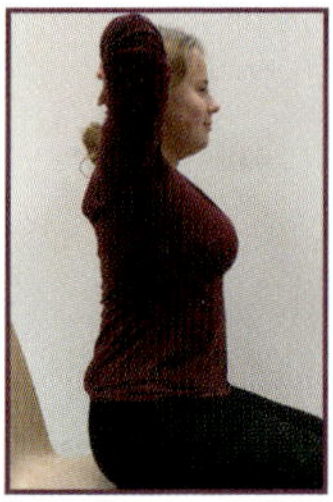

Seitenansicht

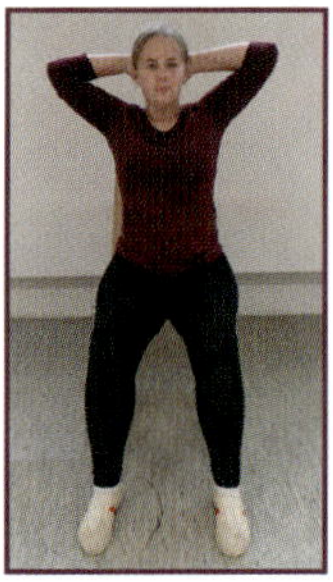

Frontansicht

Die Hände sind gefaltet am Hinterkopf. Den Kopf in die Hände drücken, mit den Händen dem Druck standhalten.

Wiederholungen

» Diese Übung kann dreimal circa 15-20 Sekunden lang ausgeführt werden, dann langsam den Druck lösen. Nach einer kurzen Pause die Übung wiederholen.

Allgemeiner Hinweis

» Der Rücken ist aufgerichtet.

Nackenkräftigung 2

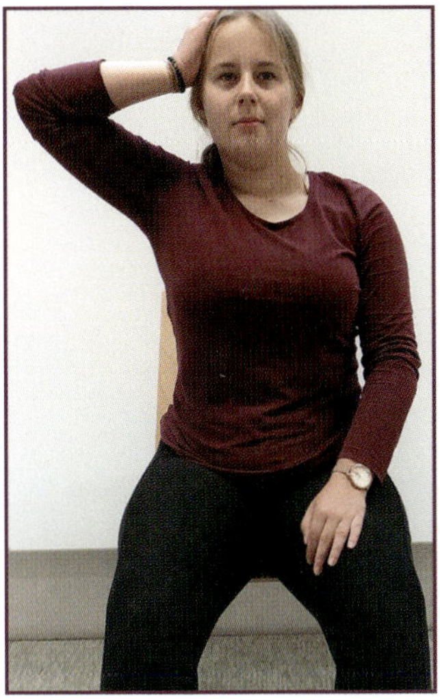

Mit der rechten Hand gegen die rechte Kopfseite drücken, der Kopf hält dagegen.

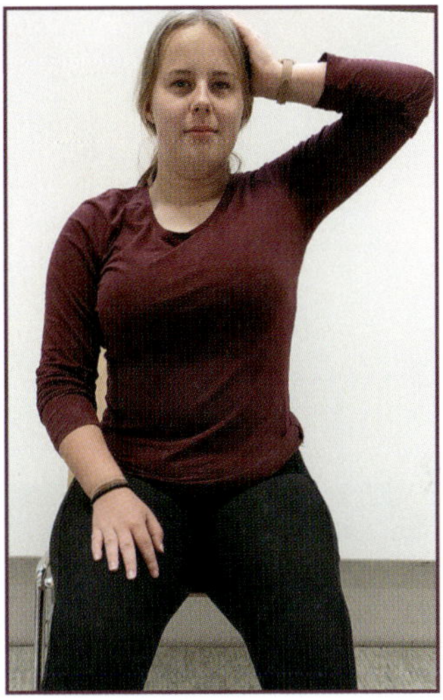

Mit der linken Hand gegen die linke Kopfseite drücken, der Kopf hält dagegen.

Die rechte Hand flach an die rechte Seite des Kopfs legen und Druck aufbauen (das heißt, der Kopf drückt gegen die Hand und die Hand gegen den Kopf). Dasselbe auch mit links ausführen.

Wiederholungen

» Diese Übung kann 2-3-mal wiederholt werden. Dies zählt als ein Satz. Nach circa 15-20 Sekunden langsam den Druck lösen.

Allgemeiner Hinweis

» Der Rücken ist aufgerichtet, die Schultern bleiben tief.

Nackenkräftigung 3

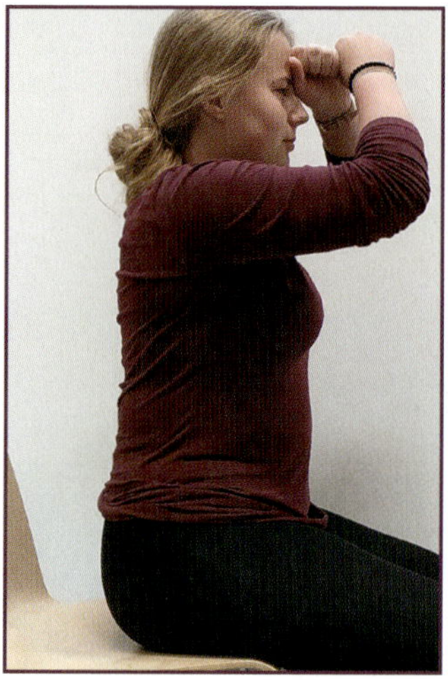

Mit den Fäusten gegen die Stirn drücken, der Kopf hält dagegen.

Beide Hände zu Fäusten formen und gegen die Stirn legen. Den Kopf gegen die Fäuste drücken und mit den Fäusten gegen den Kopf drücken.

Wiederholungen

» Diese Übung kann 2-3-mal circa 20-30 Sekunden lang ausgeführt werden. Dies zählt als ein Satz.

Allgemeiner Hinweis

» Der Rücken ist aufgerichtet, der Kopf ist gerade in Verlängerung der Wirbelsäule. Die Schultern bleiben tief.

8.2 Schulterkräftigung

Schulter Innen- und Außenrotation

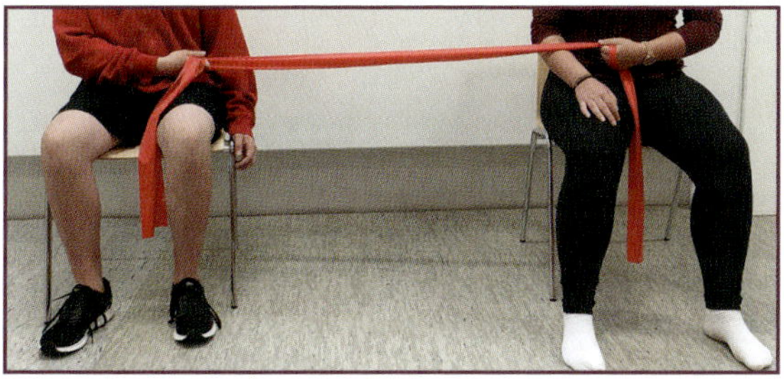

Den Arm, der außen ist, vor dem Bauch angewinkelt halten.

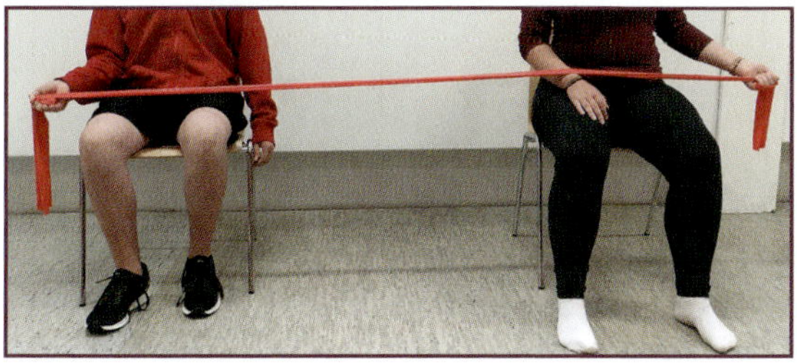

Den angewinkelten Arm gleichzeitig mit dem Partner im 90-Grad-Winkel im dynamischen Wechsel nach außen rotieren und wieder zurück.

Partnerübung mit einem Widerstandsband: Zwei Personen sitzen in circa 1,5 Meter Abstand nebeneinander, der äußere Arm der Teilnehmer ist neben dem Körper 90 Grad angewinkelt. Die Teilnehmer bewegen zeitgleich den äußeren Arm nach außen, der Ellbogen bleibt dabei am Körper. Nur der Unterarm rotiert nach außen und zurück.

Wiederholungen

» Diese Übung kann pro Seite 8-15-mal im dynamischen Wechsel wiederholt werden. 2-3 Sätze trainieren.

Allgemeiner Hinweis

» Der Oberkörper bleibt aufrecht, den Ellbogen möglichst am Körper lassen.

Schulterkräftigung mit Widerstandsband

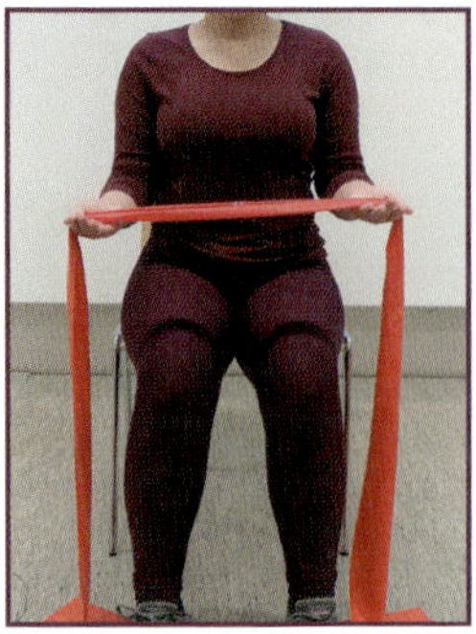

Ausgangsposition

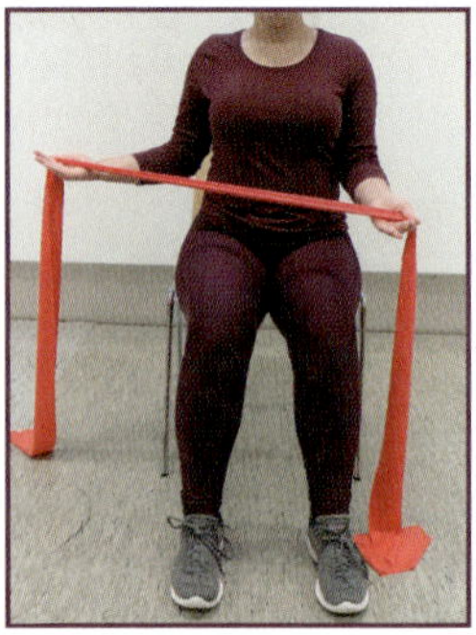

Außenrotation mit rechts

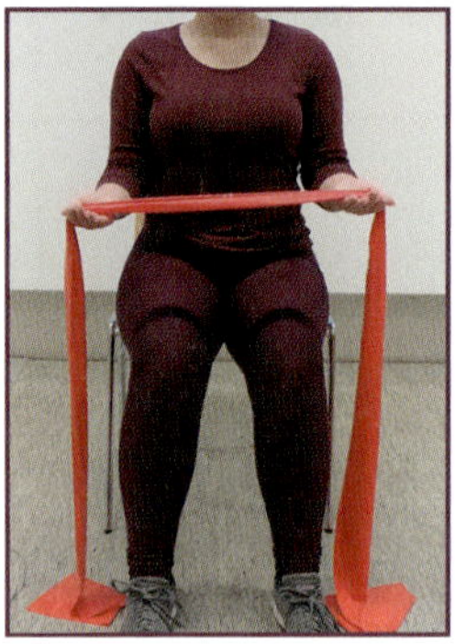

Ausgangsposition

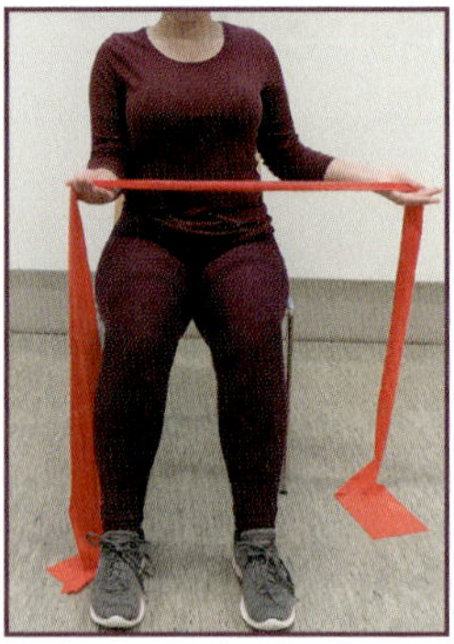

Außenrotation mit links

Das Widerstandsband wird mit beiden Händen schulterbreit festgehalten, die Arme sind in der Ausgangsposition in angewinkelter Position (90-Grad-Winkel) seitlich am Oberkörper, die Handflächen zeigen nach oben. Der linke Arm bleibt in der Ausgangsposition, der rechte Unterarm wird langsam und dynamisch nach außen rotiert und kehrt zurück in die Ausgangsposition. Nach ein paar Wiederholungen wird die Seite gewechselt.

Wiederholungen

» Diese Übung kann pro Seite circa 10-20-mal wiederholt werden. 2-3 Sätze trainieren.

Allgemeiner Hinweis

» Die Oberarme bleiben mit dem Ellbogen am Körper, der Oberkörper ist aufrecht, die Schultern bleiben tief.

Schulterrotation mit Hanteln oder gefüllten Wasserflaschen

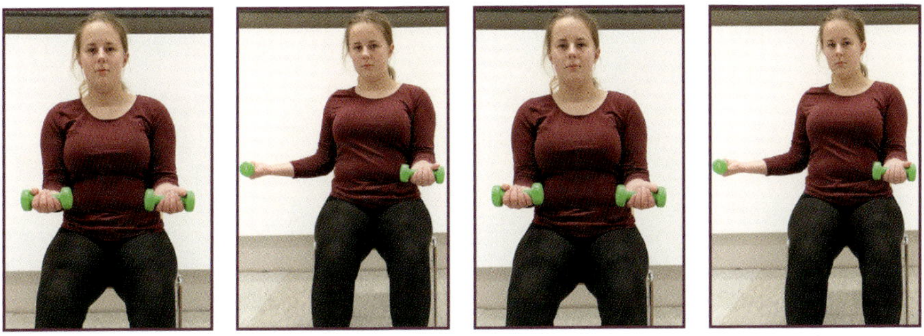

Schulteraußenrotation mit rechts

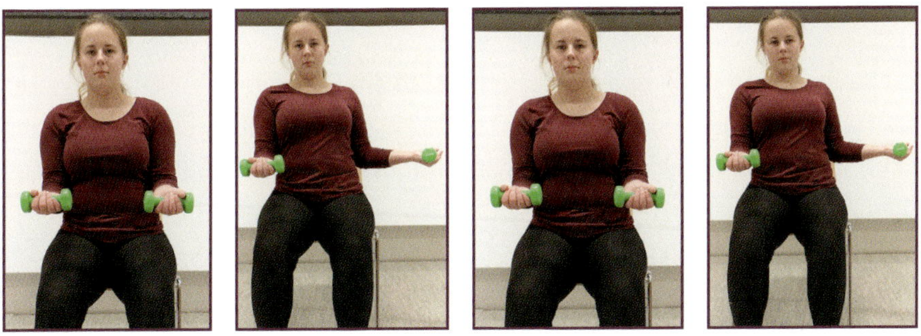

Schulteraußenrotation mit links

Die Arme sind in der Ausgangsposition seitlich am Oberkörper im 90-Grad-Winkel, die Handflächen zeigen nach oben. Der linke Arm bleibt in der Ausgangsposition, der rechte Unterarm wird langsam und dynamisch nach außen rotiert und kehrt zurück in die Ausgangsposition. Nach ein paar Wiederholungen wird die Seite gewechselt.

Wiederholungen

» Diese Übung kann pro Seite circa 10-20-mal wiederholt werden. 2-3 Sätze trainieren.

Allgemeiner Hinweis

» Die Oberarme bleiben mit dem Ellbogen am Körper, der Oberkörper ist aufrecht, die Schultern bleiben tief.

Schulterrotation mit Hanteln oder gefüllten Wasserflaschen, Variante 2

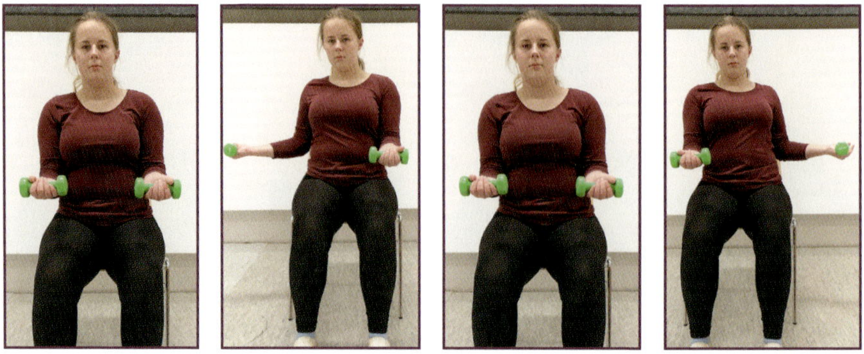

Außenrotation im dynamischen Wechsel mit rechts und links

Die Arme sind in der Ausgangsposition seitlich am Oberkörper im 90-Grad-Winkel, die Handflächen zeigen nach oben. Die Unterarme im Wechsel (erst rechts, dann links) langsam und dynamisch nach außen rotieren und zurück in die Ausgangsposition kehren.

Wiederholungen

» Diese Übung kann circa 10-15-mal pro Seite wiederholt werden. 2-3 Sätze trainieren.

Allgemeiner Hinweis

» Der Oberarm bleibt mit dem Ellbogen am Körper, der Oberkörper ist aufrecht, die Schultern bleiben tief.

Schulterdrücken mit Hanteln, Sand-Noppen-Hanteln oder gefüllten Wasserflaschen in den Händen

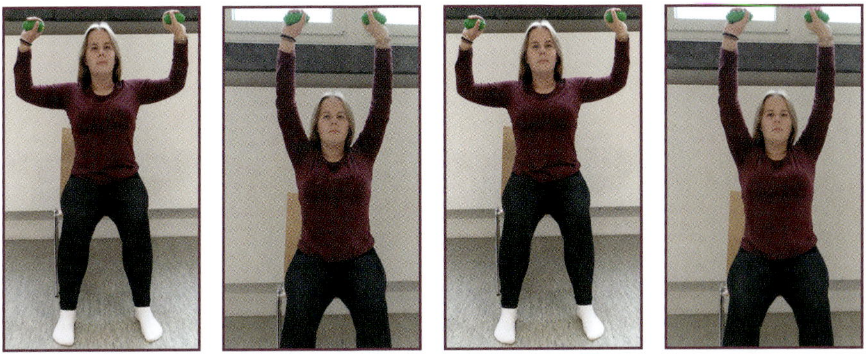

Bild 1: Ausgangsposition

Aus der Ausgangsposition (Bild 1) werden die Arme langsam und dynamisch nach oben gestreckt und wieder zurückgeführt.

Beide Arme zur Seite strecken und waagerecht auf Schulterhöhe im 90-Grad-Winkel halten. Von dieser Ausgangsposition aus die Arme lang nach oben strecken bzw. schieben (hierbei werden die Muskeln im Oberarm mit angespannt, so, als wenn man etwas nach oben wegdrückt) und wieder zurück in die Ausgangsposition kehren.

Wiederholungen

» Diese Übung kann circa 10-15-mal langsam und dynamisch wiederholt werden. 2-3 Sätze trainieren.

Allgemeiner Hinweis

» Den Oberkörper aufrecht lassen. Der Blick ist nach vorne gerichtet und die die Schultern bleiben tief.

Schulterkraft

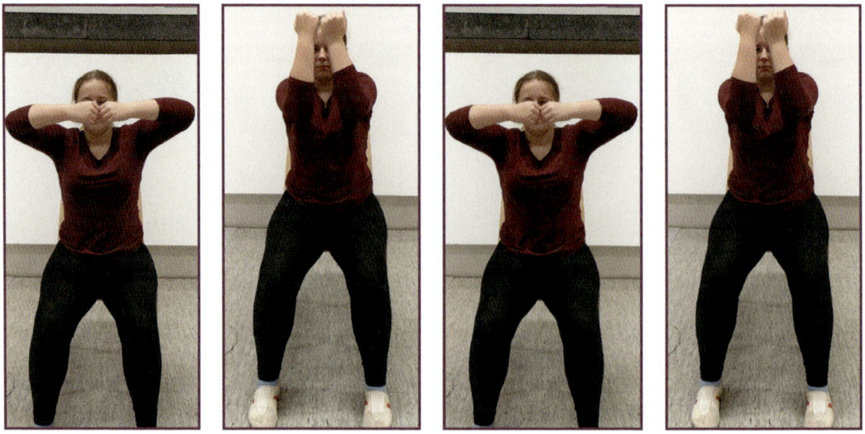

Die Ellbogen vor dem Kopf zusammenführen, dabei die Fäuste nach oben schieben und wieder zurück in die Ausgangsposition kommen.

Die Fäuste werden, mit den Fingern zueinander zeigend, auf Kopfhöhe aneinandergelegt, die Ellbogen zeigen nach außen. Die Fäuste werden vor dem Kopf nach oben geschoben, sodass sich die Ellbogen ungefähr auf Brustkorbhöhe treffen. Anschließend werden die Fäuste wieder auf Kopfhöhe gesenkt und die Ellbogen gehen wieder in die Waagerechte auseinander.

Wiederholungen

» Diese Übung kann circa 10-20-mal wiederholt werden. 2-3 Sätze trainieren.

Allgemeiner Hinweis

» Den Oberkörper aufrecht lassen. Der Blick ist nach vorne gerichtet und die Schultern bleiben tief.

Die Schulterblätter zusammenführen

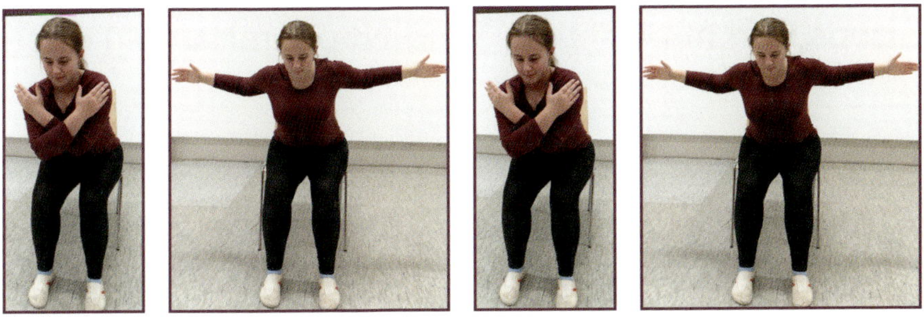

Die Schulterblätter durch Öffnen der Arme zusammenführen, anschließend den Rücken rund machen.

Der Oberkörper ist in leichter Vorbeuge, die Arme sind in der Ausgangsposition vor dem Brustkorb verschränkt. Im dynamischen Wechsel werden die Arme zur Seite nach hinten geöffnet und wieder vor dem Brustkorb verschränkt.

Wiederholungen

» Diese Übung kann 15-20-mal wiederholt werden. 2-3 Sätze trainieren.

Allgemeiner Hinweis

» Bei der Durchführung ist darauf zu achten, dass die Schulterblätter hinten zusammengeführt werden sollen.

8.3 Armkräftigung

Bizeps Curl mit Hanteln, Sand-Noppen-Hanteln oder gefüllten Wasserflaschen

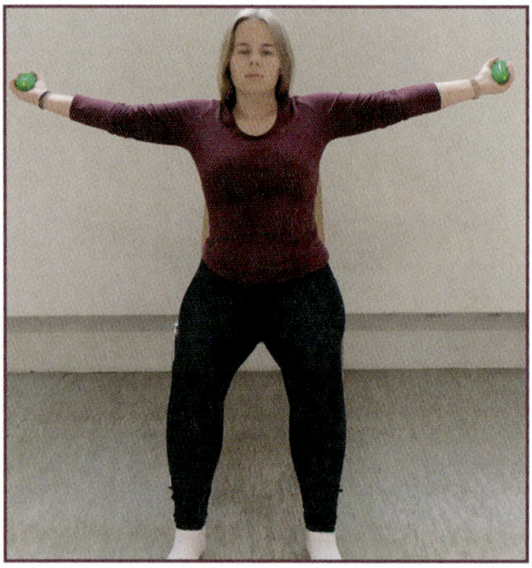

Grundposition: Die Arme waagerecht zur Seite gestreckt halten.

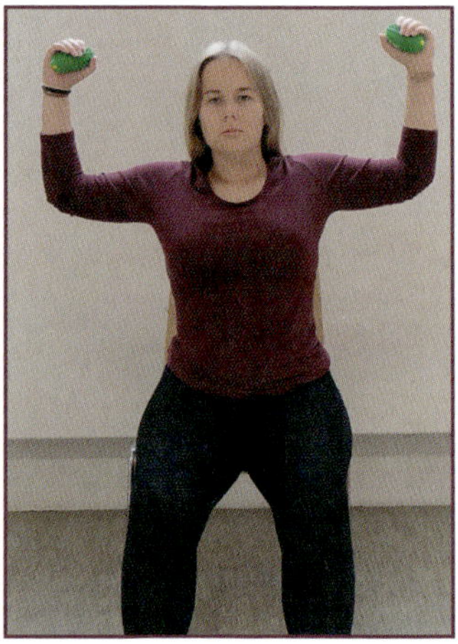

Die Arme zum 90-Grad-Winkel beugen.

Beide Arme waagerecht, seitlich auf Schulterhöhe halten. Die Unterarme werden nach oben bis in einen 90-Grad-Winkel gebeugt und wieder gestreckt.

Wiederholungen

» Diese Übung kann circa 10-20-mal wiederholt werden. 2-3 Sätze trainieren.

Allgemeiner Hinweis

» Den Oberkörper gerade lassen. Der Blick geht geradeaus. Den Bauch anspannen.

Bizeps Curl, Variante 2

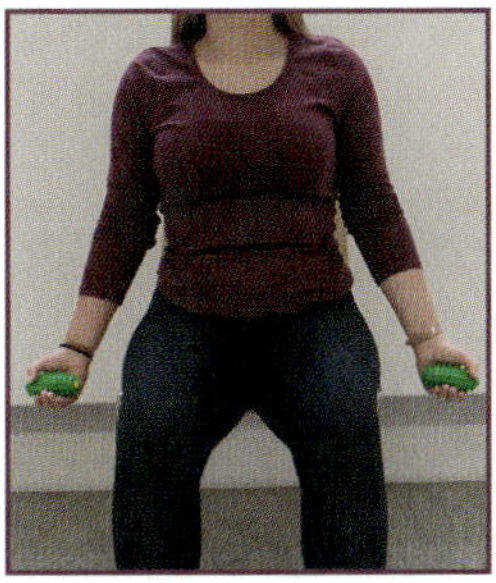

Ausgangsposition: Beide Arme leicht angewinkelt neben dem Oberkörper halten.

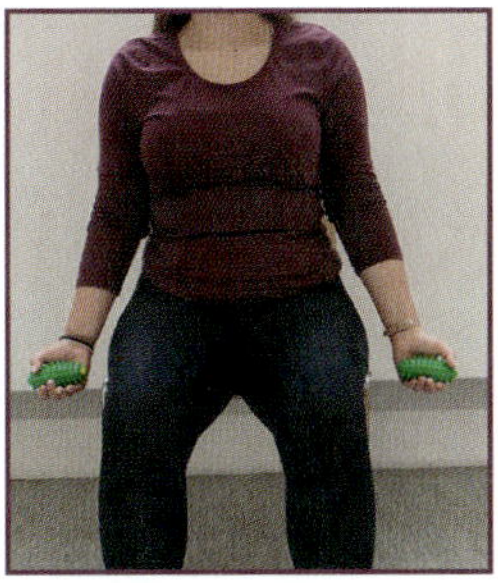

Beide Unterarme dynamisch in Richtung Schultern heben und wieder senken.

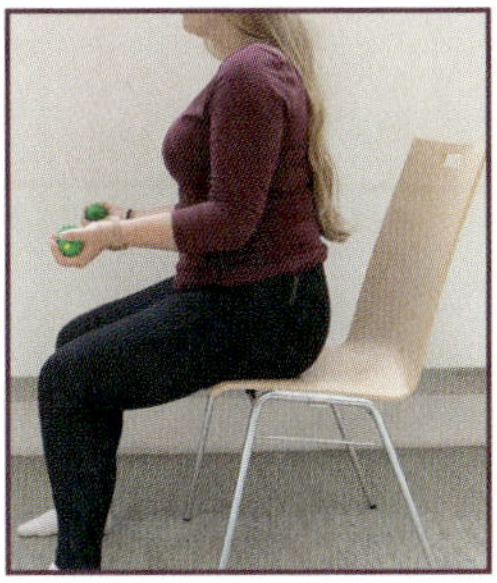

Seitenansicht der Ausgangsposition

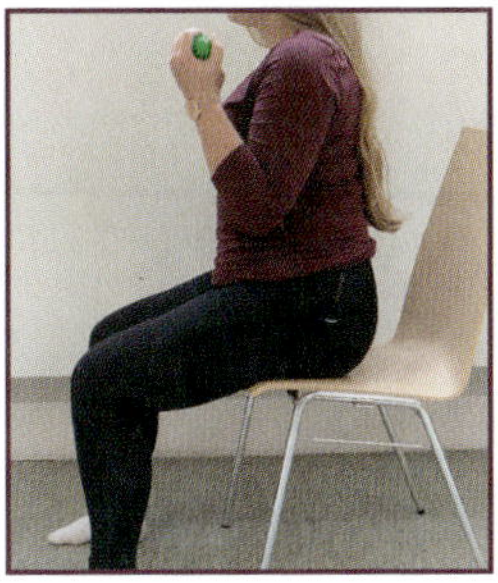

Position 2

Beide Arme in der Ausgangsposition neben dem Körper leicht gebeugt halten. Beide Unterarme dynamisch anwinkel und die Hände in Richtung Schultern bewegen. Anschließend die Unterarme wieder nach unten in die Ausgangsposition senken.

Wiederholungen

» Die Übung kann 10-20-mal wiederholt werden. 2-3 Sätze trainieren.
» Gezählt wird, wenn die Arme nach unten gestreckt werden.

Hinweis

» Den Oberkörper gerade lassen, die Schultern bleiben tief.

Bizeps Curl, Variante 3

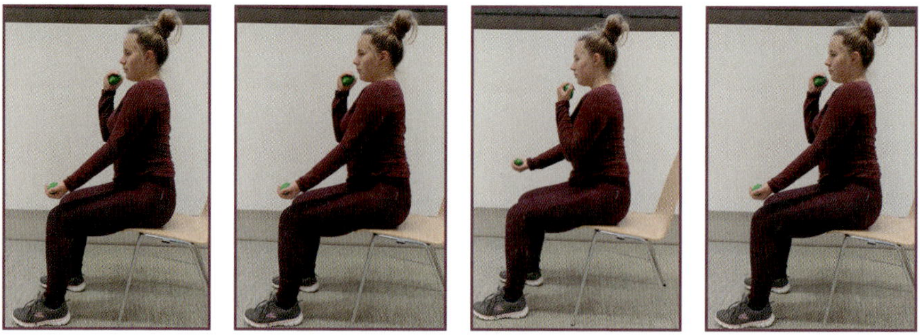

Seitenansicht: Im Wechsel ist ein Arm gestreckt und ein Arm gebeugt.

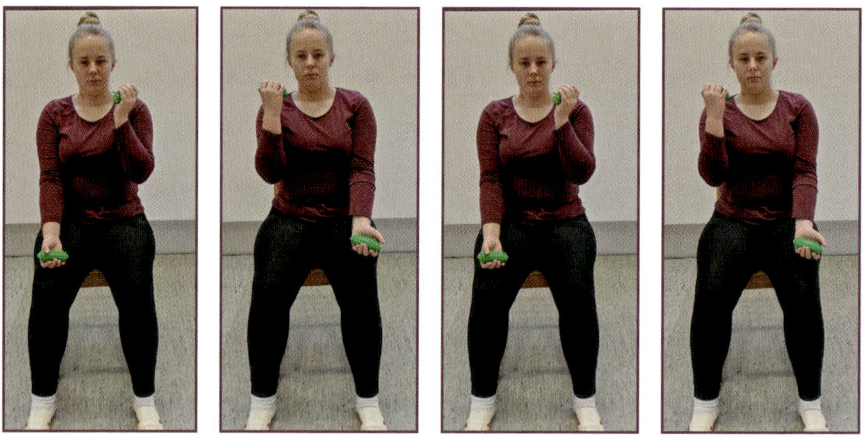

Frontansicht: Im Wechsel ist ein Arm gestreckt und ein Arm gebeugt.

In der Ausgangsposition ist der linke Arm vor dem Oberkörper zur Schulter angewinkelt, der rechte Arm ist in einer gestreckten, leicht gewinkelten Postition über den Knien. Beide Unterarme werden dynamisch und zeitgleich im Wechsel in Richtung Schulter angewinkelt und/oder gestreckt (so zeigt ein Arm angewinkelt zur Schulter, der andere Arm ist gestreckt).

Wiederholungen

» Die Übung kann 10-20-mal wiederholt werden. 2-3 Sätze trainieren.

Allgemeiner Hinweis

» Den Oberkörper gerade lassen. Der Blick geht geradeaus nach vorne.

Bizeps Curl, Variation 4

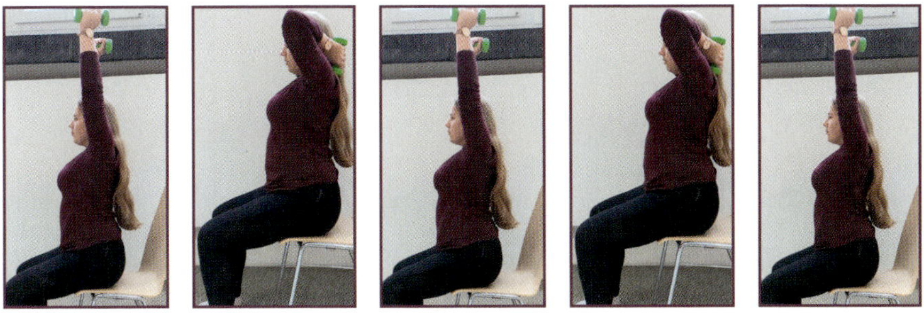

In der Ausgangsposition die Arme nach oben strecken. Die Unterarme zeitgleich im dynamischen Wechsel hinter dem Kopf senken und nach oben strecken.

Beide Arme sind in der Ausgangsposition nach oben gestreckt. Die Unterarme zeitgleich im dynamischen Wechsel hinter dem Kopf senken und anschließend wieder nach oben strecken.

Wiederholungen

» Die Übung kann circa 10-20-mal im dynamischen langsamen Wechsel ausgeführt werden. 2-3 Sätze trainieren.

» Gezählt wird, wenn die Arme wieder nach oben gestreckt sind.

Allgemeiner Hinweis

» Den Oberkörper gerade lassen. Der Blick geht geradeaus nach vorne.

Bizeps Curl, Variation 5

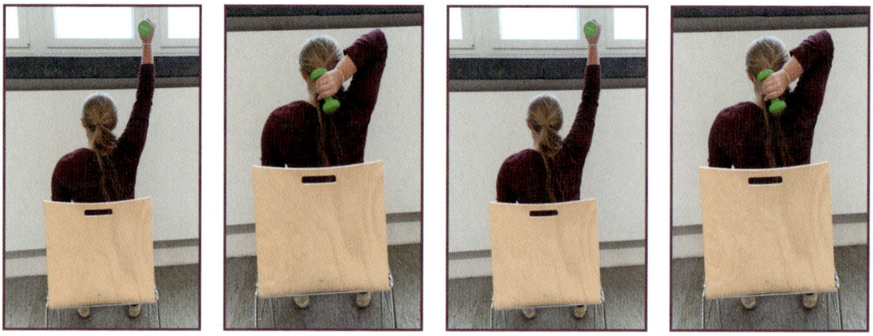

Rückansicht in der Einzelbewegung rechts

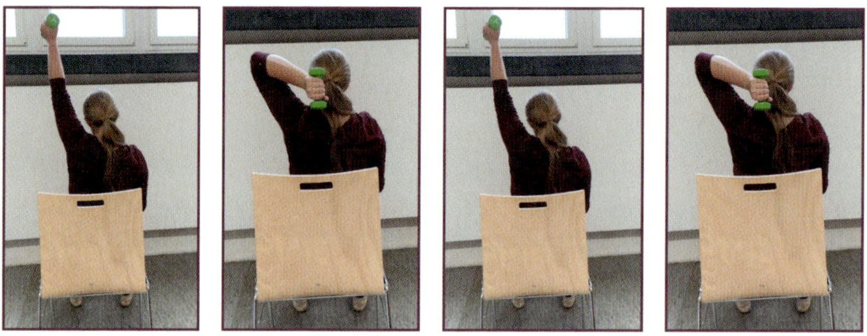

Rückansicht in der Einzelbewegung links

Einarmige Ausführung: Der rechte Arm wird von der nach oben gestreckten Ausgangsposition nach unten hinter dem Kopf gesenkt und wieder gestreckt.

Nach ein paar Wiederholungen wird die Seite gewechselt.

Wiederholungen

» Diese Übung kann pro Seite circa 10-20-mal wiederholt werden. 2-3 Sätze trainieren.

Allgemeiner Hinweis

» Den Oberkörper gerade lassen und der Blick geht geradeaus nach vorne.

Mini-Armkreis mit Hanteln, Sand-Noppen-Hanteln oder gefüllten Wasserflaschen

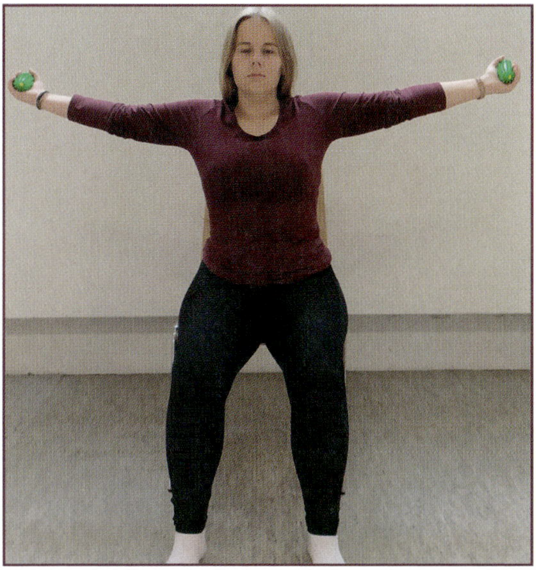

Die Arme in der Waagerechten kreisen (kleine Kreise).

Die Arme sind waagerecht auf Schulterhöhe seitlich vom Oberkörper ausgestreckt. Die Arme bleiben in dieser Position und werden mit kleinen Bewegungen nach hinten gekreist.

Wiederholungen

» Diese Übung kann mit circa 10-20 Kreisen rückwärts, dann vorwärts ausgeführt werden. 2-3 Sätze trainieren.

» Wahlweise können vor dem Richtungswechsel der Armkreise die Arme ausgelockert werden, bevor es mit dem Richtungswechsel weitergeht.

Hinweis

» Den Oberkörper gerade lassen und der Blick geht geradeaus nach vorne.

Mini-Armkreis mit Hanteln, Sand-Noppen-Hanteln oder gefüllten Wasserflaschen 2

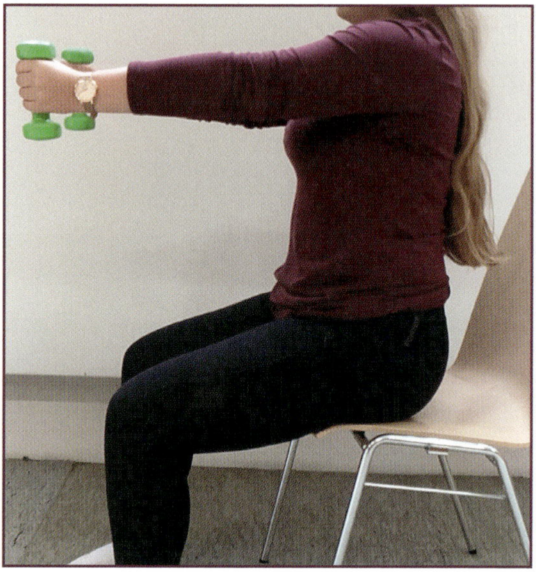

Mini-Armkreis vor dem Oberkörper

Die Arme sind waagerecht nach vorne gestreckt auf Schulterhöhe. Die Arme bleiben in dieser Position und werden mit kleinen Bewegungen nach außen gekreist.

Wiederholungen

» Nach circa 10 Kreisen die Richtung wechseln.
» 2-3 Sätze trainieren.
» Wahlweise können vor dem Richtungswechsel der Armkreise die Arme ausgelockert werden, bevor es mit dem Richtungswechsel weitergeht.

Allgemeiner Hinweis

» Den Oberkörper gerade lassen. Der Blick geht geradeaus nach vorne.

Die Arme drehen mit oder ohne Hanteln

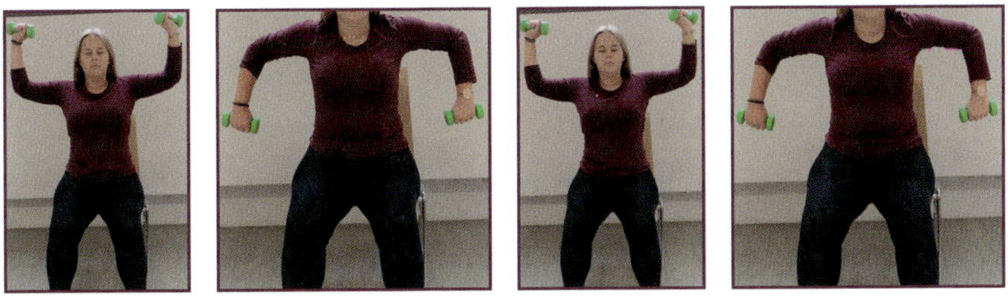

Grundposition: Die Arme sind in U-Halte. Die Arme dynamisch nach unten drehen/ umgedrehtes „U" und wieder nach oben zurückdrehen.

Die Arme sind in U-Halte. Die Oberarme sind waagerecht auf Schulterhöhe, die Unterarme sind senkrecht aufgerichtet. Die Unterarme nach unten drehen (umgedrehtes „U") durch Oberarmrotation.

Wiederholungen

» Diese Übung kann pro Seite circa 10-20-mal wiederholt werden. 2-3 Sätze trainieren. Gezählt wird, wenn die Arme in der Ausgangsposition nach oben gedreht werden

Allgemeiner Hinweis

» Den Oberkörper gerade lassen. Der Blick geht geradeaus nach vorne. Den Bauch anspannen.

Trizeps-Kickbacks mit Hanteln oder Sand-Noppen-Hanteln

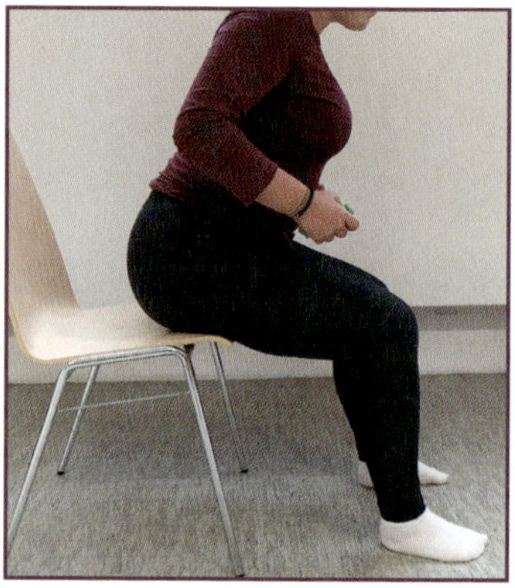

Die Arme sind im 90-Grad-Winkel.

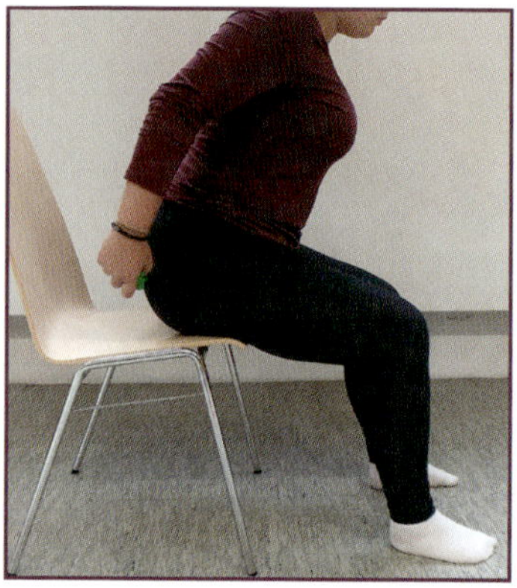

Die Arme nach hinten strecken.

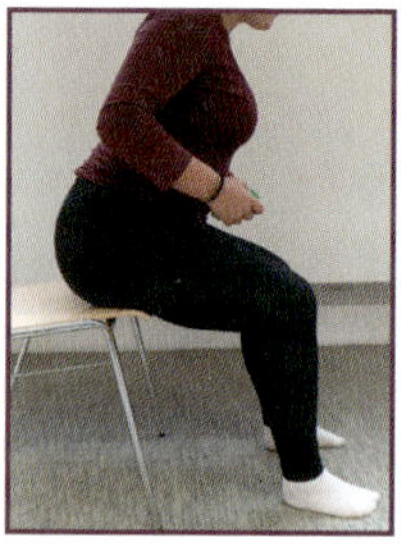

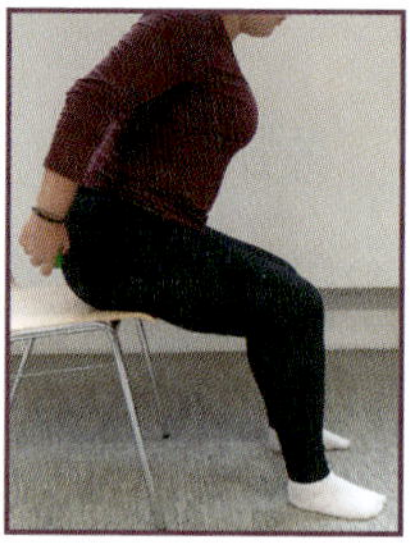

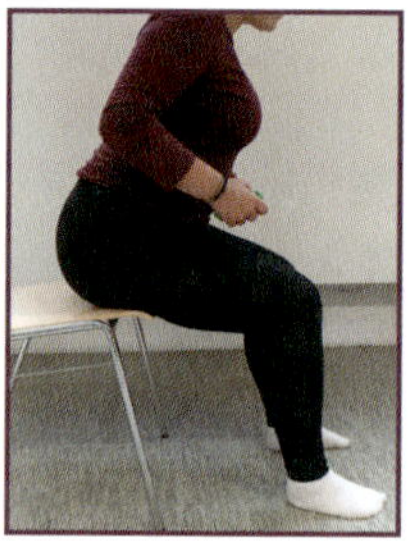

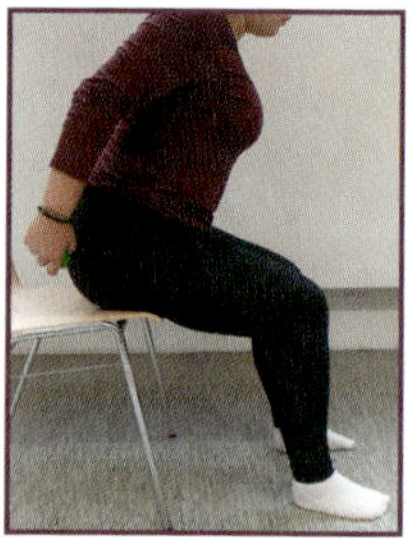

Den Oberkörper etwas nach vorne lehnen, die Arme sind seitlich am Körper im 90-Grad-Winkel. Von dieser Ausgangsposition werden nur die Unterarme dynamisch in die Streckung nach hinten und zurück in die Beugung bewegt.

Wiederholungen

» Diese Übung kann 10-30-mal wiederholt werden. 2-3 Sätze trainieren.

Allgemeiner Hinweis

» Den Oberkörper gerade lassen. Der Blick geht geradeaus nach vorne. Den Bauch anspannen.

Rudern, Variante 1 mit Hanteln, Sand-Noppen-Hanteln oder Widerstandsband

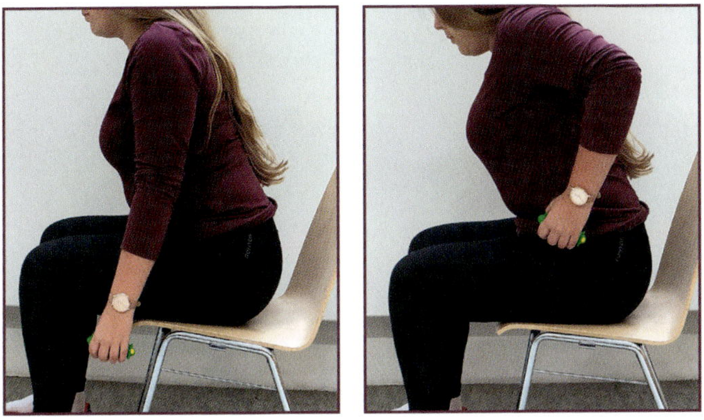

Die Arme lang nach unten in der Ausgangsposition hängen lassen. Die Arme am Körper, Ellbogen voran, nach hinten oben ziehen.

Den Oberkörper etwas nach vorne lehnen, die Arme fallen in der Ausgangsposition seitlich nach unten und werden, mit den Ellbogen voran, dicht am Körper nach hinten oben gezogen.

Wiederholungen

» Diese Übung kann circa 10-20-mal wiederholt werden. 2-3 Sätze trainieren.

Allgemeiner Hinweis

» Den Oberkörper gerade lassen. Der Blick geht geradeaus nach vorne. Den Bauch anspannen.

Rudern, Variante 2 mit Hanteln oder Sand-Noppen-Hanteln

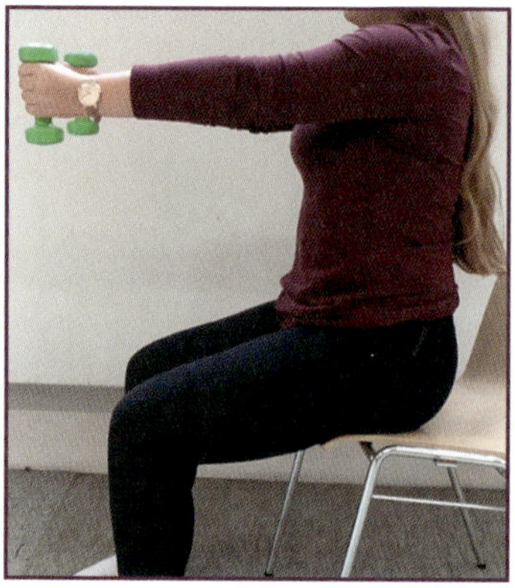

Ausgangsposition: Die Arme nach vorne strecken.

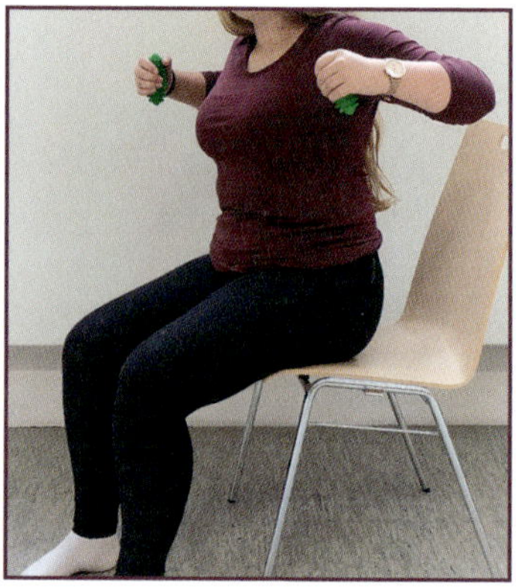

Die Arme mit den Ellbogen voran nach hinten anwinkeln.

Beide Arme werden vor dem Oberkörper ausgestreckt. Von dieser Ausgangsposition werden die Arme zeitgleich dynamisch mit den Ellbogen voran nach hinten gezogen und wieder zurück in die Ausgangsposition geschoben.

Wiederholungen

» Diese Übung kann circa 10-20-mal wiederholt werden. 2-3 Sätze trainieren.

Hinweis

» Den Oberkörper gerade lassen. Der Kopf ist in Verlängerung der Wirbelsäule. Die Schultern bleiben tief.

Rudern, Variante 3 mit Widerstandsband

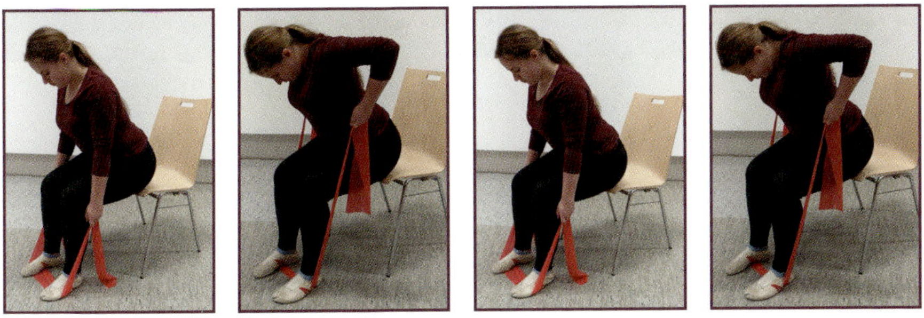

Das Widerstandsband mit den Ellbogen voran dicht am Körper nach hinten oben ziehen.

Die Füße werden in die Mitte des Widerstandsbandes gestellt und die Enden werden jeweils in einer Hand auf kurzer Länge seitlich neben den Knien gefasst. Die Arme sind lang, der Oberköper ist etwas nach vorne gelehnt.

Beide Arme werden im dynamischen Wechsel, mit den Ellbogen voran, nach hinten oben gezogen, sodass die Schulterblätter zusammengezogen werden. Die Arme bleiben dabei dicht am Körper. Anschließend die Arme wieder lang nach unten strecken und von Neuem beginnen.

Wiederholungen

» Diese Übung kann circa 10-15-mal wiederholt werden. 2-3 Sätze trainieren.

Allgemeiner Hinweis

» Den Oberkörper gerade lassen. Der Kopf ist in Verlängerung der Halswirbelsäule.

Variante

» Die Übung, wie beschrieben, nur mit einem Arm ausführen. Sprich: Die Ellbogen im dynamischen Wechsel nach hinten oben ziehen rechts, links, rechts usw.

Front to Side Raises

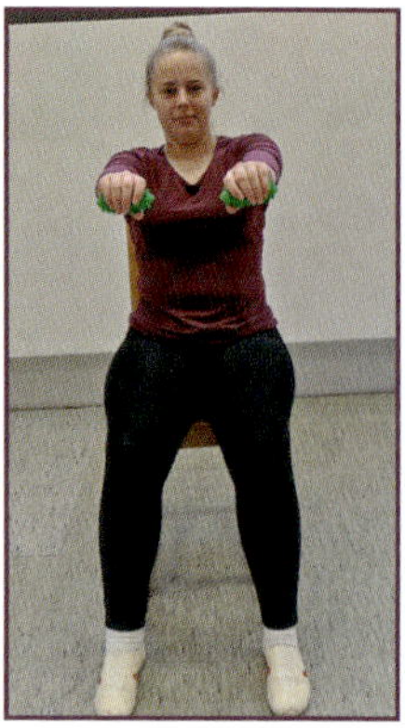

Die Arme waagerecht nach vorne führen.

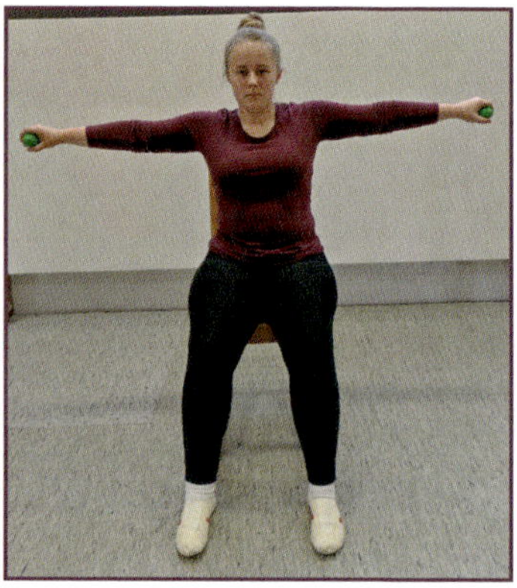

Die Arme waagerecht zur Seite ausstrecken.

Die Arme sind waagerecht nach vorne ausgestreckt, die Ellbogen sind leicht gebeugt. Beide Arme werden langsam im dynamischen Wechsel von vorne zur Seite bewegt, sodass die Schulterblätter zusammengeführt werden, anschließend wieder in die Ausgangsposition zurückkehren.

Wiederholungen

» Diese Übung kann circa 10-15-mal wiederholt werden. 2-3 Sätze trainieren.

Allgemeiner Hinweis

» Den Oberkörper gerade halten. Der Kopf ist in Verlängerung der Halswirbelsäule. Die Arme bleiben auf Schulterhöhe.

Übung für die Tiefenmuskulatur der Arme mit Sand-Noppen-Hanteln oder mit drei Viertel befüllten Wasserflaschen

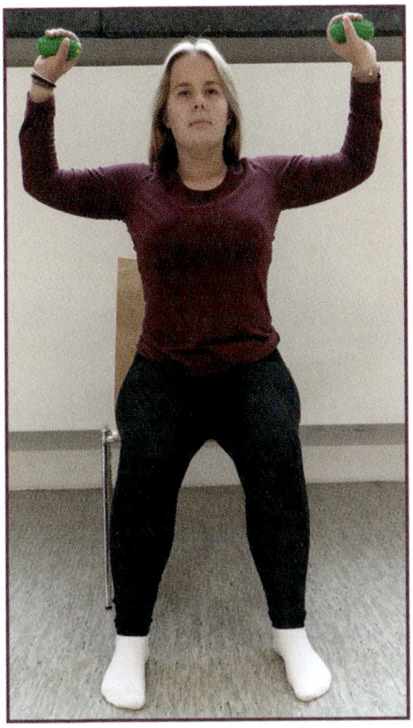

Die Sand-Noppen-Hanteln in U-Halte schütteln.

Die Arme werden seitlich vom Körper, angewinkelt in U-Position, gehalten. Die Sand-Noppen-Hanteln in den Händen werden mit kleinen, schnellen Bewegungen geschüttelt, sodass sich die Hände nur wenige Zentimeter nach rechts bzw. nach links bewegen.

Wiederholungen

» Diese Übung kann circa 15-30 Sekunden lang ausgeführt werden. 2-3 Sätze trainieren.

Allgemeiner Hinweis

» Den Oberkörper gerade lassen. Der Kopf ist in Verlängerung der Halswirbelsäule. Die Schultern bleiben tief.

Übung für die Tiefenmuskulatur der Arme, Variante 2 mit Sand-Noppen-Hanteln oder mit drei Viertel befüllten Wasserflaschen

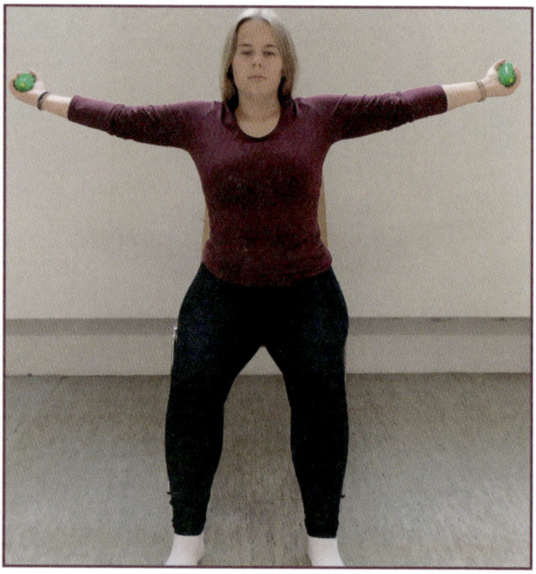

Die Sand-Noppen-Hanteln mit leicht ausgestreckten Armen schütteln.

Die Arme werden seitlich vom Körper auf Schulterhöhe gehalten, die Ellbogen sind leicht gebeugt. Die Sand-Noppen-Hanteln in den Händen werden geschüttelt mit kleinen, schnellen Bewegungen, sodass sich die Hände nur wenige Zentimeter bewegen.

Wiederholungen

» Diese Übung kann circa 15-30 Sekunden lang ausgeführt werden. 2-3 Sätze trainieren.

Allgemeiner Hinweis

» Den Oberkörper gerade halten. Der Kopf ist in Verlängerung der Halswirbelsäule. Die Schultern bleiben tief.

Übung für die Tiefenmuskulatur der Arme, Variante 3 mit Sand-Noppen-Hanteln oder mit drei Viertel befüllten Wasserflaschen

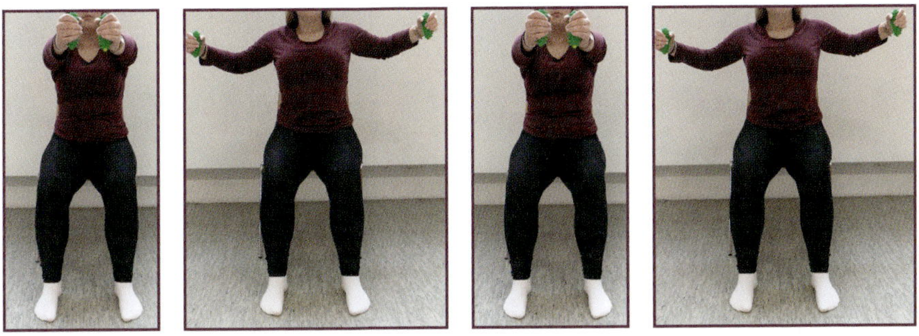

Die Arme im dynamischen Wechsel waagerecht von vorne zur Seite führen und zurück mit kontinuierlichem Schütteln der Brasils®.

Beide Arme werden waagerecht auf Schulterhöhe nach vorne gestreckt, die Ellbogen sind leicht gebeugt. Beide Arme werden zeitgleich dynamisch zur Seite und wieder zurück nach vorne geführt, die Sand-Noppen-Hanteln werden dabei die ganze Zeit geschüttelt.

Wiederholungen

» Diese Übung kann circa 5-15-mal ausgeführt werden. 2-3 Sätze trainieren.

Allgemeiner Hinweis

» Den Oberkörper gerade halten. Der Kopf ist in Verlängerung der Halswirbelsäule. Die Schultern bleiben tief.

Übung für die Tiefenmuskulatur der Arme, Variante 4 mit Sand-Noppen-Hanteln oder mit drei Viertel befüllten Wasserflaschen

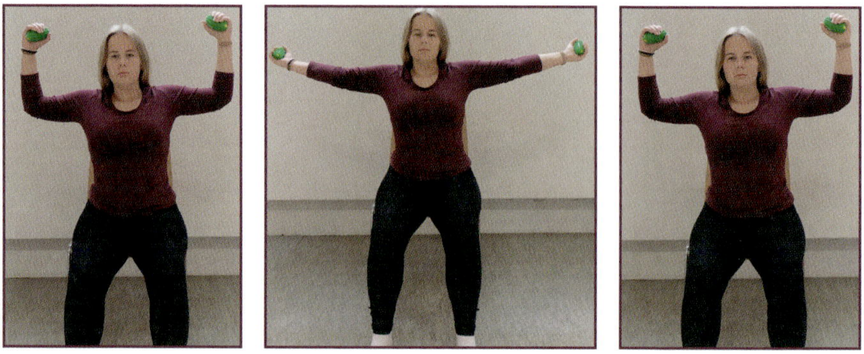

Die Sand-Noppen-Hanteln von der U-Halte bis in die leichte Streckung der Arme schütteln und sie wieder zurückführen.

Die Arme werden in der Ausgangsposition seitlich vom Körper angewinkelt in U-Position gehalten. Die Sand-Noppen-Hanteln in den Händen werden die ganze Zeit geschüttelt mit kleinen, schnellen Bewegungen, sodass sich die Hände nur wenig bewegen. Die Arme werden bei dieser Übung langsam und dynamisch im Wechsel zur Seite ausgestreckt und wieder angewinkelt.

Wiederholungen

» Diese Übung kann circa 15-30 Sekunden lang ausgeführt werden. 2-3 Sätze trainieren.

Allgemeiner Hinweis

» Den Oberkörper gerade halten. Der Kopf ist in Verlängerung der Halswirbelsäule. Die Schultern bleiben tief.

Butterfly mit Hanteln oder Sand-Noppen-Hanteln oder mit drei Viertel befüllten Wasserflaschen

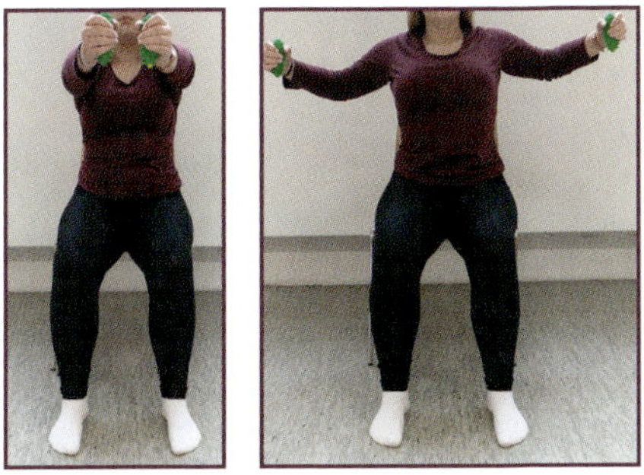

Die Arme waagerecht nach vorne mit leicht gebeugten Armen strecken.

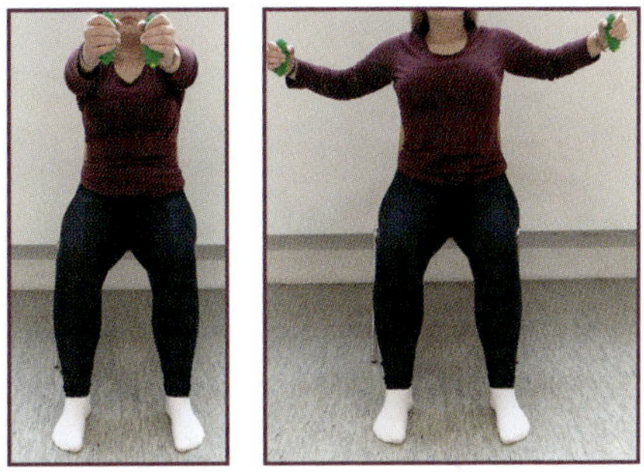

Die Arme waagerecht zur Seite führen und wieder zurück in die Ausgangsposition führen.

Beide Arme werden waagerecht auf Schulterhöhe nach vorne gestreckt, die Ellbogen sind leicht gebeugt. Beide Arme werden zeitgleich dynamisch zur Seite und wieder zurück nach vorne geführt.

Wiederholungen

» Diese Übung kann circa 10-20-mal ausgeführt werden. 2-3 Sätze trainieren.

Allgemeiner Hinweis

» Den Oberkörper gerade halten. Der Kopf ist in Verlängerung der Halswirbelsäule. Die Schultern bleiben tief.

Den Arm strecken/die Äpfel pflücken mit Sand-Noppen-Hanteln, Hanteln oder ohne Gewichte oder mit drei Viertel befüllten Wasserflaschen

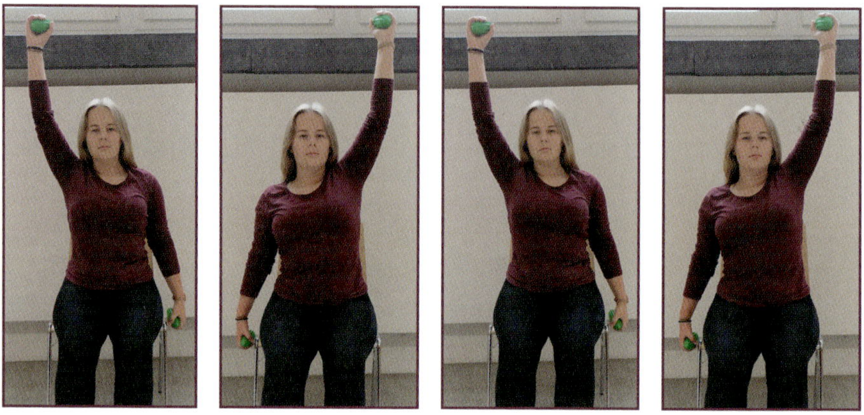

Diagonales Schwingen der Arme

In der Ausgangsposition ist der rechte Arm nach oben gestreckt und der linke Arm hängt nach unten. Die Arme werden gegengleich im dynamischen Wechsel nach vorne angehoben und bis über den Kopf nach oben gestreckt bzw. nach unten gesenkt.

Wiederholungen

» Diese Übung kann circa 10-20-mal ausgeführt werden. 2-3 Sätze trainieren.

Allgemeiner Hinweis

» Den Oberkörper gerade halten. Der Kopf ist in Verlängerung der Halswirbelsäule. Die Schultern bleiben tief, der Blick ist geradeaus gerichtet.

Den Arm strecken/die Äpfel pflücken mit Sand-Noppen-Hanteln, Hanteln oder mit drei Viertel befüllten Wasserflaschen, Variante 2

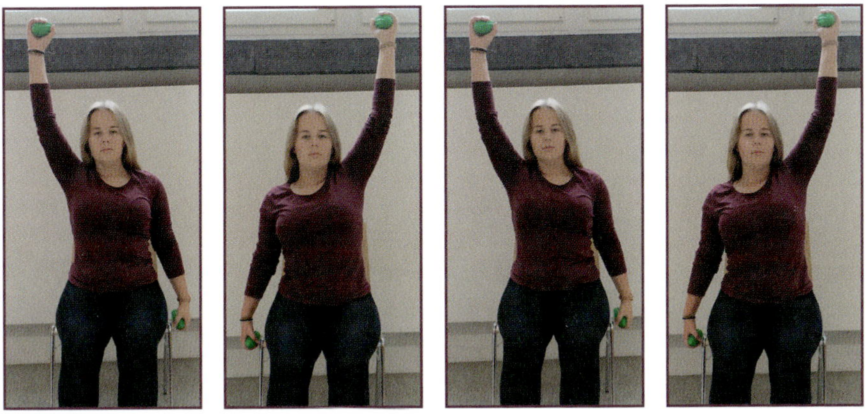

Diagonales, dynamisches Armheben mit Schütteln der Sand-Noppen-Hantel über dem Kopf

In der Ausgangsposition ist der rechte Arm nach oben gestreckt, der linke Arm zeigt nach unten. Die Arme werden diagonal im dynamischen Wechsel nach vorne angehoben und bis über den Kopf nach oben gestreckt bzw. nach unten gesenkt.

Jedes Mal, wenn ein Arm oben ist, wird das Gewicht dreimal geschüttelt, bevor der Arm wieder gesenkt wird.

Wiederholungen

» Diese Übung kann circa 10-20-mal ausgeführt werden. 2-3 Sätze trainieren.

Allgemeiner Hinweis

» Den Oberkörper gerade halten. Der Kopf ist in Verlängerung der Halswirbelsäule. Die Schultern bleiben tief.

» Der Blick ist geradeaus gerichtet.

Armheber mit Hanteln, Sand-Noppen-Hanteln oder mit gefüllten Wasserflaschen

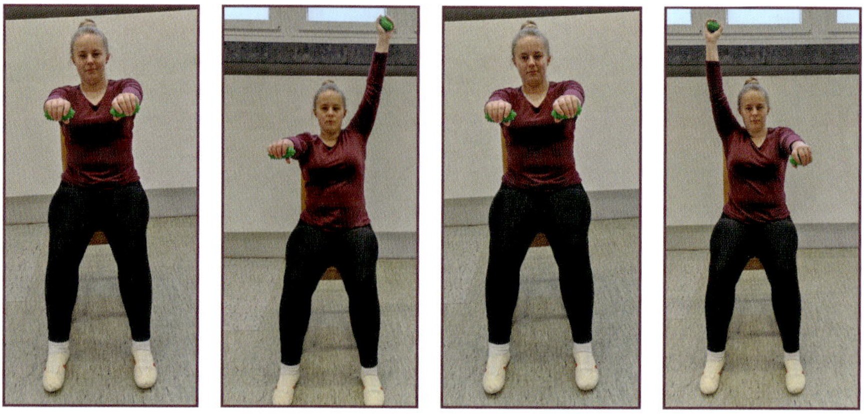

Im dynamischen Wechsel einen Arm aus der Waagerechten nach oben heben und wieder zurück in die Ausgangsposition führen.

Die Arme werden waagerecht vor dem Oberkörper in der Ausgangsposition gehalten. Im dynamischen Wechsel wird ein Arm nach oben gehoben und zurück in die Ausgangsposition gesenkt, um anschließend das Gleiche auf der anderen Seite zu wiederholen.

Wiederholungen

» Diese Übung kann circa 10-20-mal ausgeführt werden. 2-3 Sätze trainieren.

Allgemeiner Hinweis

» Den Oberkörper gerade halten. Der Kopf ist in Verlängerung der Halswirbelsäule. Die Schultern bleiben tief, der Blick ist geradeaus gerichtet.

Dynamischer Armheber mit Hanteln, Sand-Noppen-Hanteln oder mit gefüllten Wasserflaschen

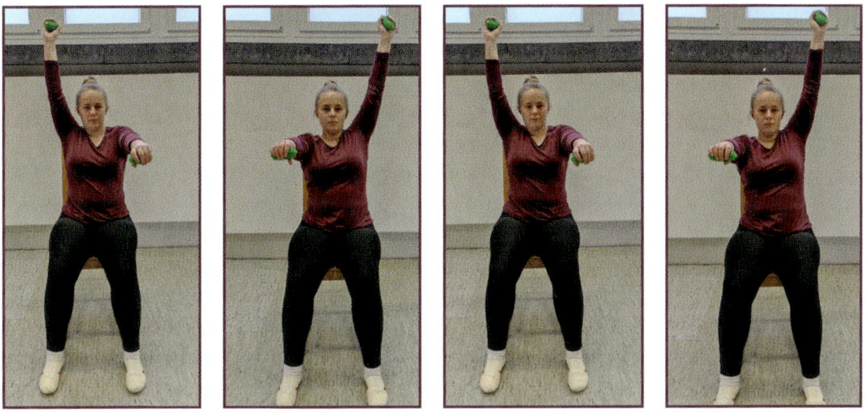

Beide Arme zeitgleich im dynamischen Wechsel heben und senken.

In der Ausgangsposition ist der rechte Arm über dem Kopf, der linke Arm ist waagerecht nach vorne gestreckt. Die Arme werden zeitgleich, gegengleich im dynamischen Wechsel angehoben bzw. gesenkt.

Wiederholungen

» Diese Übung kann pro Seite circa 10-20-mal wiederholt werden. 2-3 Sätze trainieren.

Allgemeiner Hinweis

» Den Oberkörper gerade halten. Der Kopf ist in Verlängerung der Halswirbelsäule. Die Schultern bleiben tief, der Blick ist geradeaus gerichtet.

Diagonales Ziehen mit Widerstandsband

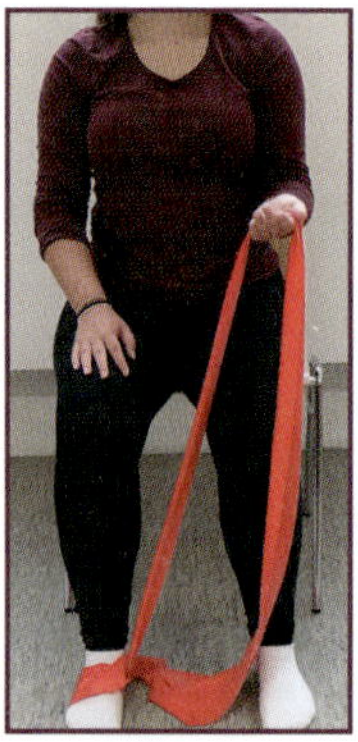

Ausgangsposition links

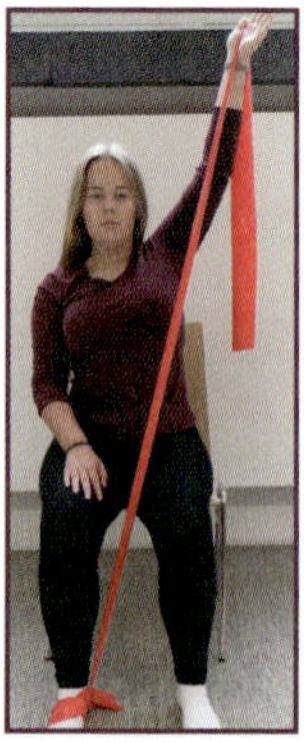

Den linken Arm diagonal nach hinten oben strecken.

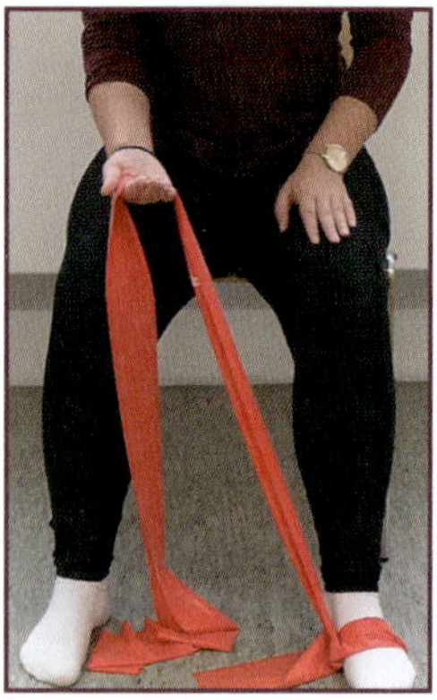

Ausgangsposition rechts

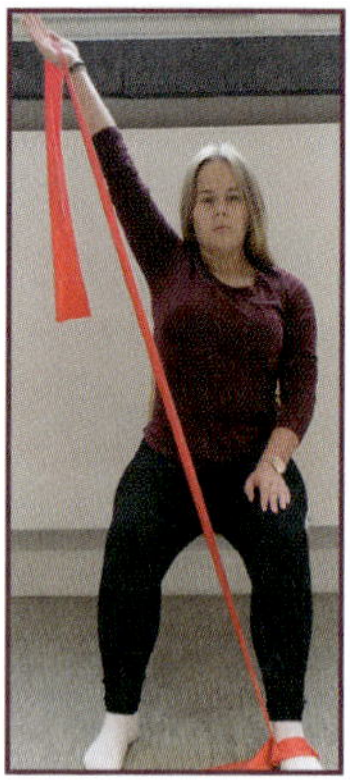

Den rechten Arm nach hinten oben strecken.

Den rechten Fuß auf ein Ende des Widerstandsbands stellen, das andere Ende wird in der linken Hand festgehalten. Das Widerstandsband wird kurz gegriffen. Das Widerstandsband wird diagonal von etwa Kniehöhe des rechten Beins nach links oben außen gezogen und wieder in die Ausgangsposition gesenkt. Dann die Bewegung erneut durchführen. Nach einigen Wiederholungen die Seite wechseln.

Wiederholungen

» Diese Übung kann pro Seite circa 10-20-mal wiederholt werden. 2-3 Sätze trainieren.

Allgemeiner Hinweis

» Den Oberkörper gerade halten. Der Kopf ist in Verlängerung der Halswirbelsäule. Die Schultern bleiben tief, der Blick ist geradeaus gerichtet. Der Bauch ist angespannt.

Diagonales Ziehen mit Widerstandsband, Variante 2

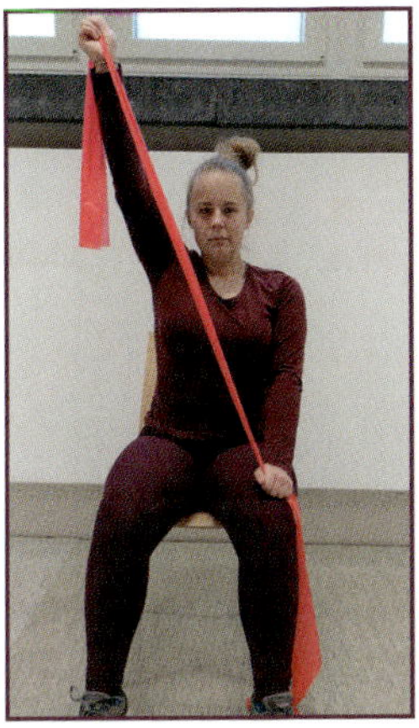

Das Widerstandsband dynamisch mit der rechten Hand nach oben auseinanderziehen.

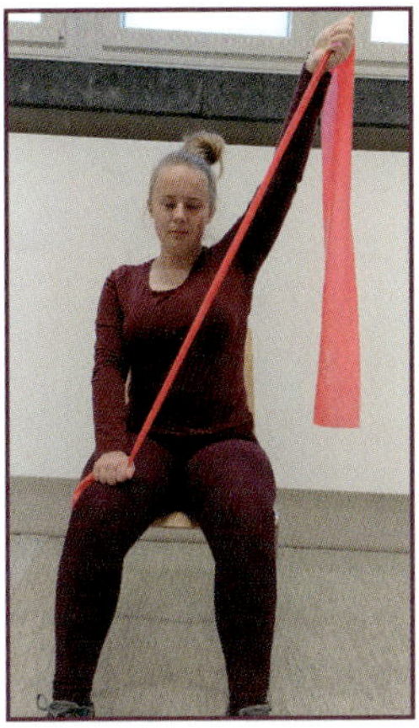

Das Widerstandsband dynamisch mit der linken Hand nach oben auseinanderziehen.

Das Widerstandsband wird so in den Händen gehalten, dass es etwa schulterbreit gegriffen wird. Das Widerstandsband wird mit beiden Händen diagonal vor dem Oberkörper auseinandergezogen (dabei ist die rechte Hand oben und die linke Hand unten) und anschließend wieder gelöst. Auch beim Lösen bleibt das Band leicht auf Spannung.

Wiederholungen

» Diese Übung kann pro Seite circa 10-20-mal wiederholt werden. 2-3 Sätze trainieren.

Allgemeiner Hinweis

» Den Oberkörpergerade halten. Der Kopf ist in Verlängerung der Halswirbelsäule. Die Schultern bleiben tief, der Blick ist geradeaus gerichtet.

Diagonales Ziehen mit Widerstandsband, Variante 3

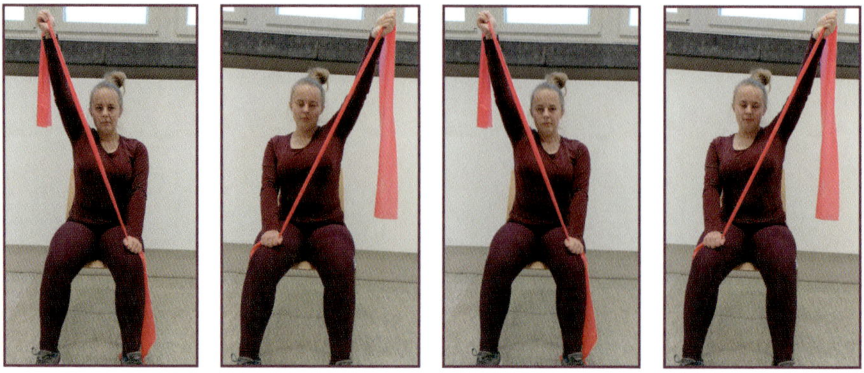

Bei jedem Auseinander ziehen des Widerstandsbands ist im dynamischen Wechsel erst die rechte Hand, dann die linke Hand oben, dann wieder rechts, links usw.

Das Widerstandsband wird so in den Händen gehalten, dass es etwa schulterbreit gegriffen wird. Das Widerstandsband wird mit beiden Händen diagonal vor dem Oberkörper auseinandergezogen. Dabei ist bei jedem Auseinanderziehen des Widerstandsbandes erst die rechte Hand oben, dann wieder lösen und dann ist die linke Hand oben und wieder lösen, dann wieder rechts, links usw.

Wiederholungen

» Diese Übung kann pro Seite circa 10-20-mal wiederholt werden. 2-3 Sätze trainieren.

Allgemeiner Hinweis

» Auch beim Lösen bleibt das Widerstandsband leicht auf Spannung.

» Den Oberkörper gerade halten. Der Kopf ist in Verlängerung der Halswirbelsäule. Die Schultern bleiben tief, der Blick ist geradeaus gerichtet.

Senkrechtes Ziehen des Widerstandsbands

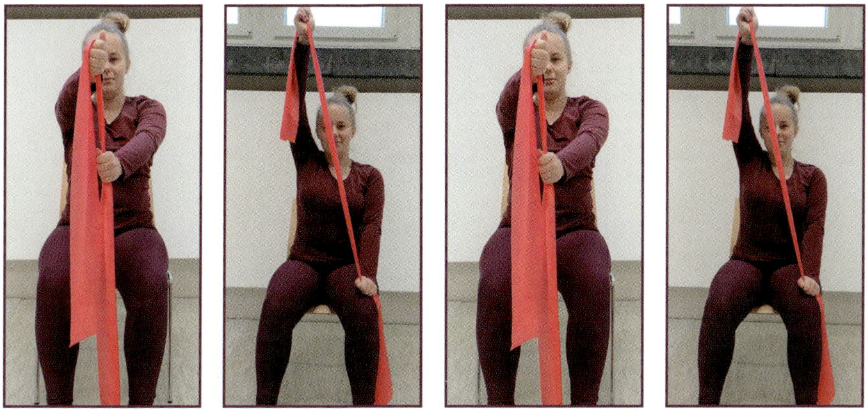

Die rechte Hand ist oben. Die Arme senkrecht dynamisch auseinanderziehen und lösen.

Beide Arme sind vor dem Oberkörper ausgestreckt, die rechte Hand ist oben und die Handflächen zeigen in die Mitte. Das Widerstandsband wird mit der ganzen Faust festgehalten. Beide Arme werden zeitgleich senkrecht auseinandergezogen, sodass das Widerstandsband auf Spannung kommt und anschließend wird die Spannung wieder gelöst.

Wiederholungen

» Diese Übung kann pro Seite circa 10-20-mal im dynamischen Wechsel wiederholt werden. 2-3 Sätze trainieren.

Allgemeiner Hinweis

» Auch beim Lösen bleibt das Widerstandsband leicht auf Spannung.

» Den Oberkörper gerade halten. Der Kopf ist in Verlängerung der Halswirbelsäule. Die Schultern bleiben tief, der Blick ist geradeaus gerichtet.

Das Widerstandsband horizontal auseinanderziehen

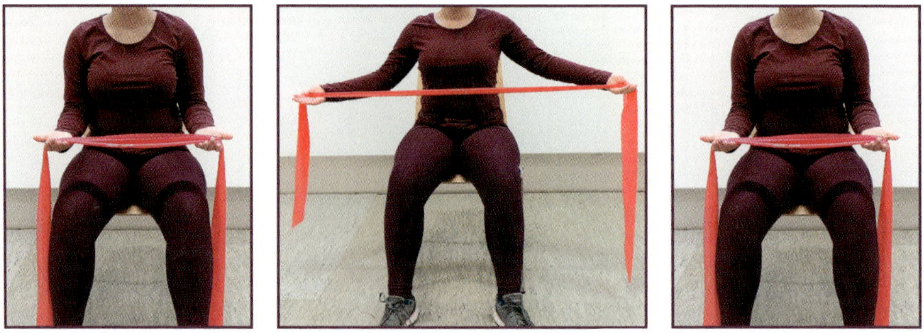

Das Widerstandsband dynamisch auseinanderziehen und lösen.

Beide Arme sind in der Ausgangsposition dicht am Oberkörper angewinkelt, die Handflächen zeigen nach oben. Das Widerstandsband wird mit dem Daumen oder mit allen Fingern (Faust) festgehalten. Beide Arme werden dynamisch zeitgleich nach außen geführt, sodass das Widerstandsband auf Spannung gebracht wird und anschließend wird es wieder gelöst, jedoch nur soweit, dass das Band weiterhin unter Spannung ist.

Wiederholungen

» Diese Übung kann 10-20-mal wiederholt werden. 2-3 Sätze trainieren.

Allgemeiner Hinweis

» Auch beim Lösen bleibt das Widerstandsband leicht auf Spannung.
» Den Oberkörper gerade halten. Der Kopf ist in Verlängerung der Halswirbelsäule. Die Schultern bleiben tief, der Blick ist geradeaus gerichtet.

Das Widerstandsband auseinanderziehen

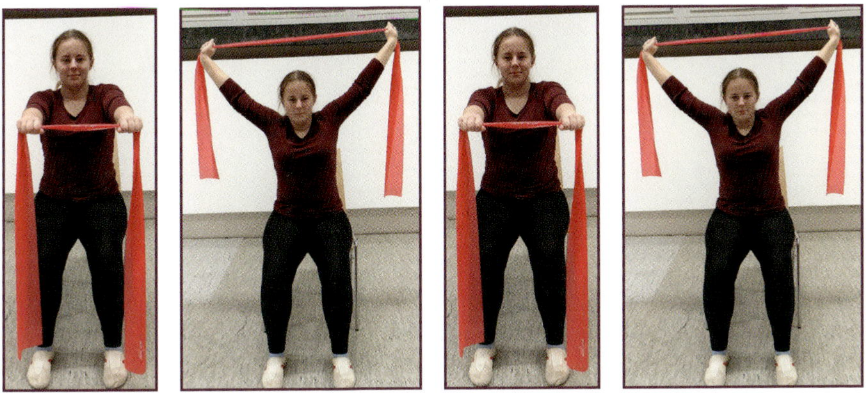

Im dynamischen Wechsel die Arme von vorne hoch über den Kopf heben und das Band dabei auseinanderziehen.

Beide Arme sind nach vorne ausgestreckt, das Widerstandsband wird mit den geschlossenen Händen festgehalten. Beide Arme werden zeitgleich nach oben über den Kopf nach außen geführt, sodass das Widerstandsband auf Spannung gebracht wird. Anschließend wird es wieder gelöst und die Arme werden wieder nach vorne auf Schulterhöhe gesenkt.

Wiederholungen

» Diese Übung kann 10-20-mal dynamisch ausgeführt werden. 2-3 Sätze trainieren.

Allgemeiner Hinweis

» Auch beim Lösen bleibt das Widerstandsband leicht auf Spannung.
» Den Oberkörper gerade halten. Der Kopf ist in Verlängerung der Halswirbelsäule. Die Schultern bleiben tief, der Blick ist geradeaus gerichtet.

Handpresse, Variante 1

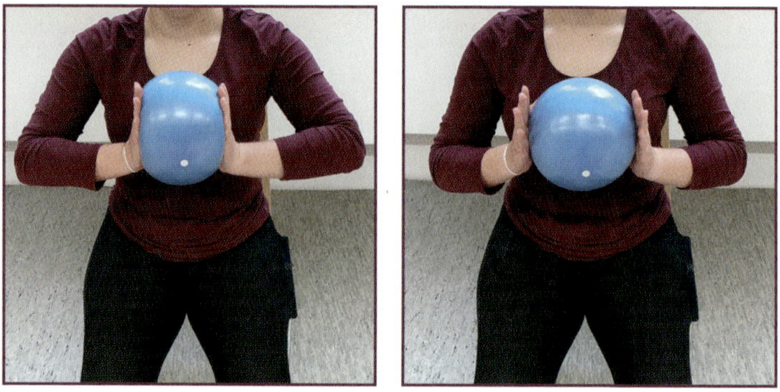

Den Gymnastikball zusammendrücken, circa 15 Sekunden lang halten und die Spannung wieder lösen.

Ein kleiner Gymnastikball wird zwischen den Händen gehalten, die Ellbogen zeigen nach außen, sodass die Unterarme waagerecht sind. Der Ball wird 15-20 Sekunden lang zusammengedrückt. Anschließend werden die Arme kurz ausgelockert, bevor diese Übung wiederholt wird.

Wiederholungen

» Diese Übung kann 8-20-mal dynamisch ausgeführt werden. 2-3 Sätze trainieren.

Allgemeiner Hinweis

» Den Oberkörper gerade halten. Der Kopf ist in Verlängerung der Halswirbelsäule. Die Schultern bleiben tief, der Blick ist geradeaus gerichtet.

Handpresse, Variante 2

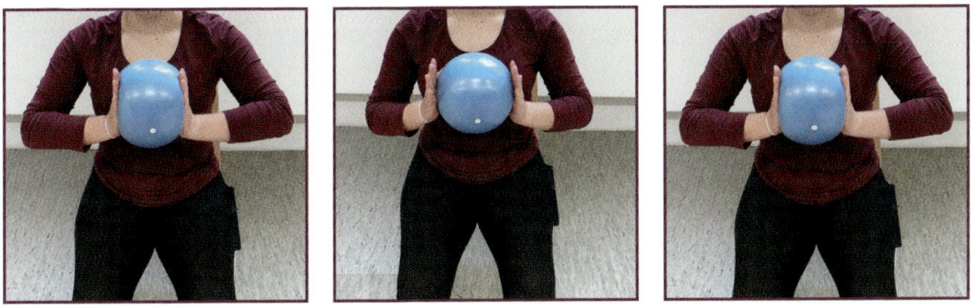

Im Sekundentakt den Ball zusammendrücken, die Spannung lösen, ihn erneut zusammendrücken, lösen usw.

Ein kleiner Gymnastikball wird zwischen den Händen gehalten, die Ellbogen zeigen nach außen, sodass die Unterarme waagerecht sind.

Den Ball im dynamischen Wechsel im Sekundentakt circa 10-20-mal zusammendrücken und die Spannung wieder lösen.

Wiederholungen

» Diese Übung kann 10-20-mal schnell und dynamisch ausgeführt werden. 2-3 Sätze trainieren.

Allgemeiner Hinweis

» Den Oberkörper gerade halten. Der Kopf ist in Verlängerung der Halswirbelsäule. Die Schultern bleiben tief, der Blick ist geradeaus gerichtet.

Holzhacken

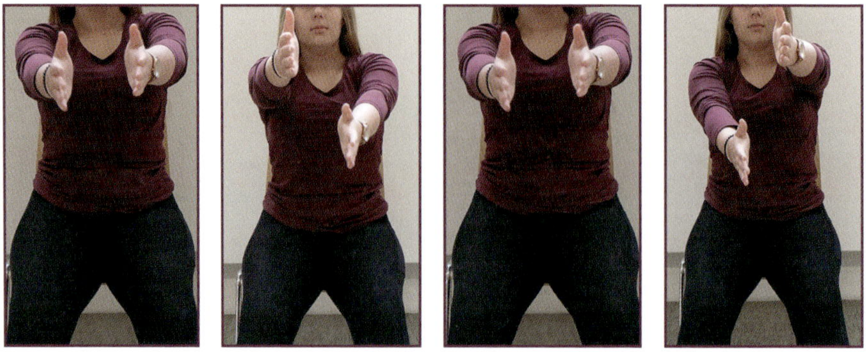

Holzhacken: Die Arme gehen schnell und dynamisch gegengleich ein Stück hoch und runter.

Beide Arme werden waagerecht nach vorne gestreckt.

Von dieser Ausgangsposition aus werden die Arme im schnellen, dynamischen Wechsel gegengleich ein kleines Stück nach oben gehoben bzw. ein kleines nach unten gesenkt (wie kleine Hackbewegungen).

Wiederholungen

» Diese Übung kann circa 15-20 Sekunden lang ausgeführt werden. 2-3 Sätze trainieren.

Allgemeiner Hinweis

» Den Oberkörper gerade halten. Der Kopf ist in Verlängerung der Halswirbelsäule. Die Schultern bleiben tief, der Blick ist geradeaus gerichtet.

Beidseitiges Rudern mit Gymnastikstab

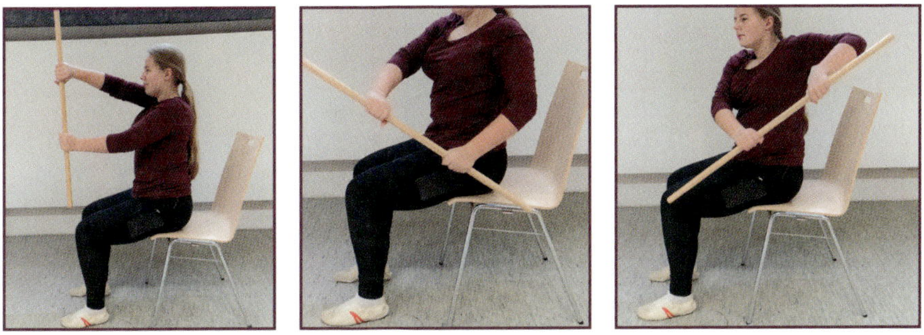

Ruderbewegung auf der linken Seite

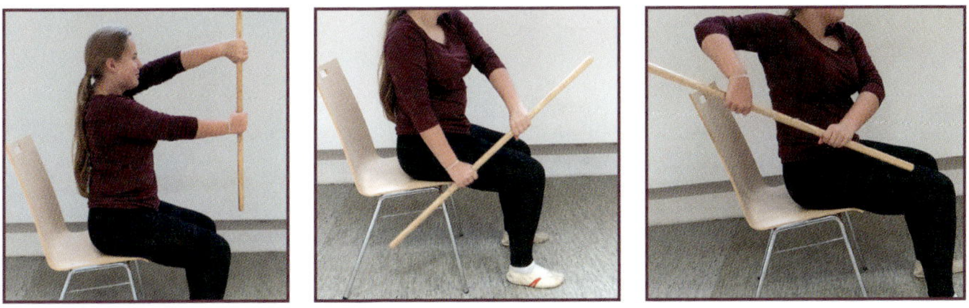

Ruderbewegung auf der rechten Seite

Der Gymnastikstab wird in der Ausgangsposition vor dem Oberkörper schulterbreit mit den Händen gehalten. Von dieser Ausgangsposition aus wird der Stab wie bei einer Ruderbewegung im Wechsel erst auf der rechten Seite von vorne nach hinten (ins Wasser eingetaucht), dann wieder nach vorne geholt, anschließend auf der linken Seite eingetaucht, dann wieder rechts, links usw.

Wiederholungen

» Diese Übung kann pro Seite 10-20-mal ausgeführt werden. 2-3 Sätze trainieren.

» Gezählt wird, wenn der Stab auf der rechten Seite eingetaucht wird.

Allgemeiner Hinweis

» Den Oberkörper gerade halten. Der Kopf ist in Verlängerung der Halswirbelsäule. Kein Rundrücken, die Schultern bleiben tief.

Einseitiges Rudern mit Gymnastikstab, Variante 2

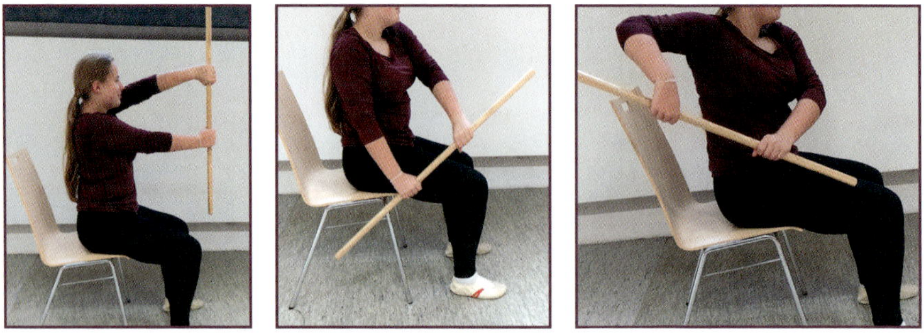

Nur auf der rechten Seite rudern.

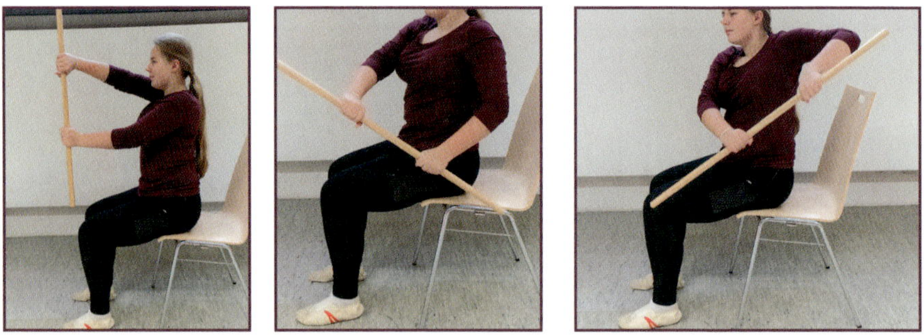

Nur auf der linken Seite rudern.

Wie in Variante 1 wird der Gymnastikstab in der Ausgangsposition vor dem Oberkörper schulterbreit mit den Händen gehalten.

Von dieser Ausgangsposition wird der Stab nun mehrmals wie bei einer Ruderbewegung nur auf der rechten Seite von vorne nach hinten bewegt (ins Wasser eingetaucht), dann wieder nach vorne geholt. Nach 10-20 Wiederholungen wird das Gleiche auch auf der linken Seite ausgeführt.

Wiederholungen

» Diese Übung kann pro Seite 10-20-mal ausgeführt werden. 2-3 Sätze trainieren.

Allgemeiner Hinweis

» Den Oberkörper gerade halten. Der Kopf ist in Verlängerung der Halswirbelsäule. Die Schultern bleiben tief, der Blick ist geradeaus gerichtet.

Den Brustkorb öffnen mit Hanteln

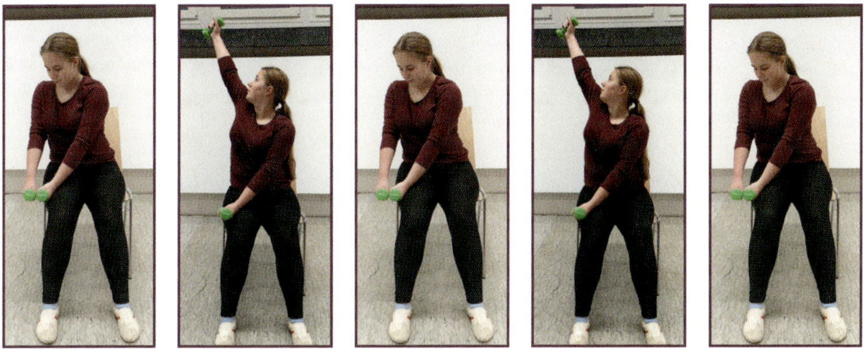

Beide Hände an die rechte Oberschenkelaußenseite führen, den rechten Arm seitlich nach hinten heben und senken.

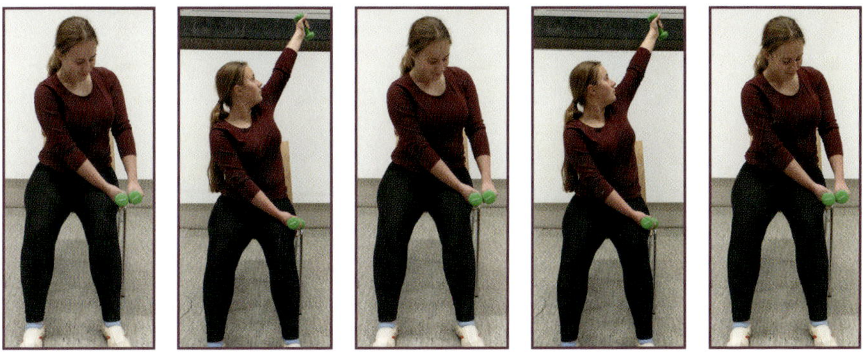

Beide Hände an die linke Oberschenkelaußenseite führen, den linken Arm seitlich nach hinten heben und senken.

Beide Hände sind in der Ausgangsposition an der rechten Oberschenkelaußenseite. Der rechte Arm wird im dynamischen Wechsel zur Seite nach oben gehoben und wieder zurück in die Ausgangsposition gesenkt. Der Blick folgt der Hand. Nach circa 10-20 Wiederholungen wird das Gleiche auch auf der linken Seite ausgeführt.

Wiederholungen

» Diese Übung kann pro Seite 10-20-mal ausgeführt werden. 2-3 Sätze trainieren.

Allgemeiner Hinweis

» Die Schultern bleiben tief, der Blick folgt der Hand.

Den Brustkorb öffnen, Variante 2 mit Hanteln

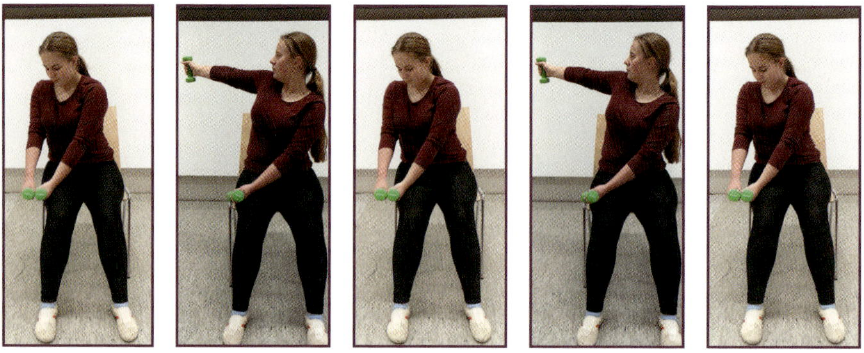

Beide Hände an die rechte Oberschenkelaußenseite führen, den rechten Arm seitlich in die Waagerechte heben und senken.

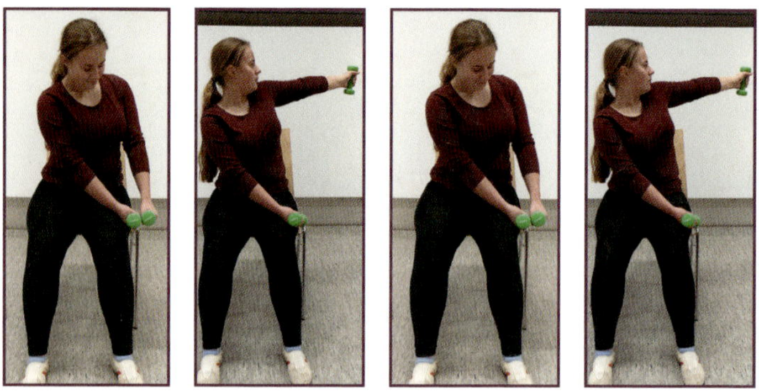

Beide Hände an die linke Oberschenkelaußenseite führen, den linken Arm seitlich in die Waagerechte heben und senken.

Beide Hände sind in der Ausgangsposition an der rechten Oberschenkelaußenseite. Der rechte Arm wird im dynamischen Wechsel zur Seite in die Waagerechte gehoben und wieder zurück in die Ausgangsposition gesenkt.

Wiederholungen

» Nach circa 15-20 Wiederholungen die Seite wechseln.
» Diese Übung kann 2-3 Sätze lang pro Seite ausgeführt werden.

Hinweis

» Der Rücken bleibt gerade, der Blick folgt der Hand.

Übungskombination 1 mit Sand-Noppen-Hanteln

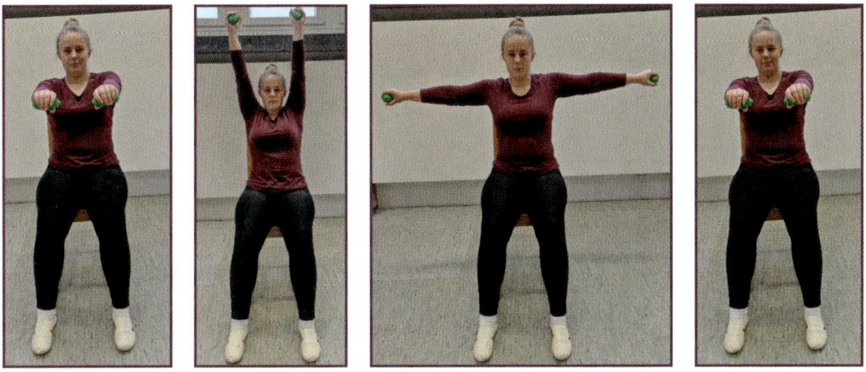

Beide Arme dynamisch und zeitgleich von vorne nach oben, dann zur Seite und wieder zurück nach vorne bewegen.

Im dynamischen Wechsel werden die Arme zeitgleich von der Ausgangsposition mit den Armen nach vorne auf Brustkorbhöhe, nach oben über den Kopf angehoben, dann zeitgleich zur Seite auf Schulterhöhe gesenkt und zum Schluss waagerecht wieder nach vorne zum Brustkorb geführt.

Wiederholungen

» Diese Übung kann 10-20-mal pro Runde wiederholt werden. 2-3 Sätze trainieren.

» Alternativ kann jeweils nur ein Arm in die jeweilige Position geführt werden.

Allgemeiner Hinweis

» Den Oberkörper gerade halten. Der Kopf ist in Verlängerung der Halswirbelsäule. Die Schultern bleiben tief, der Blick ist geradeaus gerichtet.

Übungskombination 2 mit Sand-Noppen-Hanteln

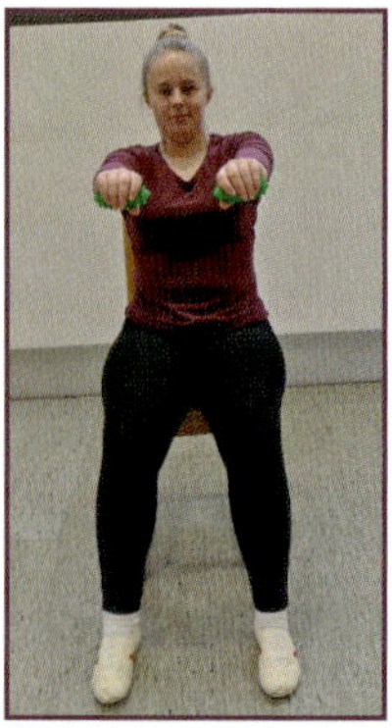
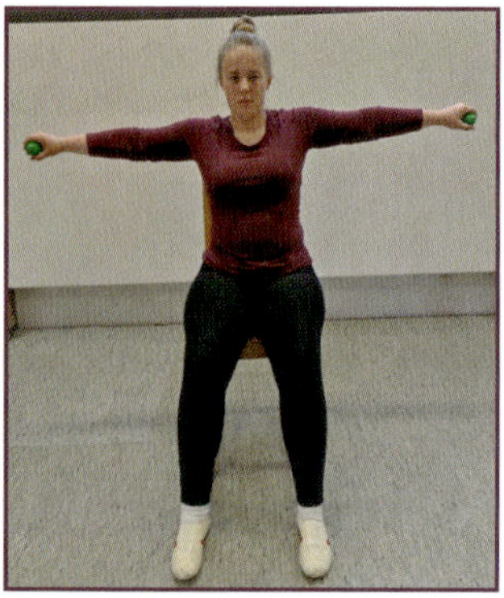
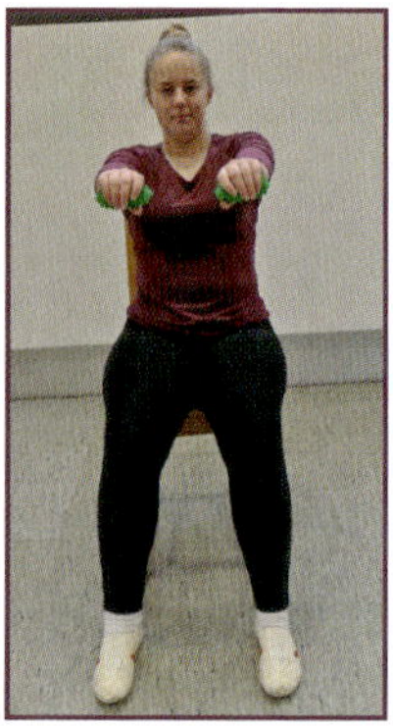
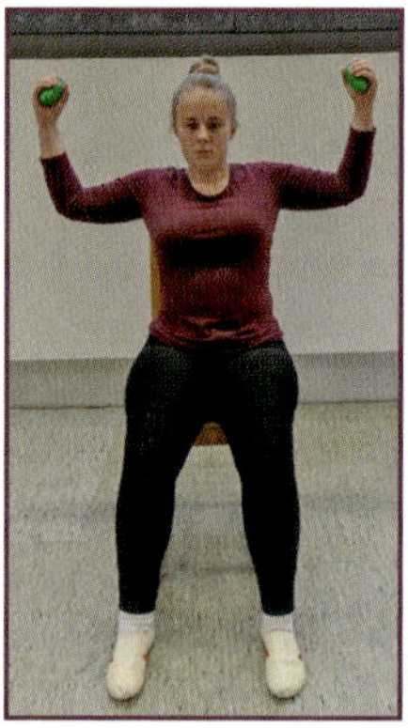
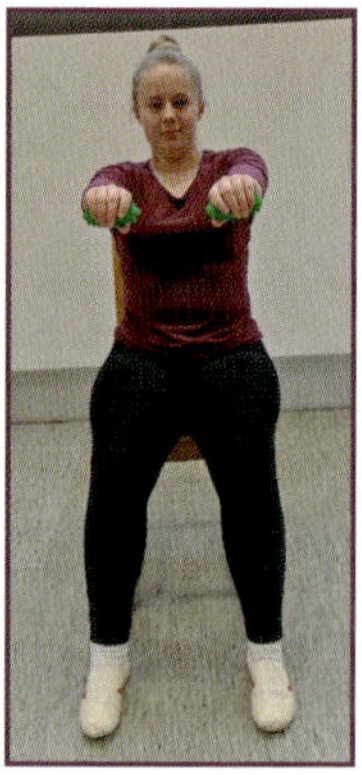

Dynamische Kombination: Beide Arme zeitgleich von vorne zur Seite, wieder nach vorne, seitlich in die U-Halte und zurück nach vorne in die Ausgangsposition führen und wieder von vorne beginnen.

Die Arme sind in der Ausgangsposition waagerecht nach vorne ausgestreckt, die Ellbogen sind leicht gebeugt. Die Arme werden zeitgleich im dynamischen Wechsel von vorne zur Seite bewegt, sodass die Schulterblätter zusammengeführt werden. Anschließend werden die Arme wieder nach vorne geführt, dann beide Arme zeitgleich seitlich nach hinten in die U-Halte heben, anschließend wieder zurück nach vorne in die Ausgangsposition kommen und wieder von vorne beginnen.

Wiederholungen

» Diese Übung kann 10-20-mal pro Runde wiederholt werden. 2-3 Sätze trainieren.

Allgemeiner Hinweis

» Den Oberkörper gerade halten. Der Kopf ist in Verlängerung der Halswirbelsäule. Die Schultern bleiben tief, der Blick ist geradeaus gerichtet.

Übungskombination mit Hanteln

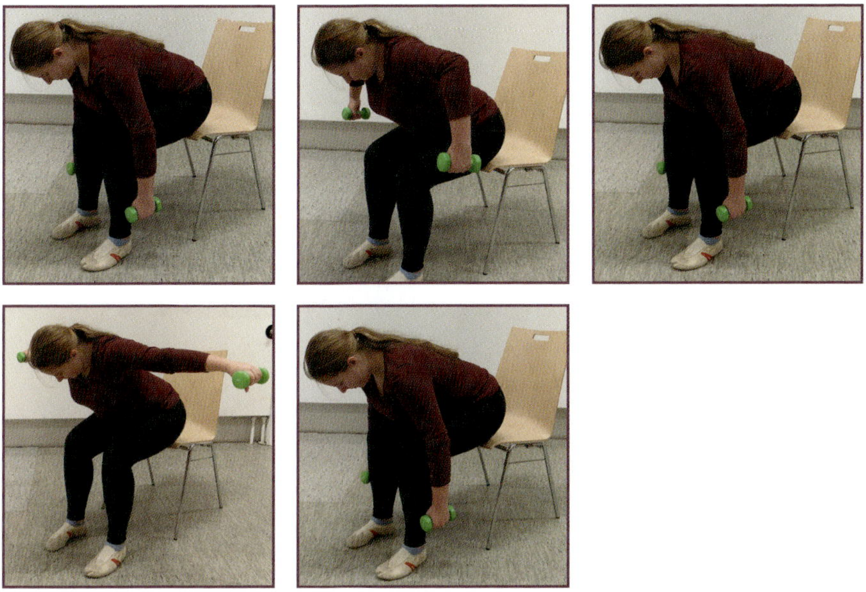

Dynamischer Ablauf: Die Arme lang nach unten senken (an die Seiten des Körpers). Die Arme mit den Ellbogen voran nach hinten oben heben, wieder senken und nach außen heben und wieder senken, dann von vorne beginnen.

Der Oberkörper ist nach vorne gebeugt, die Arme hängen in der Ausgangsposition an den Seiten des Körpers lang nach unten. Die Arme werden mit den Ellbogen voran nach hinten oben gehoben, sodass die Schulterblätter zusammengeführt werden und die Arme in umgedrehter „U"-Halte sind. Anschließend werden die Arme in die Ausgangsposition zurückgesenkt. Danach werden die Arme seitlich gestreckt in die Waagerechte angehoben und wieder zurück nach unten gesenkt, sodass die Übung ganz von vorne begonnen werden kann.

Wiederholungen

» Diese Übung kann 10-20-mal wiederholt werden. 2-3 Sätze trainieren.

Allgemeiner Hinweis

» Den Oberkörper gerade halten. Der Kopf ist in Verlängerung der Halswirbelsäule. Die Schultern bleiben tief, der Blick ist in Richtung Boden gerichtet.

8.4 Handkräftigung und Fingerbeweglichkeit/ Rheumaübungen

Handgelenkflexion und -extension. Wahlweise ohne Gewicht oder mit einer Hantel, Sand-Noppen-Hantel oder mit einer gefüllten Wasserflasche

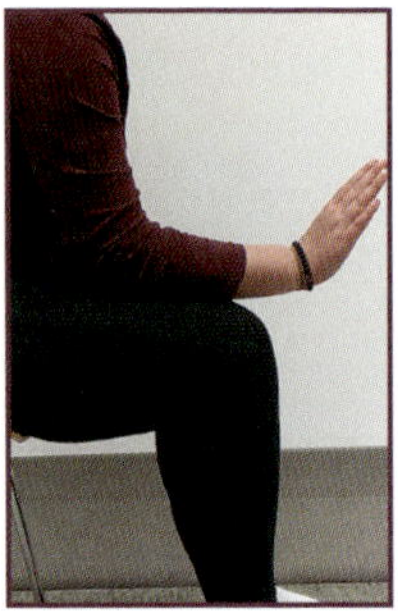

Die Hand weit nach oben heben.

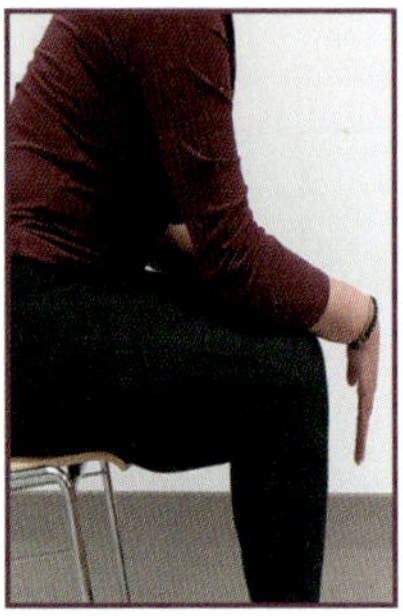

Die Hand weit nach unten ziehen.

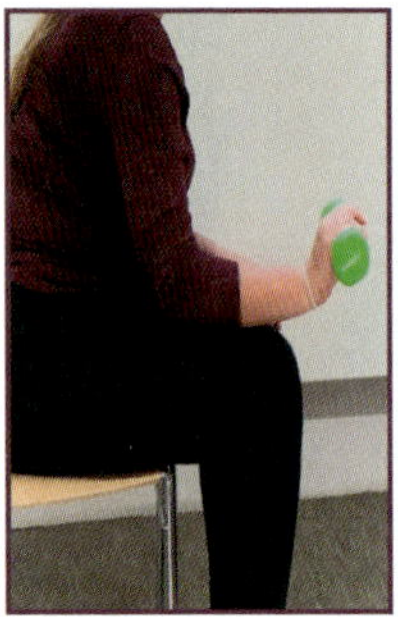

Die Hand weit nach oben heben.

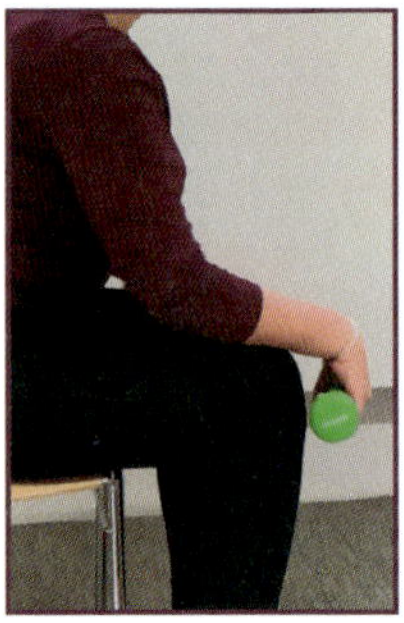

Die Hand weit nach unten ziehen.

Der rechte Arm wird auf der Armlehne oder auf dem Knie abgelegt, sodass die Hand frei beweglich ist. Die gerade Hand so weit wie möglich nach oben in Richtung Oberkörper bewegen, anschließend zum Knie heranziehen.

Wiederholungen

» Diese Übung kann im dynamischen Wechsel 10-20-mal pro Seite wiederholt werden. 1-2 Sätze trainieren.

Allgemeiner Hinweis

» Der Oberkörper ist dabei gerade nach vorne geneigt.

Die Finger seitlich zusammenführen

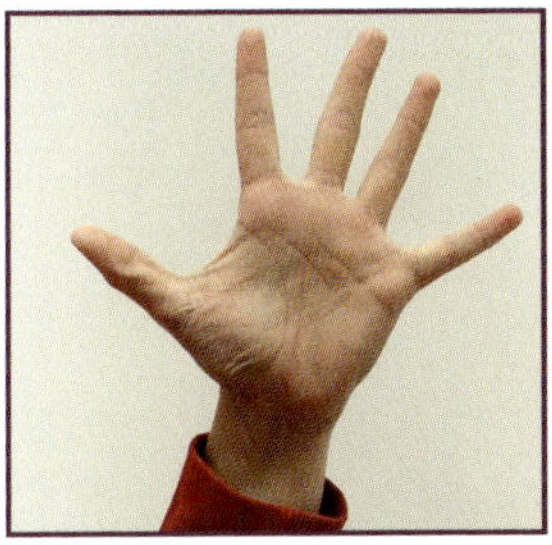

Die Finger sind gespreizt.

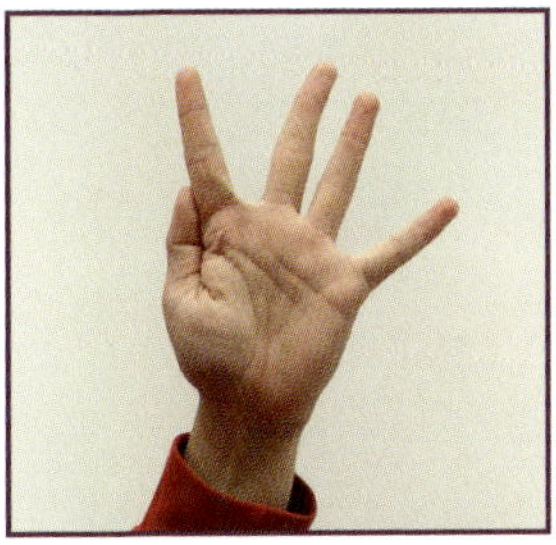

Den Daumen an den Zeigefinger legen.

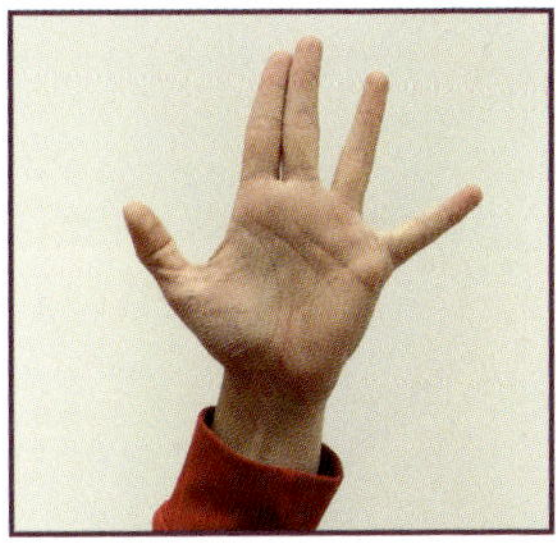

Den Zeigefinger an den Mittelfinger legen.

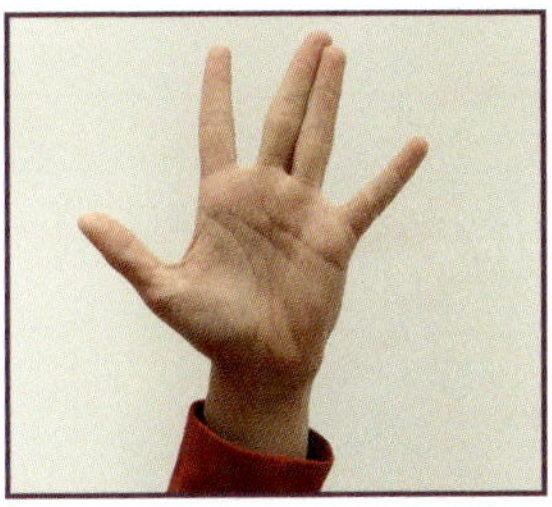

Den Mittelfinger an den Ringfinger legen.

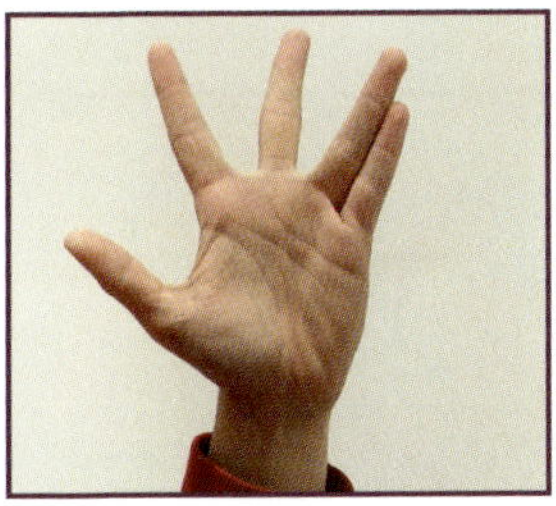

Den Ringerfinger an den kleinen Finger legen.

Die Finger der rechten Hand sind gespreizt. Als Erstes werden Daumen und Zeigefinger aneinandergelegt, dann wieder geöffnet, dann Zeige- und Mittelfinger, dann Mittelfinger und Ringfinger und zum Schluss Ringfinger und kleiner Finger.

Hinweis

» Nach jeder Zusammenführung werden die Finger wieder maximal gespreizt.

Wiederholungen

» Diese Übung kann langsam mit jeweils fünf Sekunden Haltezeit ausgeführt werden, ebenso auch mit dynamischem Tempo. Insgesamt kann diese Übung 8-10-mal je Hand ausgeführt werden, bevor zur linken Hand gewechselt wird. Dies zählt als ein Satz.

Allgemeiner Hinweis

» Die restlichen Finger bleiben lang und gespreizt.

Fingerbeweglichkeit und Kräftigung

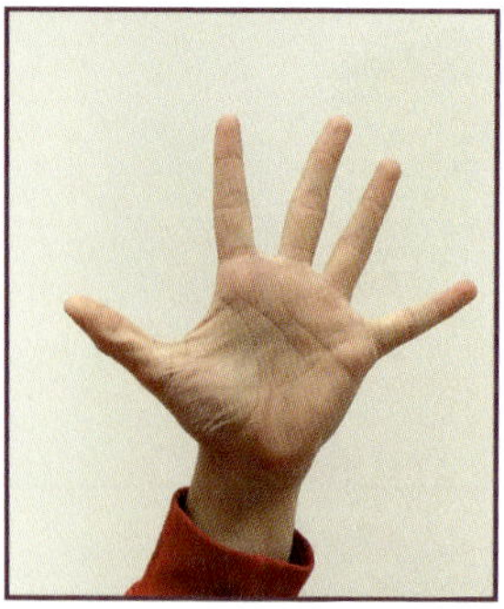

Die Finger sind gespreizt.

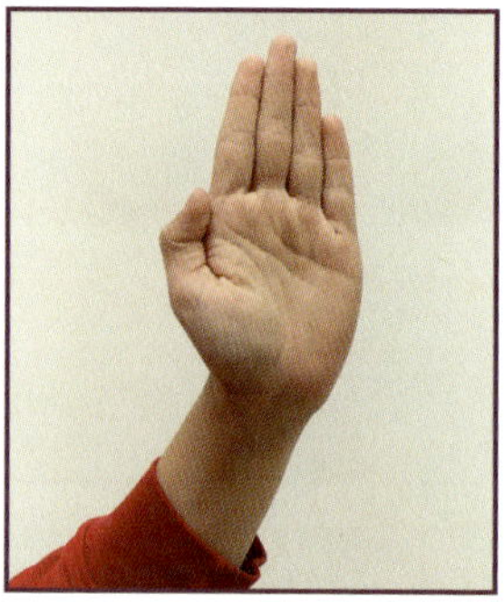

Die Finger sind zusammen.

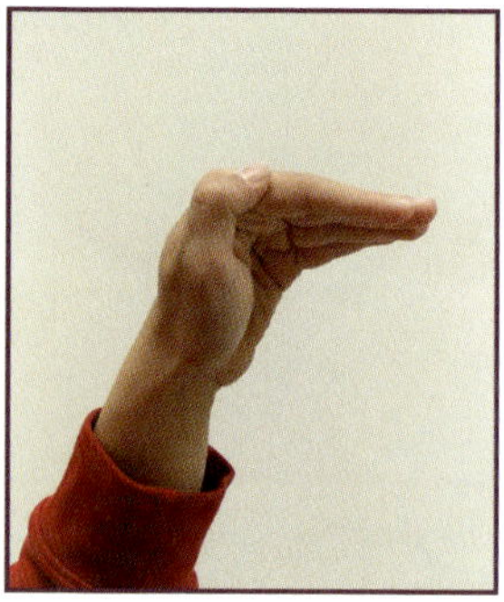

Dach

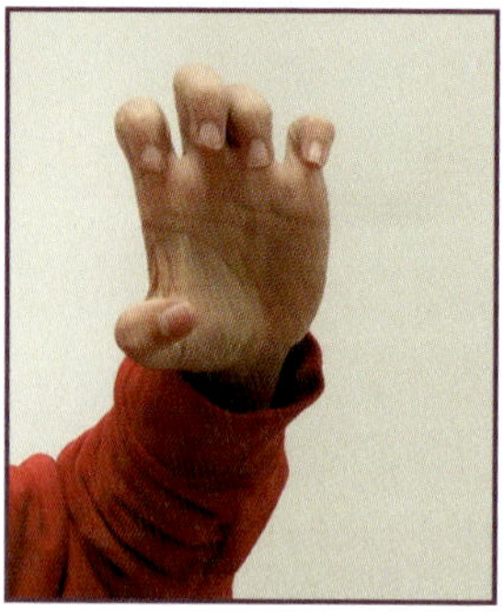

Kleine Faust (Kralle)

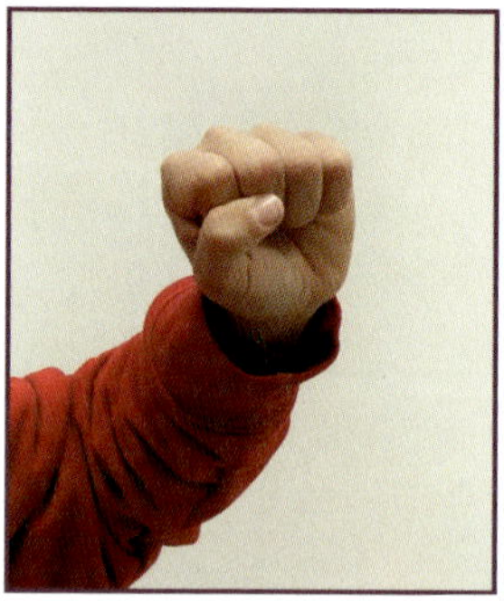

Ganze Faust

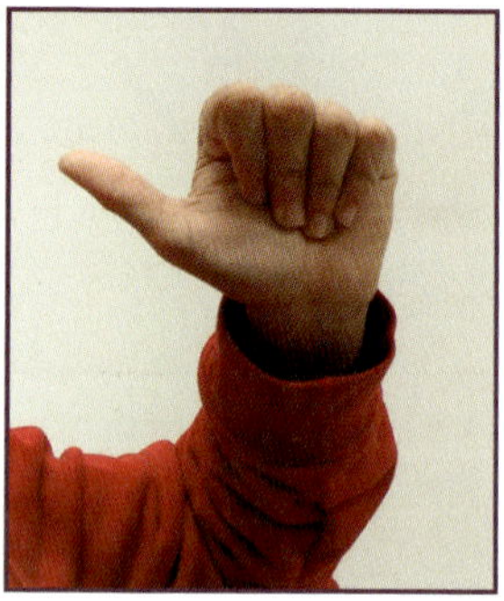

Die Fingerkuppen auf den Handballen legen.

Die Hand komplett öffnen, die Finger sind gestreckt und maximal gespreizt. Danach die Finger zusammenführen und mit den Händen ein „Dach" bilden (die Finger im 90-Grad-Winkel zur Handinnenfläche abknicken durch Beugen der Grundgelenke). Anschließend eine „kleine" Faust (Kralle) formen, (die End- und Mittelglieder ziehen dabei zusammen, die Handfläche bleibt noch gerade). Dann die Hand zur ganzen Faust machen. Als Letztes die End- und Mittelglieder gerade machen und die Fingerspitzen unten auf den Handballen legen.

Wiederholungen

» Jede Position kann circa fünf Sekunden lang gehalten werden. Insgesamt kann die komplette Übung pro Hand 5-10-mal wiederholt werden. Alternativ mit beiden Händen gleichzeitig ausführen.

Die Finger spreizen und zusammenführen

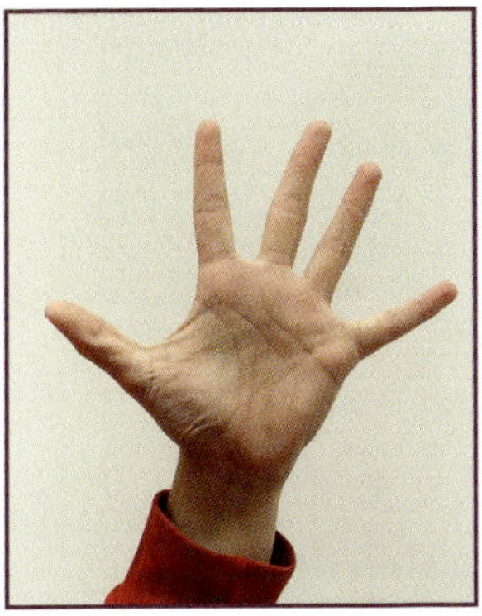

Die Finger maximal spreizen.

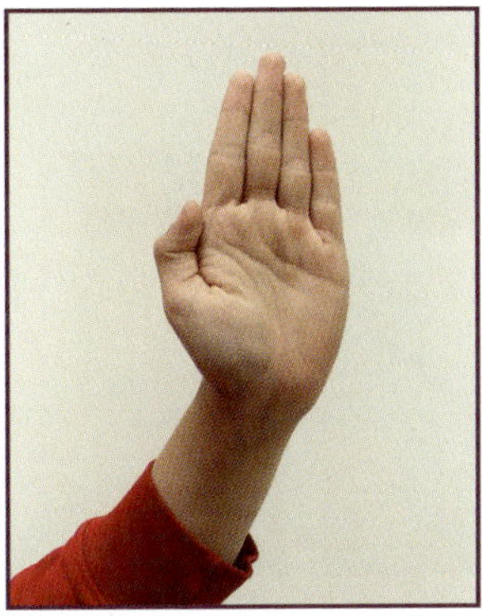

Die Finger zusammenführen.

Als Erstes die Finger der rechten Hand maximal spreizen und circa fünf Sekunden lang halten. Dann die Finger zusammenführen und ebenfalls circa fünf Sekunden lang halten. Nach ein paar Wiederholungen dasselbe mit der linken Hand ausführen.

Wiederholungen

» Diese Übung kann pro Seite circa 10-20-mal wiederholt werden. 2-3 Sätze trainieren.

» Die Übung kann alternativ, wie beschrieben, auch ohne Haltezeit im dynamischen Wechsel ausgeführt werden.

Die Finger spreizen und zusammenführen, Variante 2

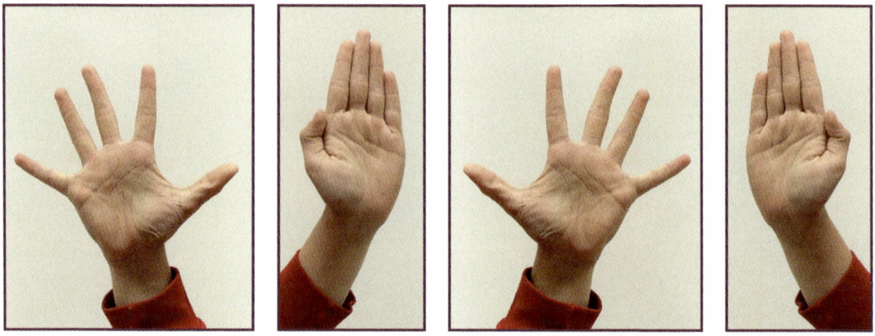

Gegengleich im dynamischen Wechsel die Finger der rechten Hand spreizen. Die Finger der linken Hand werden aneinander gelegt, dann erfolgt der Seitenwechsel.

Im dynamischen Wechsel werden die Finger beider Hände zeitgleich bewegt.

In der Ausgangsposition als Erstes die Finger der rechten Hand maximal spreizen und die Finger der linken Hand zusammenlegen. Anschließend werden bei der rechten Hand die Finger zusammengelegt und die Finger der linken Hand gespreizt, danach wieder von vorne beginnen.

Wiederholungen

» Diese Übung kann circa 10-20-mal im Wechsel wiederholt werden. 2-3 Sätze trainieren. Gezählt wird, wenn von der rechten Hand die Finger wieder gespreizt sind.

Den Daumen beugen/strecken

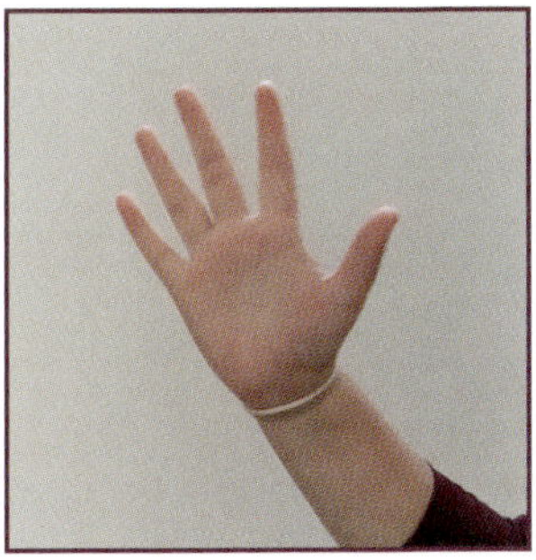
Die Finger spreizen.

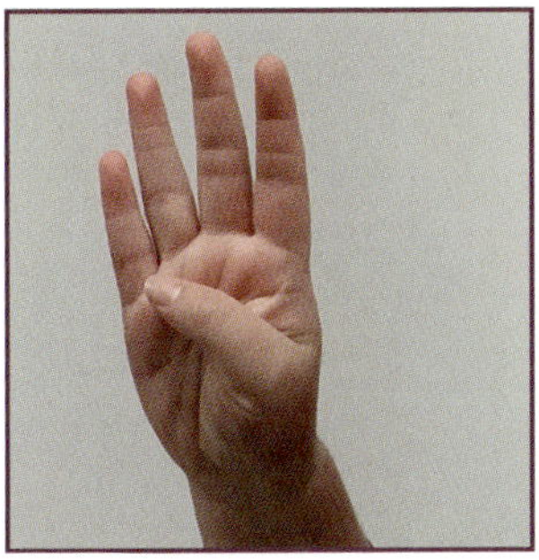
Den rechten Daumen an das Kleinfingergrundgelenk legen.

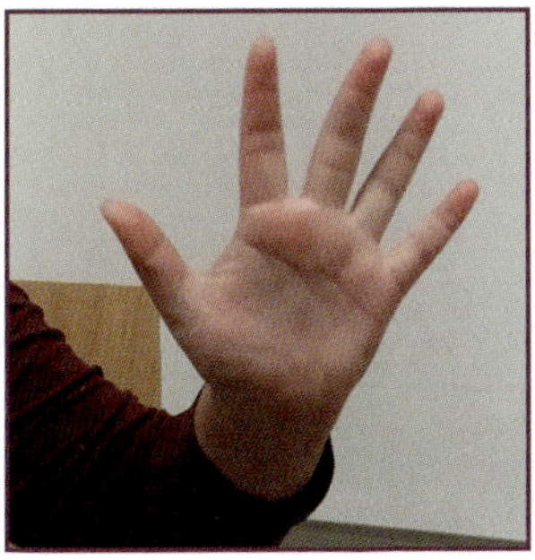
Die Finger spreizen.

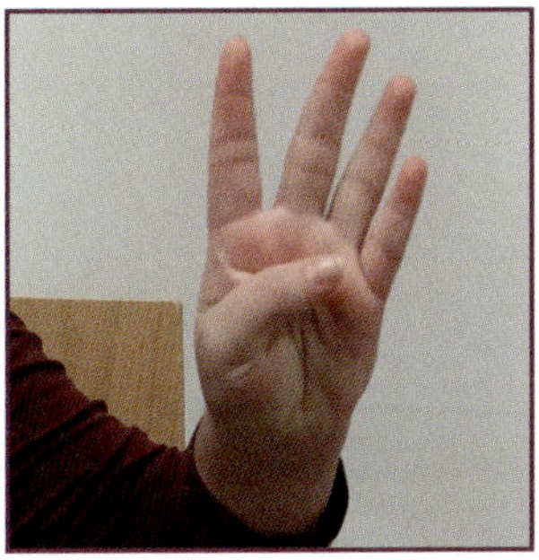
Den linken Daumen an das Kleinfingergrundgelenk legen.

Im dynamischen Wechsel erst die Finger der rechten Hand lang spreizen, dann den Daumen der rechten Hand über die Handinnenfläche zum Kleinfingergrundgelenk führen, anschließend die Finger wieder spreizen und wieder von vorne beginnen.

Wiederholungen

» Nach 10-20 Wiederholungen dasselbe mit der linken Hand ausführen. 1-2 Sätze trainieren.

Variation

» Mit beiden Händen zeitgleich in dynamischen Wechsel trainieren. Die rechte Hand ist geöffnet, bei der linken Hand wird der Daumen zum Kleinfingergrundgelenk geführt. Anschließend wechseln, sodass die Hände die jeweils andere Position einnehmen. Diese Variante kann circa drei Minuten lang ausgeführt werden.

Fingerkraft 1 mit Faszienkugel oder Noppenball

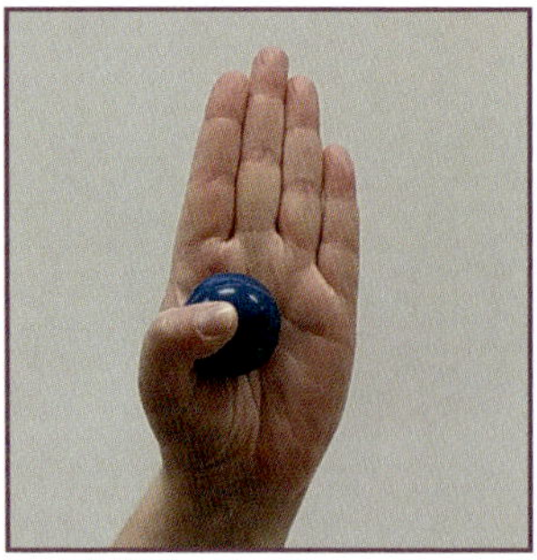

Der Daumen drückt den Ball.

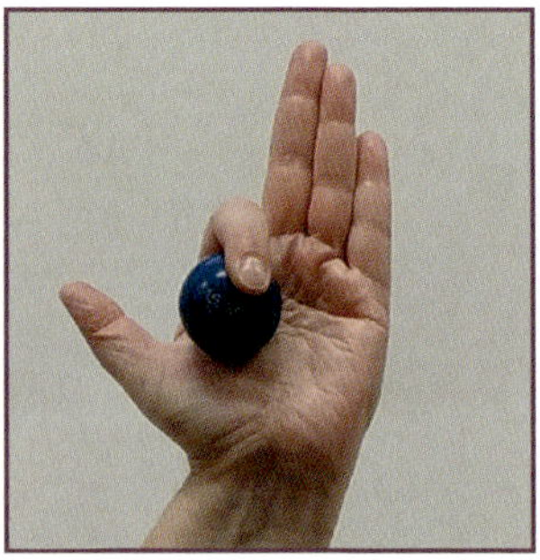

Der Zeigefinger drückt den Ball.

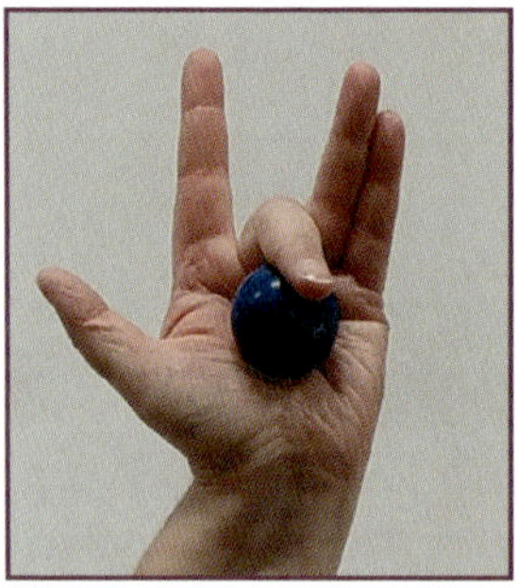

Der Mittelfinger drückt den Ball.

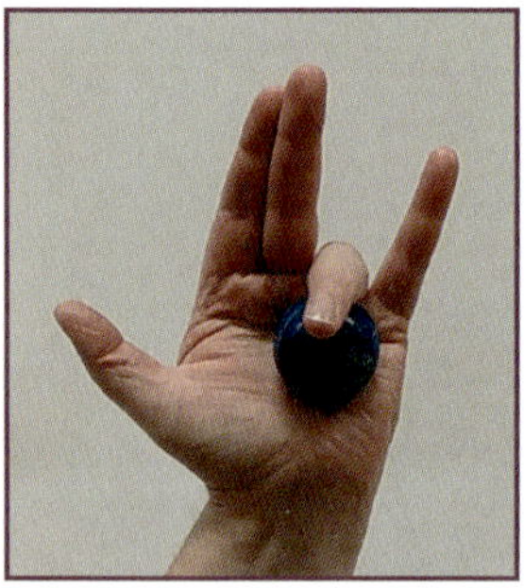

Der Ringfinger drückt den Ball.

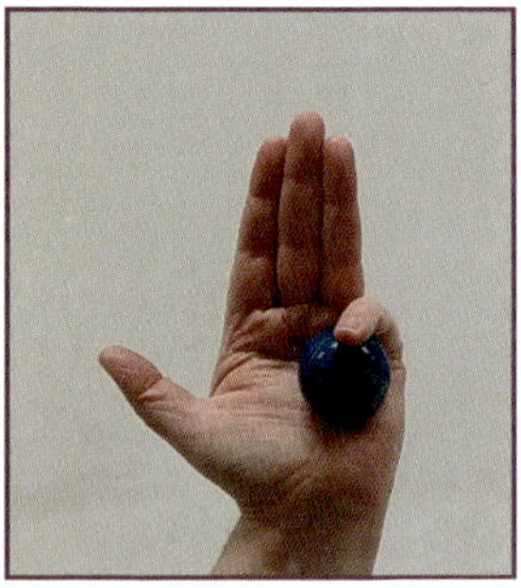

Der kleine Finger drückt den Ball.

Jeder einzelne Finger drückt circa fünf Sekunden lang fest gegen die Faszienkugel. Bevor die Hand gewechselt wird,werden die Finger gelockert.

Wiederholungen

» Diese Übung kann pro Hand 2-3-mal ausgeführt werden. Dies zählt als ein Satz.

Fingerkraft 2 mit Faszienkugel oder Noppenball

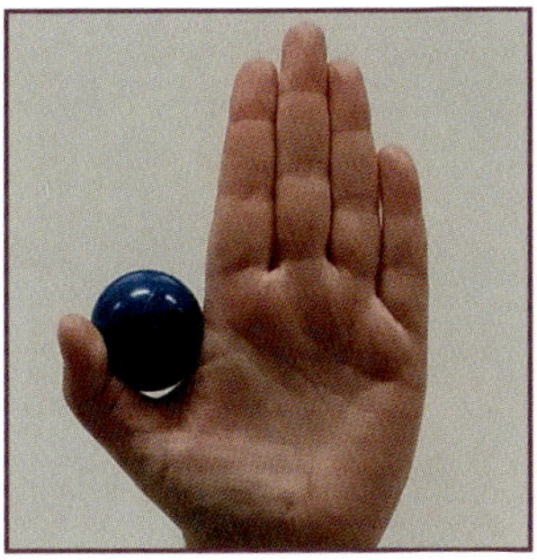

Daumen und Zeigefinger drücken.

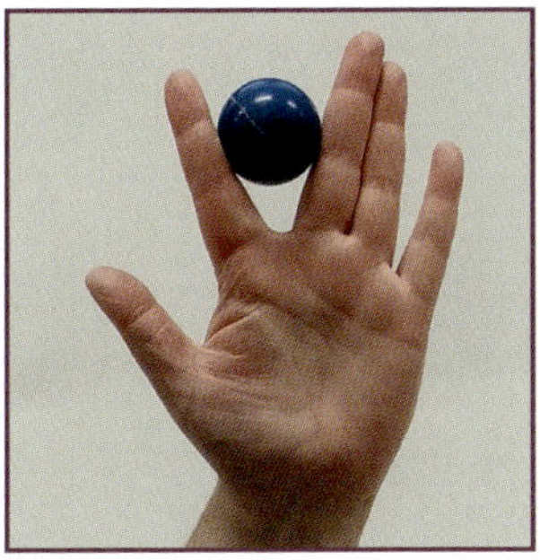

Zeigefinger und mittlerer Finger drücken.

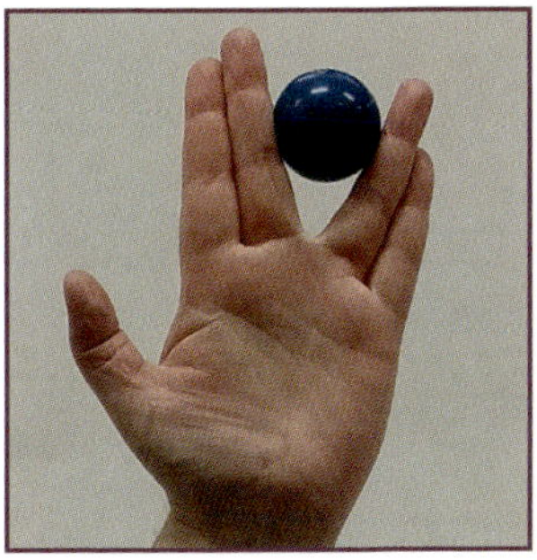

Mittlerer Finger und Ringfinger drücken.

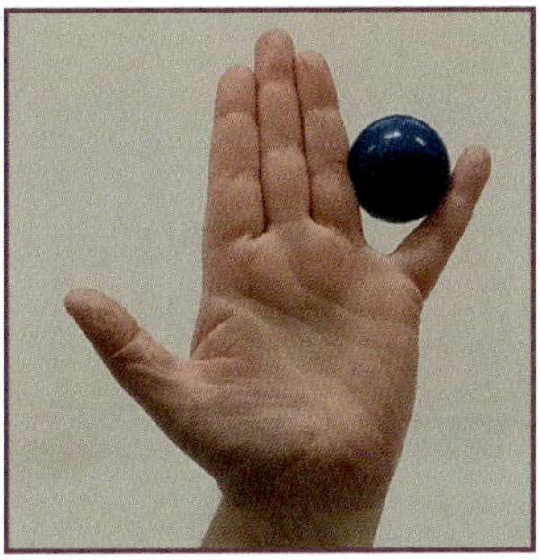

Ringfinger und kleiner Finger drücken.

Der Faszienball wird zuerst zwischen die Daumen- und die Zeigefingerinnenseiten gelegt und circa 10 Sekunden lang kräftig zusammengedrückt. Dann wird dasselbe mit Zeige- und Mittelfinger, Mittelfinger und Ringfinger und zum Schluss mit Ringfinger und kleinem Finger gemacht.

Die Finger anschließend etwas lockern, bevor es mit der anderen Hand weitergeht.

Wiederholungen

» Diese Übung kann pro Hand 2-3-mal ausgeführt werden mit jeweils bis zu 10 Sekunden Haltezeit. Drei Sätze trainieren.

Fingerheben (im Gruppensport)

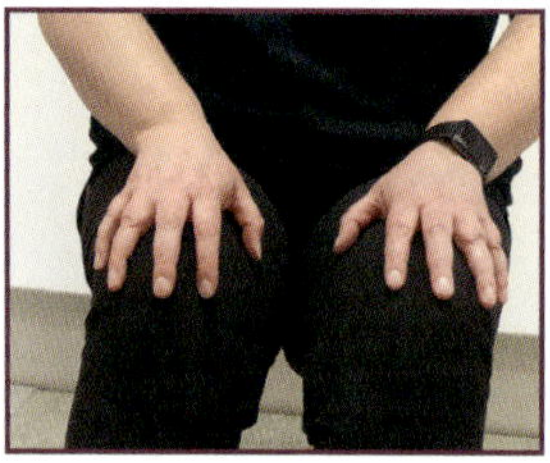

Die Finger liegen gespreizt auf dem Schoß.

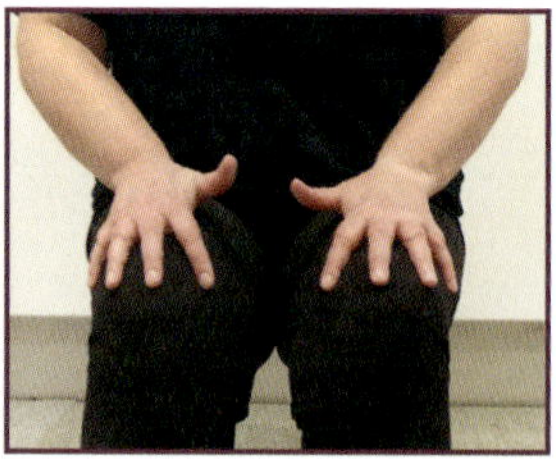

Beide Daumen anheben.

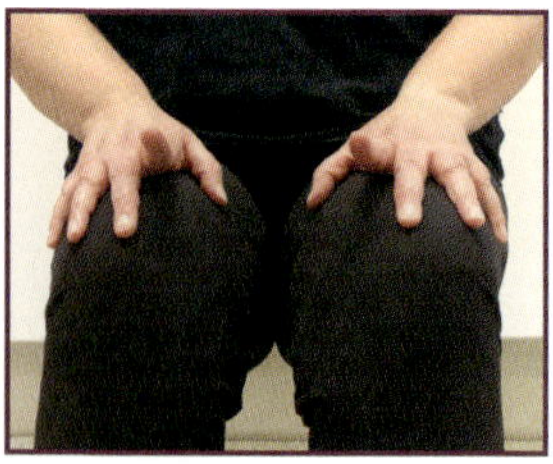

Beide Zeigefinger anheben.

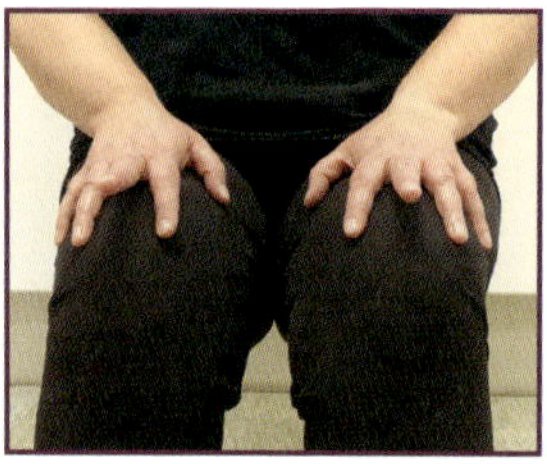

Beide Mittelfinger anheben.

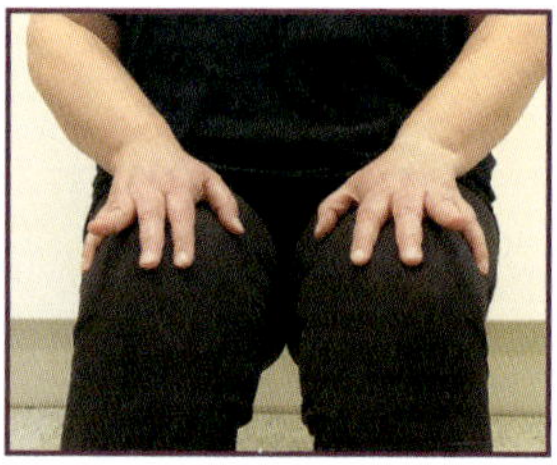

Beide Ringfinger anheben.

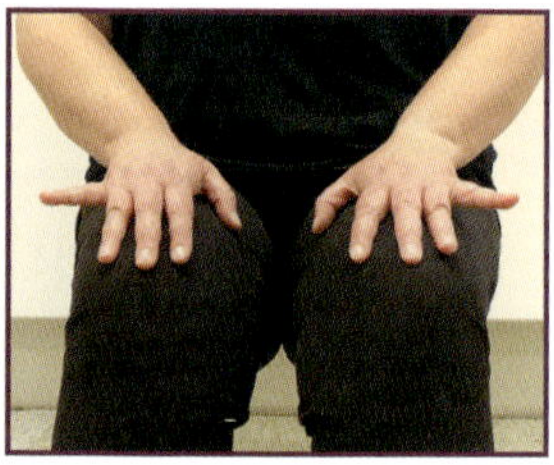

Beide kleinen Finger anheben.

Die Finger werden gespreizt auf dem Schoß abgelegt. Der Trainer gibt auf Kommando an, welche Finger zeitgleich von beiden Händen, mit dem Daumen beginnend, der Reihenfolge nach angehoben werden sollen und anschließend wieder abgelegt werden sollen (beide Daumen, danach wieder ablegen, dann beide Zeigefinger, danach wieder ablegen, beide Mittelfinger, danach wieder ablegen usw.). Alle anderen Finger bleiben möglichst auf dem Knie liegen.

Nach 2-3 Durchgängen gibt der Trainer in unbestimmter Reihenfolge auf Kommando an, welche Finger zeitgleich von beiden Händen angehoben werden, z. B. Daumen, Ringfinger, Zeigefinger, Kleiner Finger, Mittelfinger ...

Wiederholungen

» Diese Übung kann 5-10-mal ausgeführt werden. Dies zählt als ein Satz.

Die Finger einzeln ablegen

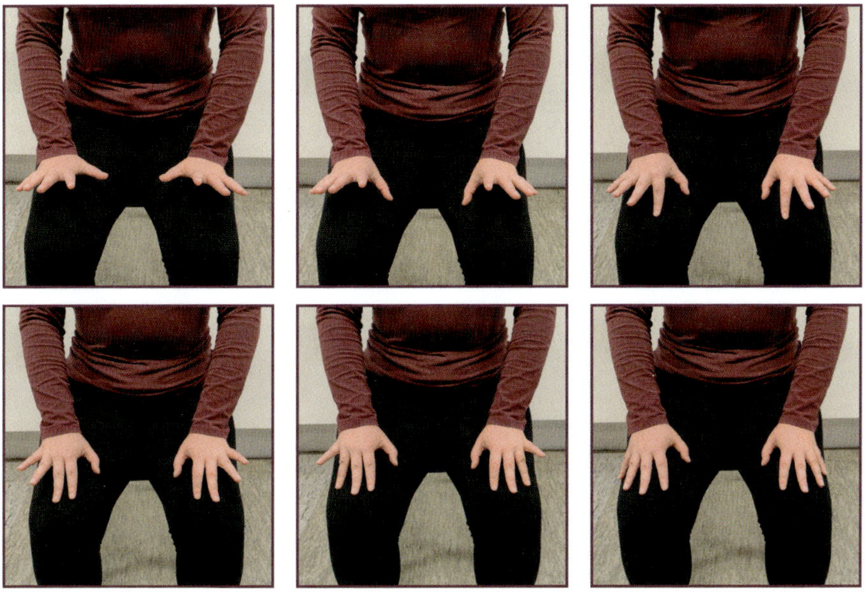

Die Handgelenke sind auf den Oberschenkeln gelegt. Die Finger werden einzeln abgelegt und wieder angehoben.

Die Handgelenke beider Hände werden auf den Oberschenkeln abgelegt, die Finger sind angehoben. Nun werden die Finger beider Hände zeitgleich nacheinander, mit den Daumen beginnend, auf den Oberschenkeln gelegt, bis alle Finger liegen. Anschließend werden die Finger wieder einzeln angehoben, bis kein Finger mehr auf den Oberschenkeln liegt und wieder von vorne beginnen.

Wiederholungen

» Diese Übung kann beliebig oft (z. B. 5-15-mal) durchgeführt werden. Dies zählt als ein Satz.

Variation

» Diese Übung kann auch gegengleich ausgeführt werden.

» Die rechte Hand fängt am Daumen damit an, die Finger einzeln abzulegen und die linke Hand beginnt am kleinen Finger. Anschließend werden die Finger wieder nacheinander angehoben.

Die Finger einklappen

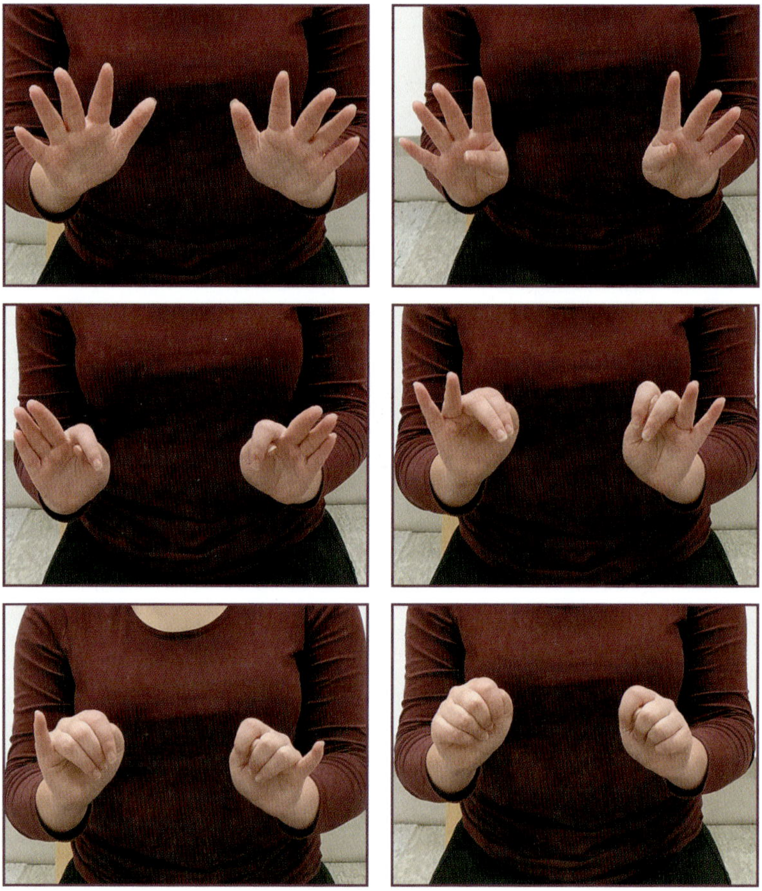

Alle Finger, mit dem Daumen beginnend einzeln, nach unten einklappen und anschließend wieder öffnen.

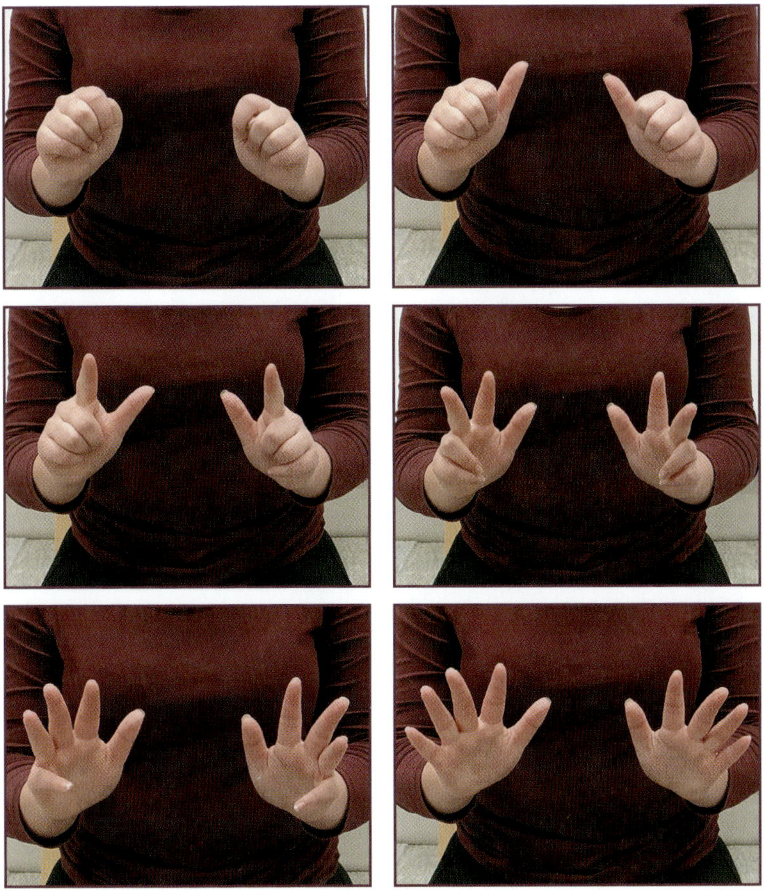

Die Finger einzeln, mit dem Daumen beginnend, wieder nach oben strecken, bis alle Finger gespreizt sind.

An beiden Händen werden die Finger gespreizt. Die Finger werden von beiden Händen zeitgleich einzeln nacheinander nach unten geklappt, beginnend mit den Daumen. Wenn alle Finger unten sind, werden sie, mit den Daumen oder aber mit den kleinen Fingern beginnend, angehoben, bis alle Finger wieder nach oben gespreizt sind.

Wiederholungen

» Diese Übung kann 3-5-mal wiederholt werden. Dies zählt als ein Satz.

Fingerbeweglichkeit

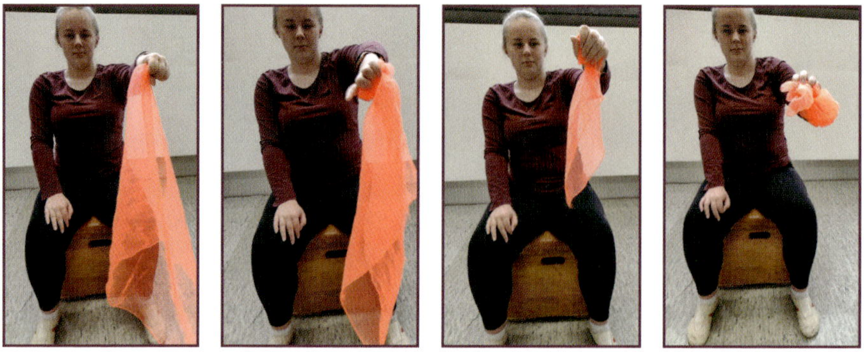

Ohne Hilfe der anderen Hand das Tuch in die linke Hand hineinbekommen.

Ein Tuch wird mit der linken Hand an einer Ecke angefasst. Ohne Hilfe der anderen Hand oder eines anderen Körperteils versuchen, das ganze Tuch in die linke Hand hineinraffen.

Das Gleiche auch mit der rechten Hand ausführen.

Wiederholungen

» Diese Übung kann pro Hand 2-5-mal ausgeführt werden.

Allgemeiner Hinweis

» Bei dieser Übung ist es nicht wichtig, ob das Tuch komplett in die Hand hineingerafft wird.

» Wichtig ist, dass alle Finger in Bewegung sind, um die Beweglichkeit der einzelnen Finger zu fördern und/oder zu erhalten.

Fingerbeweglichkeit 2

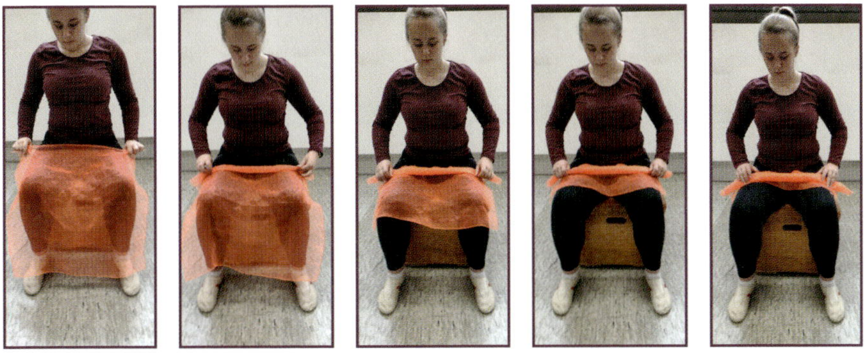

Das Tuch einrollen.

Ein Tuch wird ausgebreitet auf die Oberschenkel gelegt. Mit beiden Händen wird nun das ganze Tuch so eng wie möglich zusammengerollt.

Nachdem das Tuch zusammengerollt ist, wird es wieder ausgebreitet, die Finger gelockert und anschließend nochmals eingerollt.

Wiederholungen

» Diese Übung kann 2-3-mal wiederholt werden.

Allgemeiner Hinweis

» Bei dieser Übung ist es nicht wichtig, ob das Tuch gerade eingerollt wird.

» Was wichtig ist, ist, dass alle Finger in Bewegung sind, um die Beweglichkeit der einzelnen Finger zu fördern und/oder zu erhalten.

8.5 Rumpfkräftigung

Den Oberkörper drehen

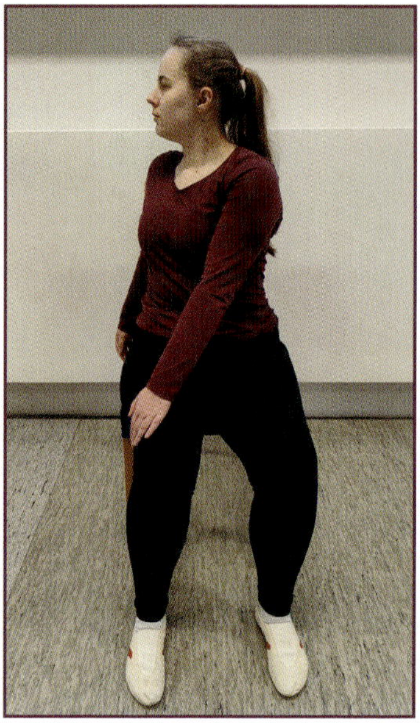

Der Oberkörper dreht nach rechts.

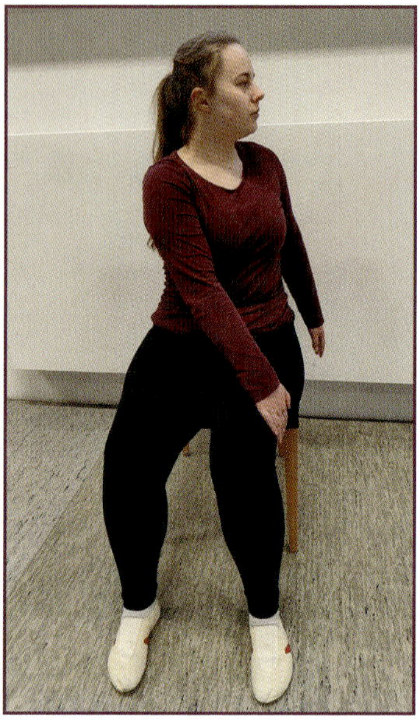

Der Oberkörper dreht nach links.

Der Oberkörper wird nach rechts gedreht, die linke Hand geht dabei an die Außenseite des rechten Knies, die rechte Hand kann, an der Stuhllehne festhaltend, die Rotation unterstützen. Nach ein paar Sekunden Haltezeit wird der Oberkörper langsam wieder zurück zur Mitte gedreht und das Gleiche auf der linken Seite wiederholt.

Wiederholungen

» Diese Position wird circa 10-15 Sekunden lang gehalten und anschließend die Seite gewechselt.

» Diese Übung kann pro Seite jeweils 2-3-mal wiederholt werden.

Allgemeiner Hinweis

» Der Blick folgt der nach hinten gedrehten Schulter und der Oberkörper bleibt aufrecht.

Den Oberkörper drehen, Variante 2

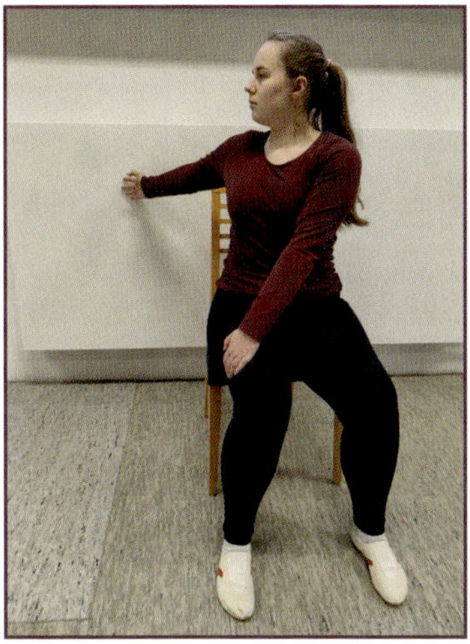

Den Oberkörper nach rechts drehen, der Blick folgt der Hand.

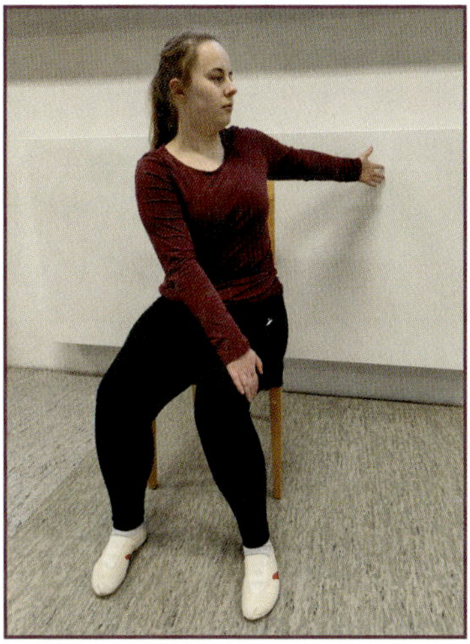

Den Oberkörper nach links drehen, der Blick folgt der Hand.

Die linke Hand ist an der Außenseite des rechten Knies, die rechte Hand wird leicht auf die linke Hand gelegt. Der Oberkörper wird im dynamischen Wechsel nach rechts gedreht, der rechte Arm folgt der Bewegung nach hinten. Anschließend wird der Oberkörper sowie der rechte Arm wieder zurück zur Mitte gedreht und die rechte Hand leicht auf die linke Hand gelegt und die Übung beginnt von vorne.

Nach ein paar Wiederholungen wird dasselbe auf der linken Seite ausgeführt.

Wiederholungen

» Diese Übung wird im dynamischen Wechsel pro Seite 8-20-mal wiederholt. 2-3 Sätze trainieren.

Allgemeiner Hinweis

» Der Blick folgt der gestreckten Hand nach hinten, der Oberkörper bleibt aufrecht.

Den Oberkörper drehen, Variante 3

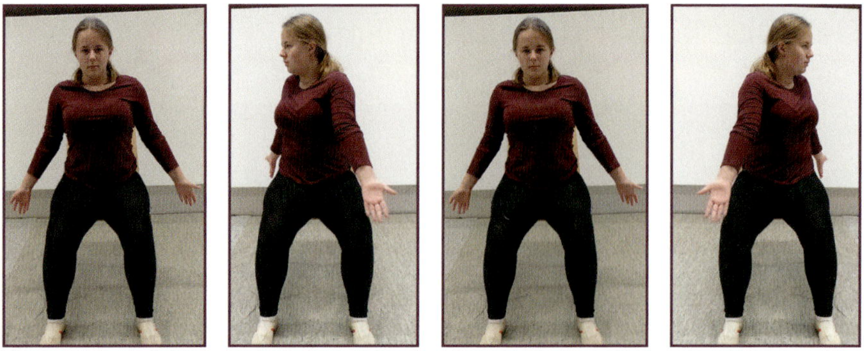

Den Oberkörper mit gestreckten Armen von rechts nach links drehen.

Die Arme fallen bei dieser Übung lang nach unten neben den Oberkörper. Der Oberkörper wird langsam und dynamisch von der Mitte aus nach rechts zurück zur Mitte, dann nach links gedreht. Danach wird der Oberkörper wieder zurück zur Mitte gedreht, um mit der Drehung nach rechts die Übung von vorne zu beginnen.

Wiederholungen

» Diese Übung kann 10-20-mal pro Seite ausgeführt werden. 2-3 Sätze trainieren. Gezählt wird jedes Mal, wenn der Oberkörper nach rechts gedreht wird.

Allgemeiner Hinweis

» Der Oberkörper bleibt gerade, der Blick folgt in die Drehrichtung.

Den Oberkörper drehen, Variante 4

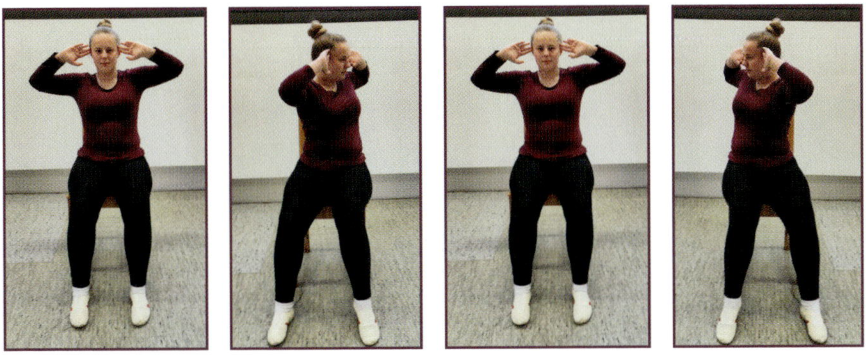

Den Oberkörper von rechts nach links drehen mit den Fingern an der Schläfe.

Die Hände sind seitlich am Kopf mit den Fingern an den Schläfen, die Ellbogen zeigen zur Seite.

Der Oberkörper wird langsam dynamisch von der Mitte aus nach rechts gedreht, die Arme und der Kopf folgen der Richtung, dann zurück zur Mitte, um weiter nach links zu drehen. Anschließend zurück zur Mitte kommen, um die Übung von vorne zu beginnen.

Wiederholungen

» Diese Übung kann 15-20-mal je Seite ausgeführt werden. 2-3 Sätze trainieren.

» Gezählt wird jedes Mal, wenn der Oberkörper nach rechts gedreht wird.

Allgemeiner Hinweis

» Der Rücken bleibt gerade, der Blick folgt in die Drehrichtung.

Den Oberkörper drehen mit Gymnastikstab, Besenstiel oder Regenschirm

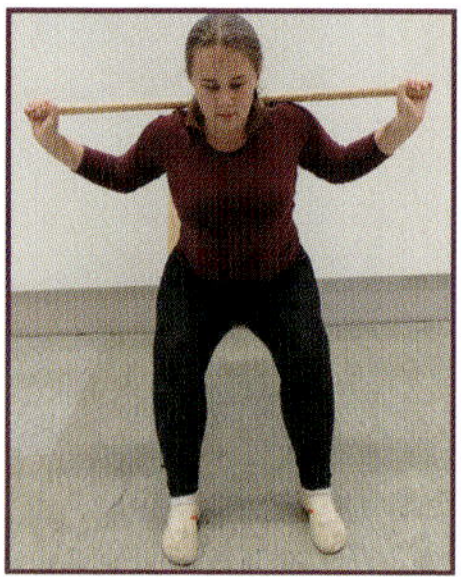
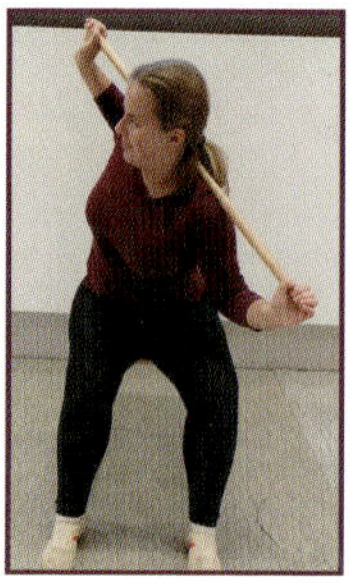
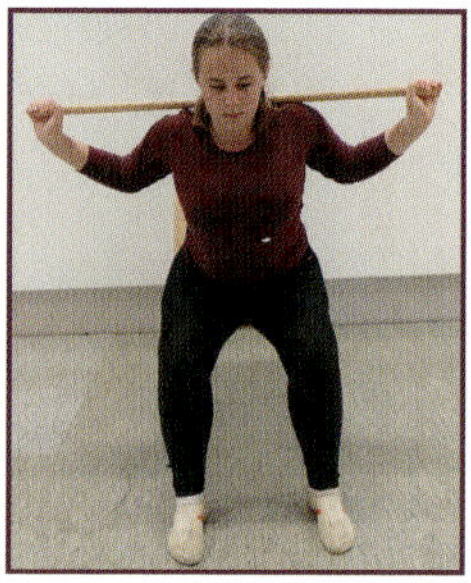
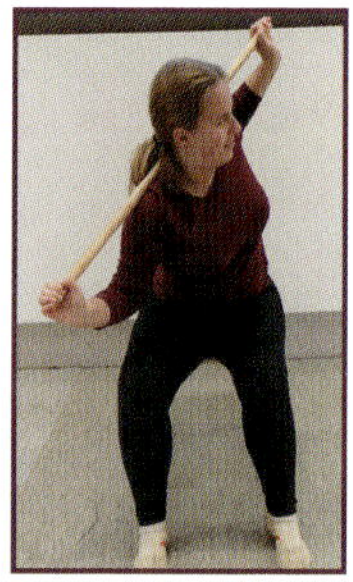

Den Oberkörper leicht nach vorne lehnen und dynamisch von rechts nach links drehen.

Ein Gymnastikstab wird mit beiden Händen möglichst auf die Schulterblätter gelegt und festgehalten. Der Oberkörper ist etwas nach vorne geneigt, der Rücken bleibt dabei gerade (kein Rundrücken). Der Oberkörper wird im langsamen Wechsel dynamisch von rechts nach links gedreht.

Wiederholungen

» Diese Übung kann circa 15-20-mal je Seite ausgeführt werden. 2-3 Sätze trainieren.
» Gezählt wird jedes Mal, wenn der Oberkörper nach rechts gedreht wird.

Allgemeiner Hinweis

» Der Oberkörper sowie der Kopf bleiben gerade, der Blick folgt der Drehbewegung.

Achtung

Den Stab **nicht** in den Nacken legen.

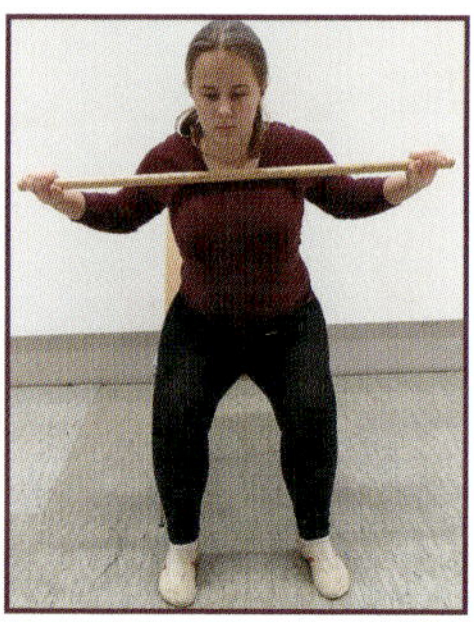

Alternative

» Den Gymnastikstab vor dem Brustkorb halten.

Den Oberkörper drehen mit Gymnastikstab, Besenstiel oder Regenschirm, Variante 2

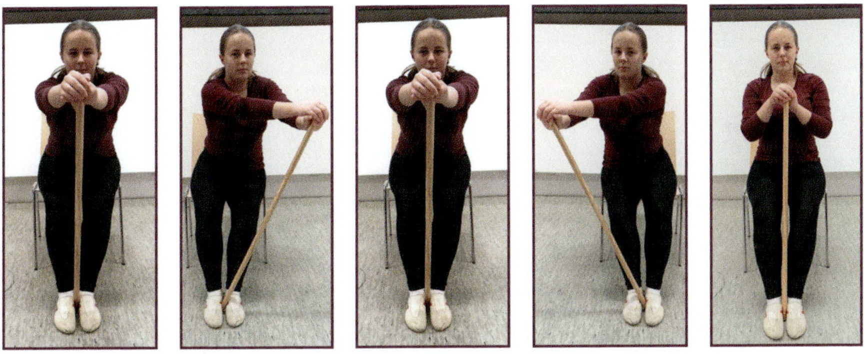

Mit dem Oberkörper große Kreise machen. Nach ein paar Wiederholungen die Richtung wechseln.

Ein Gymnastikstab wird senkrecht auf den Boden gestellt. Unten wird der Gymnastikstab zwischen die Füße geklemmt, oben wird er mit beiden Händen festgehalten. Der Oberkörper ist in der Ausgangsposition aufrecht und wird im Uhrzeigersinn nach links, nach vorne, nach rechts und wieder zurück in die Ausgangsposition gedreht, um von vorne zu beginnen.

Nach ein paar Wiederholungen wird die Richtung gewechselt.

Wiederholungen

» Die Übung kann langsam und dynamisch circa 8-15-mal je Richtung ausgeführt werden. 2-3 Sätze je Richtung trainieren.

» Gezählt wird jedes Mal, wenn der Oberkörper wieder gerade ist.

Allgemeiner Hinweis

» Der Oberkörper sowie der Kopf bleiben gerade.

» Bei Schwindelgefahr diese Übung nach eigenem Ermessen machen oder komplett meiden.

Hinweis für Trainer

» Den Teilnehmern könnte schwindelig werden, deswegen muss die Übung langsam ausgeführt werden. Der Trainer hat stets auf seine Teilnehmer zu achten.

Den Oberkörper drehen mit Gymnastikstab, Besenstiel oder Regenschirm, Variante 3

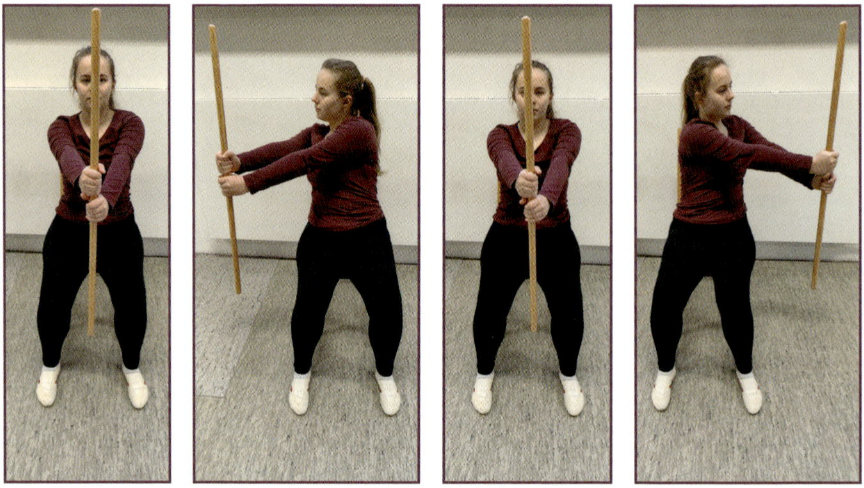

Den Oberkörper von rechts nach links drehen mit einem Gymnastikstab oder Besenstiel in den Händen.

Ein Gymnastikstab wird mittig mit beiden Händen senkrecht vor dem Oberkörper gehalten. Die Arme werden im dynamischen Wechsel von rechts nach links gedreht, sodass sich der Oberkörper leicht mitdreht.

Wiederholungen

» Diese Übung kann je Seite circa 15-20-mal wiederholt werden. 2-3 Sätze trainieren.

» Gezählt wird jedes Mal, wenn der Oberkörper nach rechts gedreht wird.

Allgemeiner Hinweis

» Der Rücken bleibt gerade, der Blick folgt dem Stab.

Den Oberkörper zur Seite neigen mit Gymnastikstab, Besenstiel oder Regenschirm

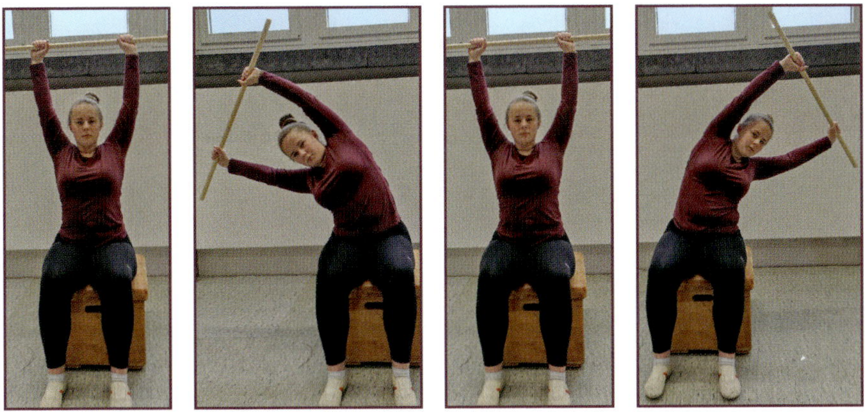

Den Oberkörper langsam und dynamisch im Wechsel von rechts nach links neigen.

In der Grundposition werden die Arme mit dem Gymnastikstab in den Händen nach oben gestreckt, die Hände greifen dabei schulterbreit. Aus dieser Grundposition wird der Oberkörper langsam und dynamisch von der Mitte aus nach rechts bzw. nach links geneigt.

Wiederholungen

» Diese Übung kann je Seite circa 10-20-mal wiederholt werden. 2-3 Sätze trainieren.
» Gezählt wird jedes Mal, wenn der Oberkörper nach rechts geneigt wird.

Allgemeiner Hinweis

» Der Rücken bleibt gerade, der Blick ist geradeaus. Die Arme bleiben auf Höhe der Ohren.

Den Oberkörper zur Seite neigen, Variante 2

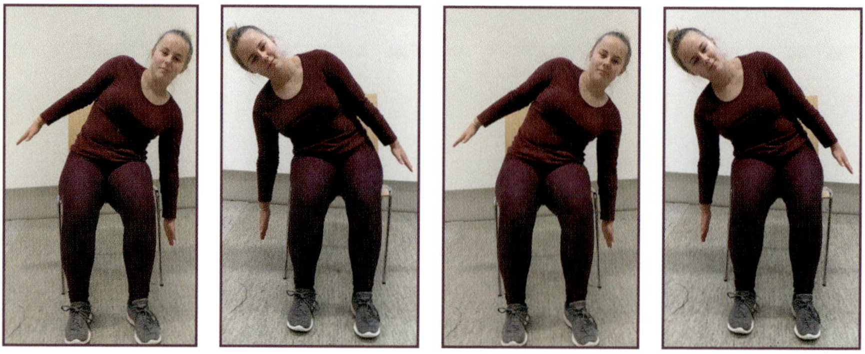

Den Oberkörper langsam nach rechts und links neigen.

Die Arme sind seitlich am Körper, der Oberkörper ist aufrecht und wird langsam im dynamischen Wechsel gerade nach rechts und links geneigt, so, als wenn etwas an der Seite des Stuhls vom Boden aufgehoben wird.

Wiederholungen

» Diese Übung kann je Seite circa 10-20-mal wiederholt werden. 2-3 Sätze trainieren.
» Gezählt wird jedes Mal, wenn der Oberkörper nach rechts geneigt wird.

Allgemeiner Hinweis

» Die Übung langsam ausführen aufgrund von Schwindelgefahr. Bei zu hoher Schwindelgefahr diese Übung nach eigenem Ermessen machen oder komplett meiden.
» Der Rücken bleibt gerade, der Blick ist geradeaus.

Hinweis für Trainer

» Wenn diese Übung zu schnell ausgeführt wird, kann den Teilnehmern schwindelig werden.

Den Oberkörper neigen

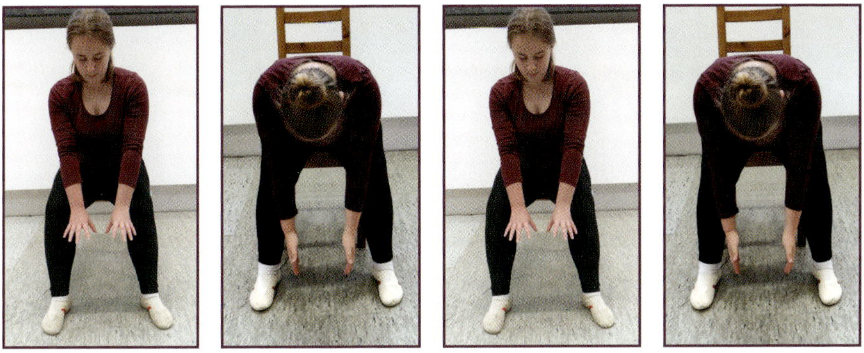

Etwas mit beiden Händen zeitgleich vom Boden aufheben.

In der Ausgangsposition ist der Oberkörper etwas nach vorne geneigt, die Hände sind auf Höhe der Knie. Im langsamen, dynamischen Wechsel werden beide Hände zeitgleich zum Boden geführt (um imaginär etwas aufzuheben). Der Oberkörper wird dabei mit nach unten geneigt.). Anschließend mit dem Oberkörper wieder hochkommen, um diese Übung von vorne zu beginnen.

Wiederholungen

» Diese Übung kann 10-30-mal wiederholt werden. 2-3 Sätze trainieren.

Achtung

» Es besteht Schwindelgefahr bei zu schnellem Tempo.

Allgemeiner Hinweis

» Der Rücken sowie der Kopf bleiben gerade.

Den Brustkorb öffnen mit Atemübung

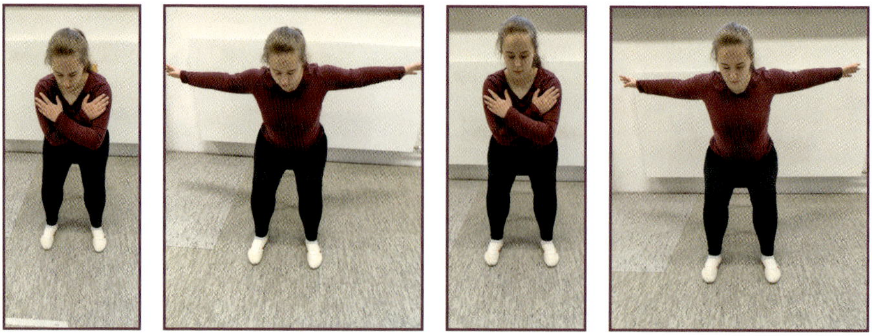

Den Brustkorb öffnen und den Rücken rund machen mit gezielter Atemübung.

Die Arme sind in der Ausgangsposition gekreuzt vor dem Brustkorb, der Oberkörper ist leicht rund. Von dieser Position aus werden beide Arme waagerecht zur Seite geöffnet, dabei werden die Schulterblätter zusammengeführt und der Oberkörper wird gerade aufgerichtet. Anschließend werden beide Arme wieder vor dem Brustkorb gekreuzt und der Rücken wird wieder rund. Dann die Übung von vorne beginnen.

Atemanleitung

» Es wird jedes Mal langsam tief eingeatmet, wenn die Arme nach hinten geöffnet werden und langsam ausgeatmet, wenn die Arme nach vorne gekreuzt werden.

Wiederholungen

» Diese Übung kann 10-30-mal wiederholt werden. 2-3 Sätze trainieren.
» Gezählt wird jedes Mal, wenn die Arme wieder vor dem Brustkorb gekreuzt werden.

Allgemeiner Hinweis

» Der Blick ist nach vorne in Richtung Boden gerichtet.

Bauchmuskeltraining für Geübte

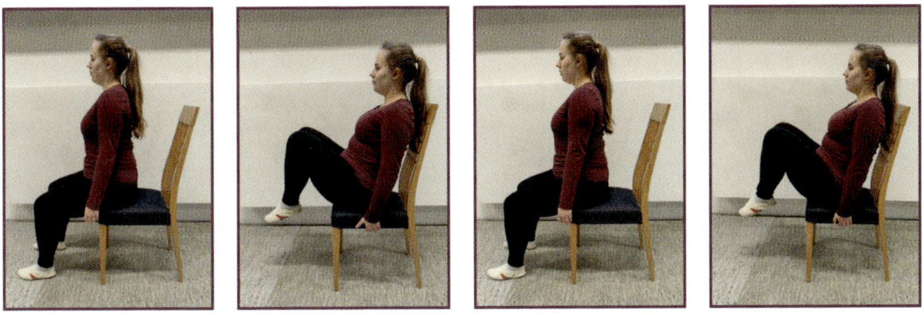

Beide Knie im dynamischen Wechsel heben und senken.

Bei dieser Übung wird etwas weiter vorne auf dem Stuhl Platz genommen.

Im langsamen, dynamischen Wechsel werden die Knie zeitgleich in Richtung Brustkorb angehoben und wieder gesenkt.

Wiederholungen

» Diese Übung kann 8-20-mal wiederholt werden. 2-3 Sätze trainieren.

» Gezählt wird jedes Mal, wenn die Knie in Richtung Brustkorb angezogen werden.

Achtung

» Achte darauf, dich nicht zu weit nach vorne zu setzen, wegen der Abrutschgefahr.

Allgemeiner Hinweis

» Als Unterstützung kann sich am Stuhl festhalten werden.

» Der Oberkörper bleibt gerade und wird nicht an der Stuhllehne angelehnt.

Bauchmuskeltraining

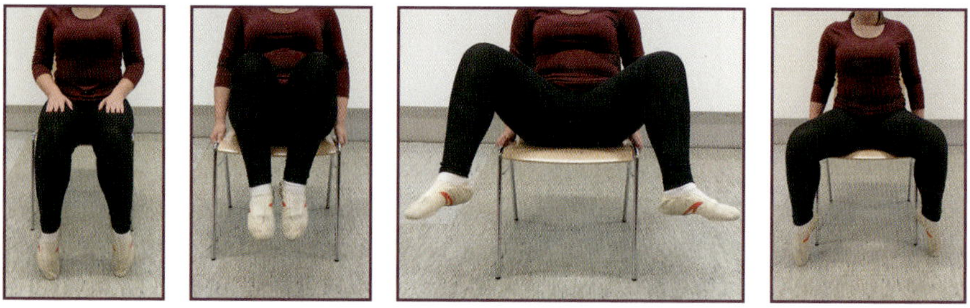

Aus der Ausgangsposition die Fußballen aufstellen, dann die Knie anheben. Anschließend die Knie grätschen und seitlich absenken. Die Fußballen kurz den Boden antippen lassen.

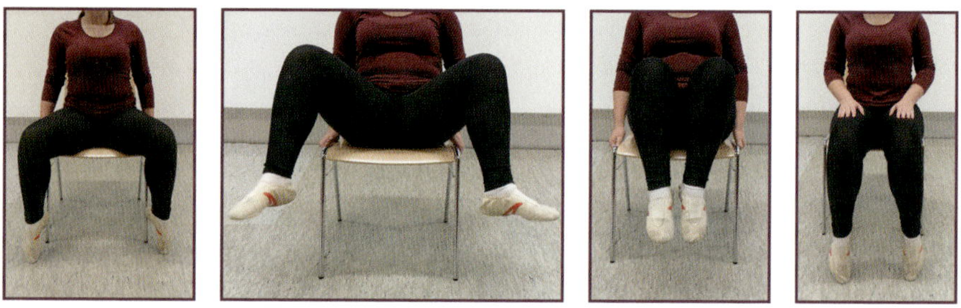

Aus dieser Position die Knie wieder anheben, die Knie zusammenführen und die Knie wieder absenken, sodass die Fußballen wieder kurz aufgestellt werden. Dann von vorne beginnen.

Die Füße werden in der Ausgangsposition auf die Fußballen gestellt, von hier aus werden beide Knie zeitgleich in Richtung Brustkorb angehoben, dann gegrätscht. Die Knie werden nach außen abgesenkt, sodass in der gegrätschten Position die Zehenspitzen den Boden kurz leicht berühren. Anschließend werden die Knie wieder gehoben, in der Mitte zusammengeführt, die Knie vor dem Oberkörper wieder nach unten gesenkt, sodass die Füße erneut kurz den Boden berühren, bevor die Übung von vorne beginnt.

Wiederholungen

» Die komplette Übung kann langsam und dynamisch 5-20-mal wiederholt werden (weniger Wiederholungen, dafür mehr Sätze). 2-5 Sätze trainieren.

» Gezählt wird jedes Mal, wenn die Knie zusammen in der Ausgangsposition sind.

Seitliches Bauchmuskeltraining, Variante 1

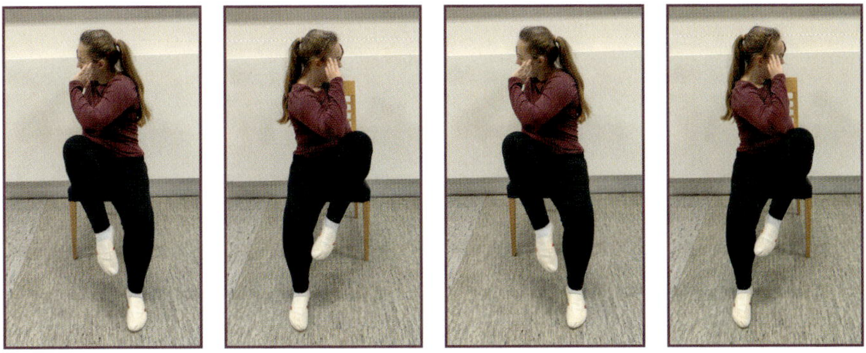

Der linke Ellbogen tippt ans rechte Knie, der rechte Ellbogen tippt ans linke Knie.

Die Hände sind seitlich am Kopf. Im dynamischen Wechsel wird der Oberkörper nach rechts gedreht, das rechte Knie wird zeitgleich in Richtung Brustkorb angehoben, sodass der linke Ellbogen das rechte Knie antippt. Anschließend die Position wieder auflösen, der Oberkörper wird nach links gedreht, das linke Bein wird zeitgleich angehoben und der rechte Ellbogen tippt das linke Knie an. Anschließend die Position wieder auflösen und erneut mit rechts beginnen.

Wiederholungen

» Diese Übung kann im diagonalen, dynamischen Wechsel 10-20-mal wiederholt werden. 2-3 Sätze trainieren.

» Gezählt wird jedes Mal, wenn die Übung nach rechts ausgeführt wird.

Seitliches Bauchmuskeltraining, Variante 2

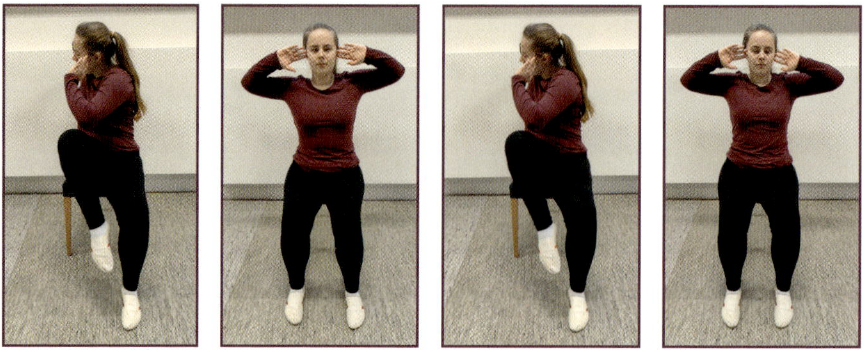

Diagonal den Ellbogen zum Knie führen, nach 10-20 Wiederholungen die Seite wechseln.

Die Hände sind seitlich am Kopf. Im dynamischen Wechsel wird der Oberkörper nach rechts gedreht, das rechte Knie wird zeitgleich in Richtung Brustkorb angehoben, sodass der linke Ellbogen das rechte Knie antippt. Anschließend die Position wieder auflösen und erneut mit rechts beginnen.

Nach ein paar Wiederholungen wird die Übung auf der linken Seite ausgeführt.

Wiederholungen

» Diese Übung kann im diagonal pro Seite 10-20-mal wiederholt werden. 2-3 Sätze trainieren.

» Gezählt wird jedes Mal, wenn die Position wieder aufgelöst wird.

Seitliches Bauchmuskeltraining, Variante 3

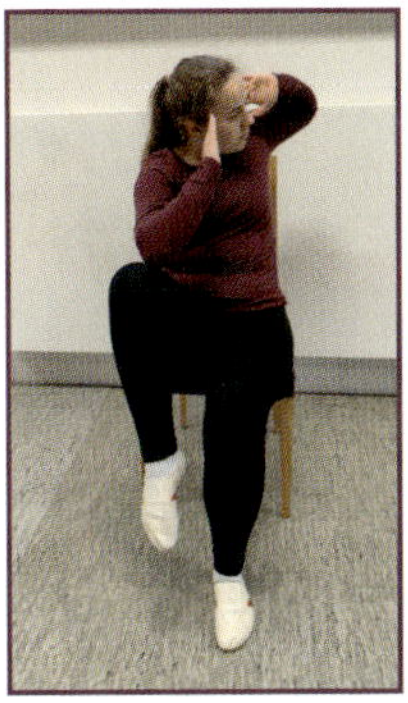 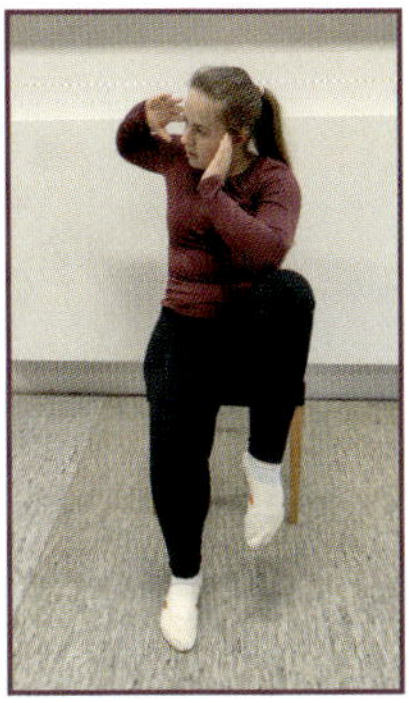 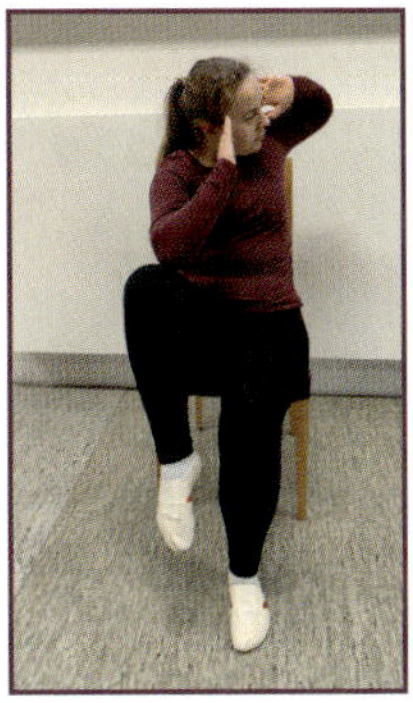 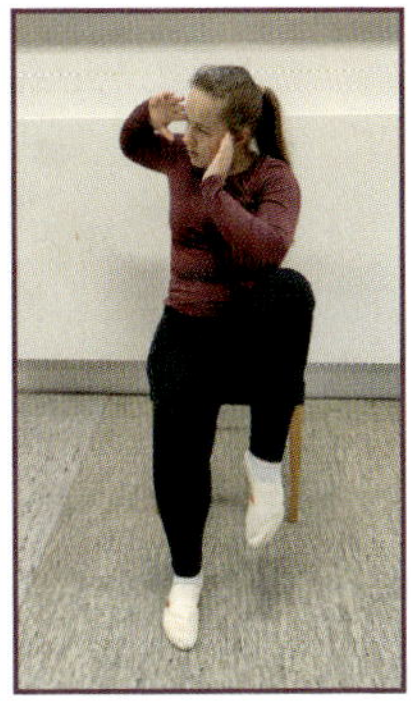

Im dynamischen Wechsel seitengleich Ellbogen und Knie zueinander führen.

Die Hände sind seitlich am Kopf. Im dynamischen Wechsel wird der Oberkörper nach links gedreht, das rechte Bein wird zeitgleich angehoben und der rechte Ellbogen tippt das rechte Knie an. Anschließend wieder die Position auflösen. Dann den Oberkörper nach rechts drehen, das linke Knie wird zeitgleich angehoben und der linke Ellbogen tippt das linke Knie an. Anschließend die Position wieder auflösen und erneut mit rechts beginnen.

Wiederholungen

» Diese Übung kann im seitengleichen, dynamischen Wechsel 10-20-mal wiederholt werden. 2-3 Sätze trainieren.

Kräftigung des unteren Rückens und der Arme mit Gymnastikstab, Besenstiel oder Regenschirm

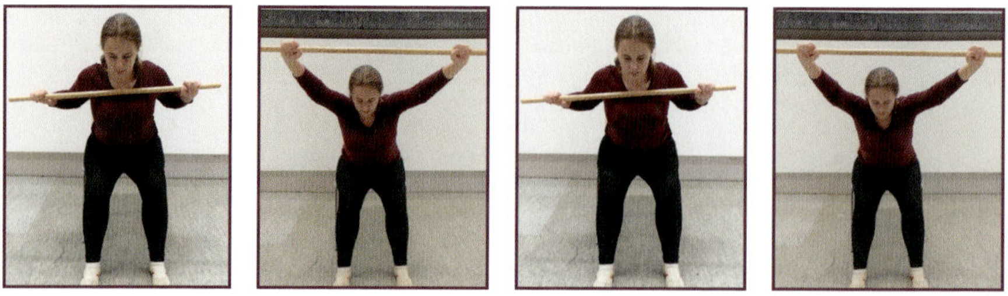

Den Oberkörper leicht nach vorne neigen. Die Arme aus der angewinkelten Position vor dem Brustkorb nach oben schieben und senken.

In der Ausgangsposition ist der Oberkörper leicht nach vorne geneigt, der Gymnastikstab wird mit beiden Händen auf Brustkorbhöhe festgehalten, die Ellbogen sind nah am Oberkörper. Aus dieser Position werden die Arme im dynamischen Wechsel nach oben geschoben und wieder zurück vor den Brustkorb.

Wiederholungen

» Diese Übung kann 10-20-mal wiederholt werden. 2-3 Sätze trainieren.

Allgemeiner Hinweis

» Der Oberkörper sowie der Kopf bleiben gerade.

Kräftigung des unteren Rückens

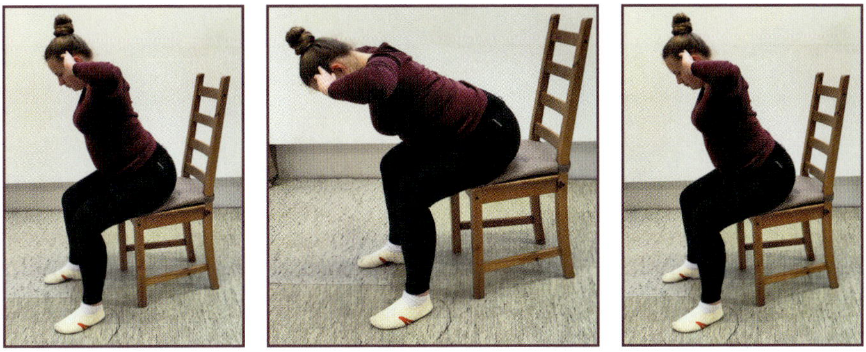

Den Oberkörper dynamisch gerade nach vorne neigen und zurück in die Ausgangsposition kommen.

In der Ausgangsposition sind die Füße stuhlbreit aufgestellt, der Oberkörper ist gerade nach vorne geneigt und die Hände sind am Kopf oder vor dem Brustkorb verschränkt.

Von dieser Ausgangsposition wird im dynamischen Wechsel der Oberkörper so weit wie möglich nach unten geneigt und wieder nach oben aufgerichtet.

Wiederholungen

» Diese Übung kann 15-20-mal wiederholt werden. 2-3 Sätze trainieren.

» Gezählt wird jedes Mal, wenn der Oberkörper wieder aufgerichtet ist.

Allgemeiner Hinweis

» Der Rücken sowie der Kopf bleiben die ganze Zeit gerade.

Kräftigung des unteren Rückens mit Hanteln oder gefüllten Wasserflaschen, Variante 2

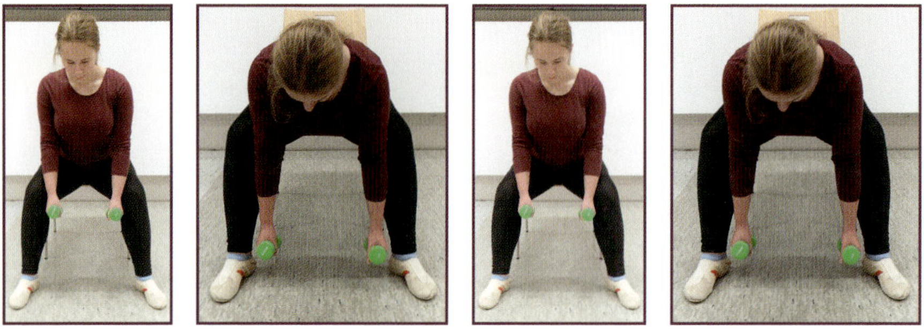

Den Oberkörper senken und heben, die Hände gleiten an der Innenseite der Oberschenkel mit.

In der Ausgangsposition sind die Füße stuhlbreit aufgestellt, der Oberkörper ist leicht nach vorne geneigt und die Hände mit den Hanteln befinden sich an der Innenseite der Oberschenkel.

Von dieser Ausgangsposition wird im dynamischen Wechsel der Oberkörper so weit wie möglich nach unten geneigt und wieder nach oben aufgerichtet. Die Hände gleiten dabei an der Beininnenseite mit hinunter und wieder hoch.

Wiederholungen

» Diese Übung kann 10-20-mal wiederholt werden. 2-3 Sätze trainieren.

Achtung

» Es besteht Schwindelgefahr, wenn die Übung zu schnell gemacht wird.

Allgemeiner Hinweis

» Der Rücken sowie der Kopf bleiben gerade.

Kräftigung des unteren Rückens ohne Hilfsmittel, Variante 3

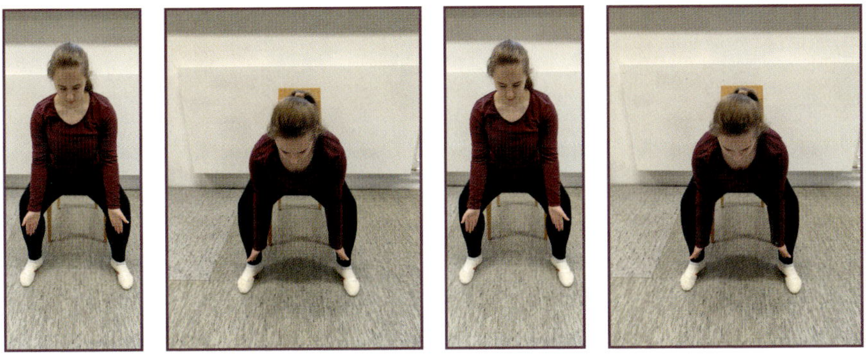

Den Oberkörper senken und heben.

In der Ausgangsposition sind die Füße stuhlbreit aufgestellt, der Oberkörper ist leicht nach vorne geneigt und die Hände sind an der Innenseite der Oberschenkel.

Von dieser Ausgangsposition wird im dynamischen, langsamen Wechsel der Oberkörper so weit wie möglich nach unten geneigt und wieder nach oben aufgerichtet. Die Hände gleiten dabei an der Beininnenseite mit hinunter und wieder hoch.

Wichtig

» Die Hände gehen bei der Oberkörperaufrichtung nicht höher als bis zur Kniescheibe, damit der Oberkörper nicht ganz aufgerichtet wird.

Wiederholungen

» Diese Übung kann 10-20-mal wiederholt werden. 2-3 Sätze trainieren.

Gezählt wird jedes Mal, wenn der Oberkörper wieder angehoben wird

Achtung

» Es besteht Schwindelgefahr, wenn die Übung zu schnell gemacht wird.

Hinweis

» Der Rücken sowie der Kopf bleiben gerade.
» Der Oberkörper wird nicht komplett wieder aufgerichtet, sondern bleibt vorgebeugt.

Situp, Variante 1

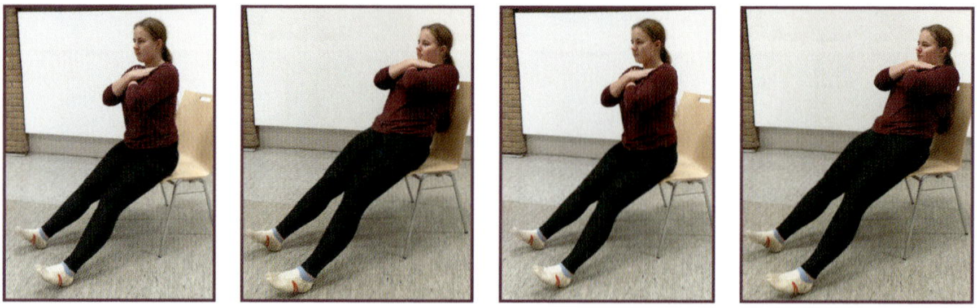

Den Oberkörper nach hinten neigen und ihn wieder zurück nach oben bringen. Den Oberkörper dabei nicht anlehnen.

Setze dich mittig auf den Stuhl, die Arme sind vor dem Oberkörper verschränkt. Der Oberkörper ist aufrecht und die Füße sind auf die Fersen gestellt.

Von dieser Ausgangsposition wird der Oberkörper nach hinten in Richtung Stuhllehne geneigt und wieder nach vorne aufgerichtet (der Oberkörper wird dabei nicht fest an die Lehne angelehnt).

Wiederholungen

» Diese Übung kann im dynamischen Wechsel 10-20-mal wiederholt werden. 2-3 Sätze trainieren. Gezählt wird jedes Mal, wenn der Oberkörper wieder aufgerichtet ist.

Allgemeiner Hinweis

» Der Rücken sowie der Kopf bleiben gerade.

» Nicht zu weit nach vorne setzen, da sonst Abrutschgefahr drohen könnte.

Hinweis für Trainer

» Der Trainer hat darauf zu achten, dass die Teilnehmer sicher sitzen.

Situp, Variante 2

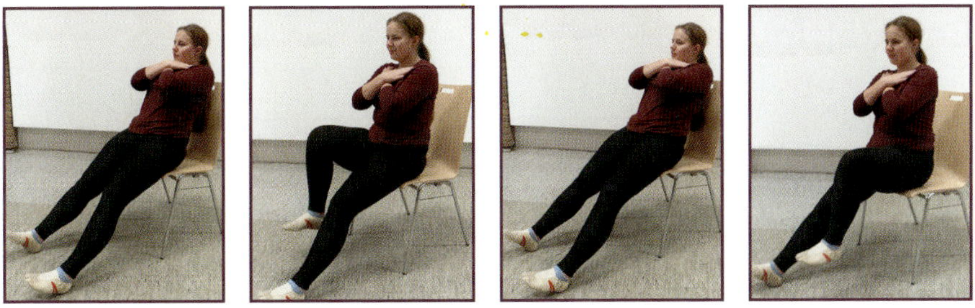

Den Oberkörper heben und senken, dabei im Wechsel ein Bein in Richtung Bauch heben.

Setze dich mittig auf den Stuhl , die Arme sind vor dem Oberkörper verschränkt. Die Füße sind auf die Fersen gestellt, der Oberkörper ist nach hinten geneigt.

Von dieser Ausgangsposition wird der Oberkörper nach vorne aufgerichtet, zeitgleich wird das rechte Bein in Richtung Bauch angehoben. Anschließend wieder zurück in die Ausgangsposition kommen und dasselbe mit dem linken Bein ausführen.

Wiederholungen

» Diese Übung kann im dynamischen Wechsel circa 10-25-mal wiederholt werden. 2-3 Sätze trainieren.
» Gezählt wird jedes Mal, wenn das rechte Bein angehoben wird.

Allgemeiner Hinweis

» Der Rücken sowie der Kopf bleiben gerade.
» Sich nicht zu weit nach vorne setzen, da sonst Abrutschgefahr drohen könnte.

Hinweis für Trainer

» Der Trainer hat darauf zu achten, dass die Teilnehmer sicher sitzen.

8.6 Beinkräftigung

Beinkräftigung

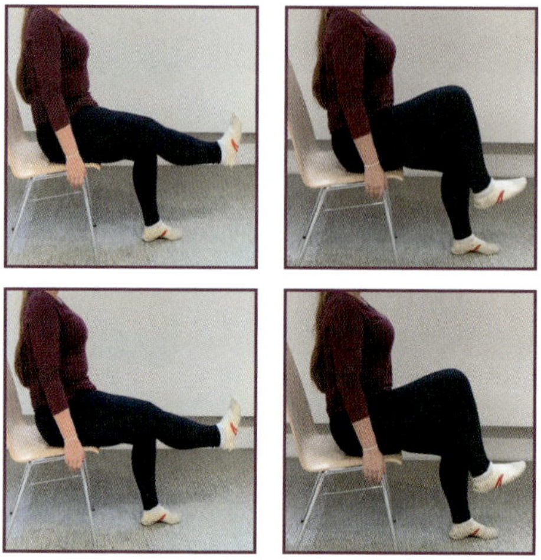

Ein Bein im dynamischen Wechsel heranziehen und strecken.

Das rechte Bein ist in der Ausgangsposition lang gestreckt und wird im Wechsel in Richtung Bauch angezogen, dann wieder lang gestreckt usw.

Wiederholungen

- Diese Übung kann dynamisch pro Seite 10-25-mal wiederholt werden. 2-3 Sätze trainieren.
- Gezählt wird jedes Mal, wenn das Bein wieder lang gestreckt wird.

Hinweis

- Der Oberkörper bleibt dabei gerade, es kann sich an der Sitzfläche festgehalten werden.

Alternative

- Diese Übung kann auch mit einer Haltezeit von circa fünf Sekunden je Position ausgeführt werden. Dabei wird eine Seite jeweils 5-10-mal wiederholt. 2-3 Sätze trainieren.

Beinkräftigung, Variante 2

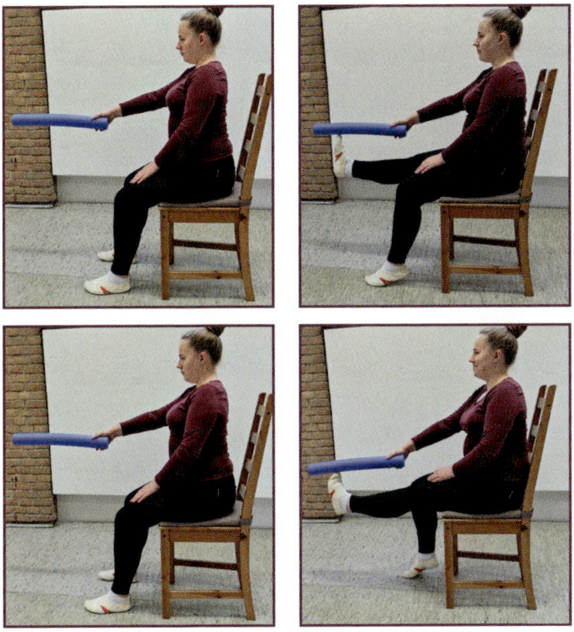

Im dynamischen Wechsel wird ein Bein angehoben und berührt mit der Fußspitze die Poolnudel.

Eine Poolnudel wird mit der rechten Hand waagerecht ungefähr auf Bauchnabelhöhe nach vorne gehalten. Im dynamischen Wechsel wird erst das rechte Bein nach vorne gestreckt angehoben, sodass mit der Fußspitze die Poolnudel berührt wird. Anschließend das Bein wieder absetzen, dann das linke Bein anheben.

Wiederholungen

» Diese Übung kann im dynamischen Wechsel 10-25-mal wiederholt werden. 2-3 Sätze trainieren.

» Gezählt wird jedes Mal, wenn der rechte Fuß die Poolnudel berührt.

Allgemeiner Hinweis

» Der Oberkörper sowie der Kopf bleiben dabei gerade.

Beinpresse mit kleinem Gymnastikball

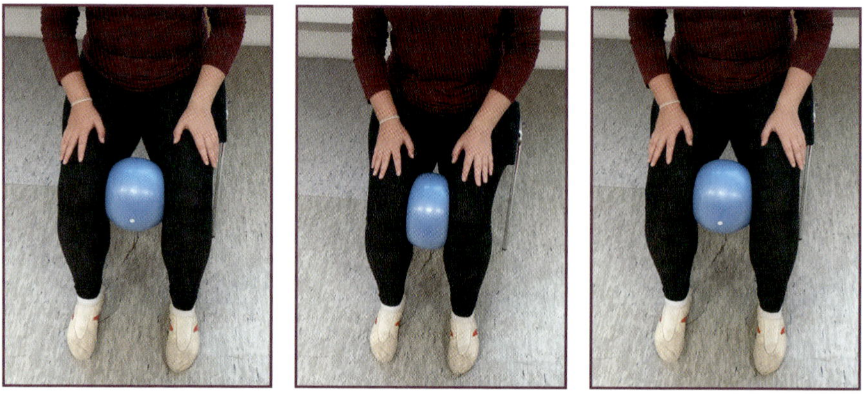

Einen kleinen Gymnastikball mit den Knien zusammendrücken, die Spannung halten und sie wieder lösen.

Ein kleiner Gymnastikball wird locker zwischen die Knie geklemmt. Der Gymnastikball wird mit den Knien fest zusammengedrückt, die Spannung circa 8-10 Sekunden lang halten und sie anschließend langsam wieder lösen.

Wiederholungen

» Diese Übung kann 8-20-mal mit einer Haltezeit von 8-10 Sekunden wiederholt werden. 2-3 Sätze trainieren.

» Gezählt wird jedes Mal das Zusammendrücken der Knie.

Allgemeiner Hinweis

» Die Füße sind hüftbreit aufgestellt und bleiben fest am Boden. Die Hände liegen locker auf den Oberschenkeln und helfen nicht mit.

Beinpresse mit kleinem Gymnastikball, Variante 2

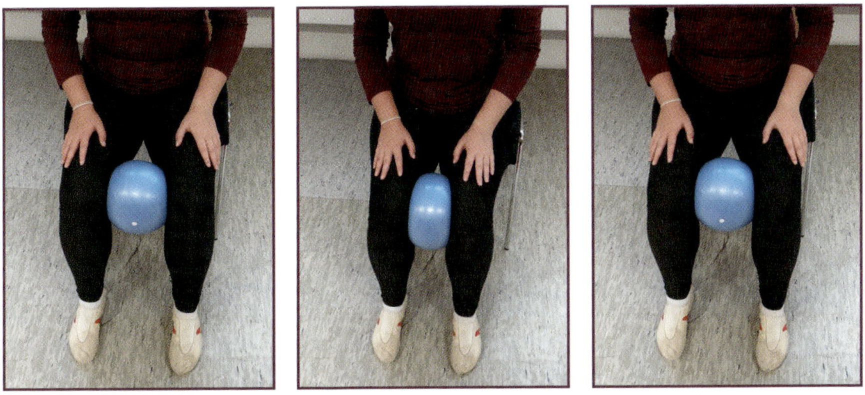

Den kleinen Gymnastikball mit den Knien dynamisch zusammendrücken und die Spannung wieder lösen.

Ein kleiner Gymnastikball wird locker zwischen die Knie geklemmt.

Der Gymnastikball wird im schnellen, dynamischen Wechsel ein paar Mal zusammengedrückt und dann wird die Spannung wieder gelöst.

Wiederholungen

» Diese Übung kann circa 20 Sekunden bis eine Minute lang ausgeführt werden. 2-3 Sätze trainieren.

Allgemeiner Hinweis

» Die Füße sind hüftbreit aufgestellt und bleiben fest am Boden.

Auf das Knie drücken, Variante 1

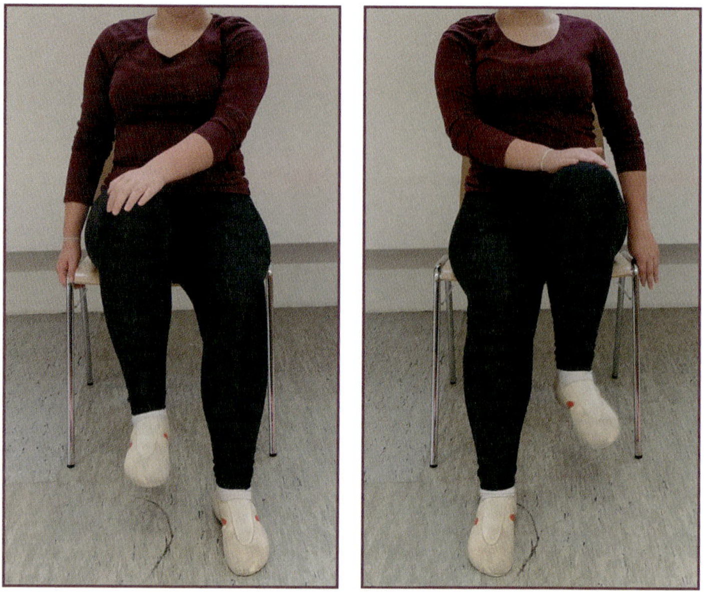

Das rechte Bein anheben und mit der linken Hand gegendrücken. Die Spannung halten und sie wieder lösen.

Im Wechsel wird erst das rechte Bein angehoben und mit der linken Hand mit Kraft gegen das Knie gedrückt, die Spannung circa 8-10 Sekunden lang gehalten, dann wird sie wieder gelöst und das Bein abgestellt. Anschließend wird dasselbe mit dem linken Bein durchgeführt.

Wiederholungen

» Diese Übung kann mit einer Haltezeit von circa 8-10 Sekunden,
» 8-20-mal je Seite wiederholt werden. 2-3 Sätze trainieren.
» Gezählt wird jedes Mal, wenn das rechte Bein wieder angehoben wird.

Allgemeiner Hinweis

» Der Oberkörper bleibt gerade, die Schultern sind tief.

Auf das Knie drücken, Variante 2

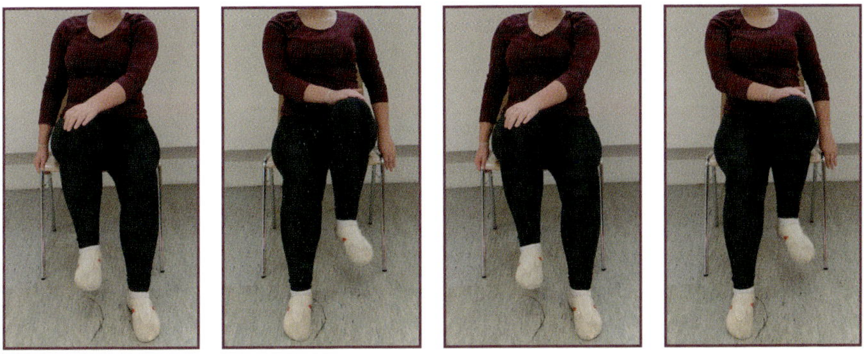

Im dynamischen Wechsel ein Bein anheben und mit der diagonalen Hand gegendrücken.

Im dynamischen Wechsel wird erst das rechte Bein angehoben und mit der linken Hand mit Kraft gegen das Knie gedrückt. Dann wird die Spannung wieder gelöst und das Bein abgestellt. Anschließend wird dasselbe mit dem linken Bein durchgeführt.

Wiederholungen

» Diese Übung kann ohne Haltezeit je Seite 10-20-mal wiederholt werden. 2-3 Sätze trainieren.

» Gezählt wird jedes Mal, wenn das rechte Bein wieder angehoben wird.

Allgemeiner Hinweis

» Der Oberkörper bleibt gerade, die Schultern sind tief.

Knieheben, Variante 1 mit Tuch

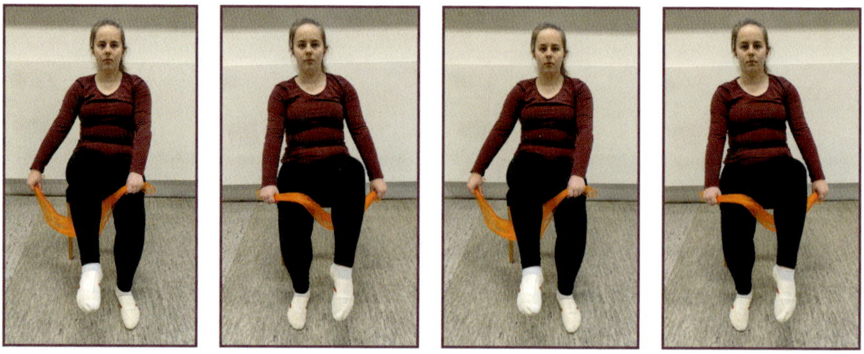

Abwechselnd wird ein Tuch unter dem rechten und linken angehobenen Bein durchgegeben.

Abwechselnd wird ein Bein angehoben und unter dem angehobenen Bein ein Tuch von der einen Hand zur anderen Hand gegeben.

Wiederholungen

» Diese Übung kann 8-20-mal je Seite wiederholt werden. 2-3 Sätze trainieren.

» Gezählt wird jedes Mal, wenn das rechte Bein wieder angehoben wird.

Knieheben mit Widerstandsband, Variante 2

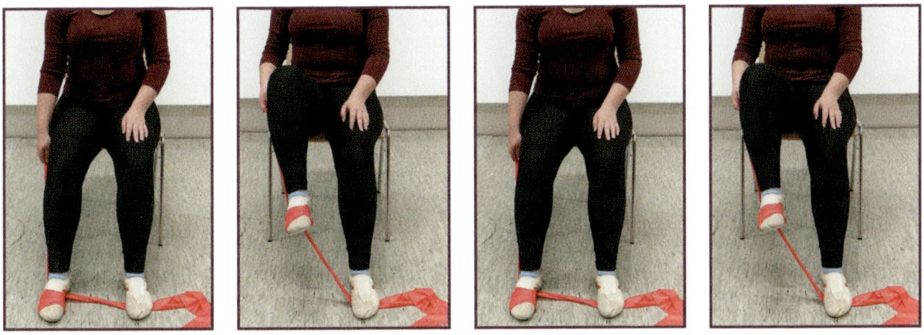

Den rechten Fuß im dynamischen Wechsel heben und senken.

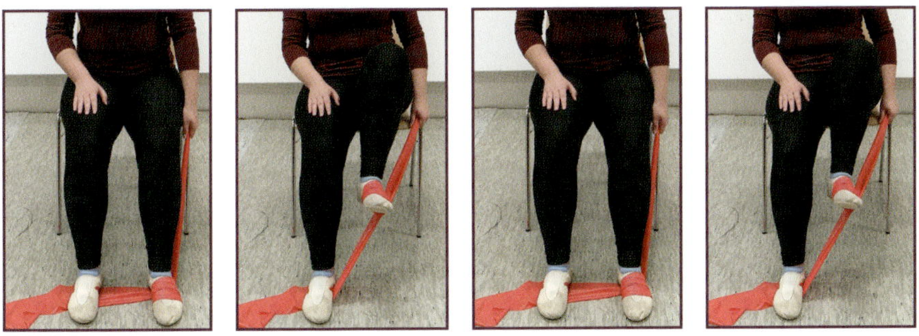

Den linken Fuß im dynamischen Wechsel heben und senken.

Ein Widerstandsband wird um den rechten Fuß gewickelt und zur Sicherung mit der rechten Hand festgehalten. Der linke Fuß wird so auf das Widerstandsband gestellt, dass das Band ungefähr hüftbreit ist.

Der rechte Fuß wird im dynamischen Wechsel langsam so weit wie möglich nach oben angehoben und wieder abgesenkt. Nach ein paar Wiederholungen wird die Seite gewechselt.

Wiederholungen

» Nach 10-30 Wiederholungen wird die Seite gewechselt.
» Diese Übung kann 2-3 Sätze lang ausgeführt werden.

Allgemeiner Hinweis

» Der Oberkörper bleibt gerade.
» Das Widerstandsband stets mit der Hand des anzuhebenden Beins festhalten.

Die Beine heben mit Poolnudel oder Regenschirm

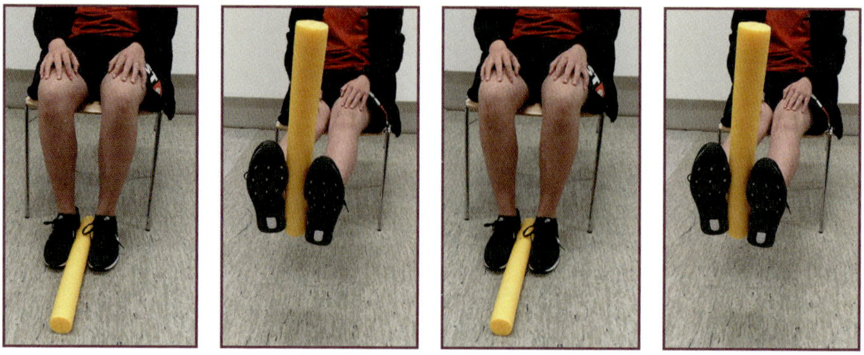

Im dynamischen Wechsel die Beine heben und senken.

Eine Poolnudel wird zwischen die Füße geklemmt. Im dynamischen Wechsel werden die Beine zeitgleich mit der Poolnudel zwischen den Füßen angehoben bis in die Waagerechte und wieder abgesenkt.

Wiederholungen

» Diese Übung kann 10-20-mal 2-3 Sätze lang ausgeführt werden.

Radfahren

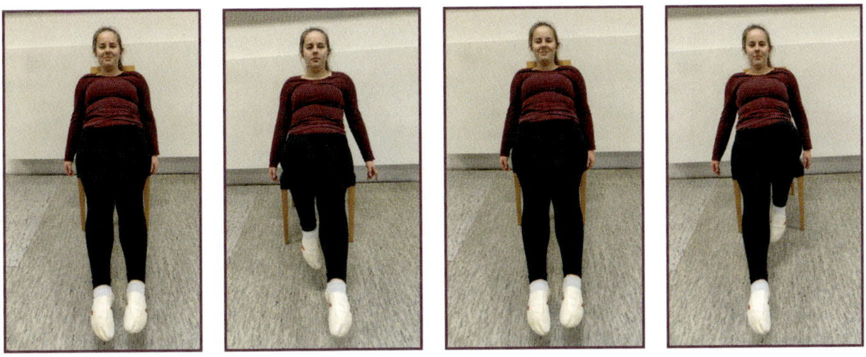

Die Beine wie beim Radfahren dynamisch im Wechsel einzeln heranziehen und strecken.

Beide Beine werden im dynamischen Wechsel wie beim Radfahren in Richtung Bauch angezogen und wieder gestreckt.

Wiederholungen

» Diese Übung kann 8-20-mal ausgeführt werden. 2-3 Sätze trainieren.

Allgemeiner Hinweis

» Der Oberkörper bleibt gerade. Zur Erleichterung kann sich an der Sitzfläche festgehalten werden.

Scherbewegung

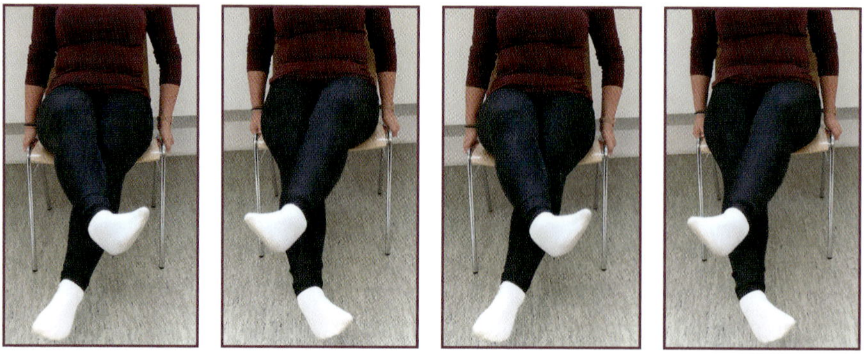

Beide Beine abwechselnd übereinanderkreuzen wie eine Schere.

Beide Beine werden lang nach vorne gestreckt. Abwechselnd werden die Beine überkreuzt, sodass mal das rechte Bein und mal das linke Bein über dem anderen ist.

Wiederholungen

» Diese Übung kann 10-20-mal wiederholt werden. 2-3 Sätze trainieren.
» Gezählt wird jedes Mal, wenn das rechte Bein oben überkreuzt.

Allgemeiner Hinweis

» Die Teilnehmer können sich an der Sitzfläche festhalten, der Oberkörper bleibt gerade.

Die Beine federn

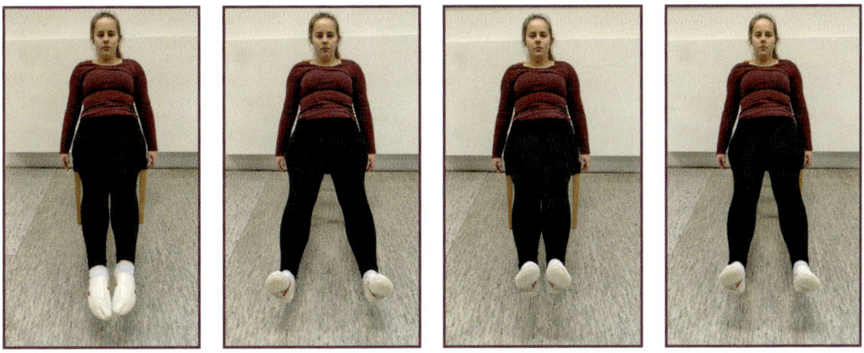

Die Beine zeitgleich minimal nach außen und zurück federn.

Beide Beine sind nach vorne gestreckt angehoben, die Fußspitzen sind angezogen.

Beide Beine werden zeitgleich schnell und dynamisch minimal nach außen und zurück gefedert.

Nach circa 15-20 Sekunden die Beine wieder abstellen und lockern.

Wiederholungen

» Diese Übung kann 15-30 Sekunden lang ausgeführt werden. 3-4 Sätze trainieren.

Auf die Knie tippen

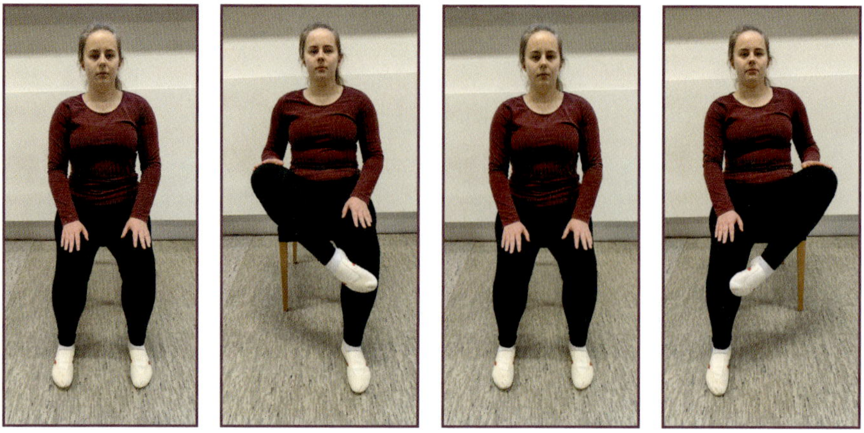

Abwechselnd mit dem rechten und linken Fuß die Innenseite des anderen Knies antippen.

Im dynamischen Wechsel wird erst mit dem rechten Fuß das linke Knie angetippt. Dann wird der Fuß wieder abgestellt, um danach mit dem linken Fuß das rechte Knie anzutippen. Die Fußsohle berührt dabei die Innenseite des jeweiligen anderen Knies.

Wiederholungen

» Diese Übung kann im Wechsel je Fuß 10-20-mal wiederholt werden. 2-3 Sätze trainieren.

Auf die Knie tippen, Variante 2

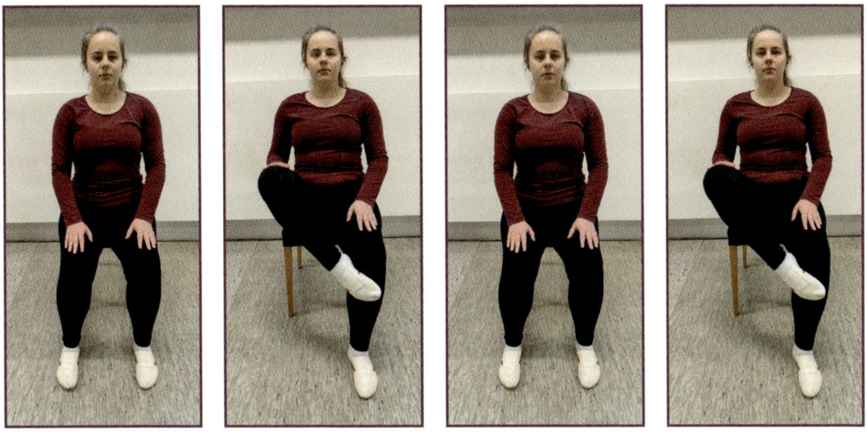

Im dynamischen Wechsel mit dem rechten Fuß das linke Knie antippen. Nach 20 Wdh. dasselbe mit der anderen Seite.

Erst mit dem rechten Fuß das linke Knie circa 15-20-mal antippen, sodass die Fußsohle die Innenseite des linken Knies berührt. Dann mit dem linken Fuß das rechte Knie ebenfalls 15-20-mal antippen.

Diese Übung 2-3 Sätze lang pro Seite ausführen.

Seitengleiches Fußtippen

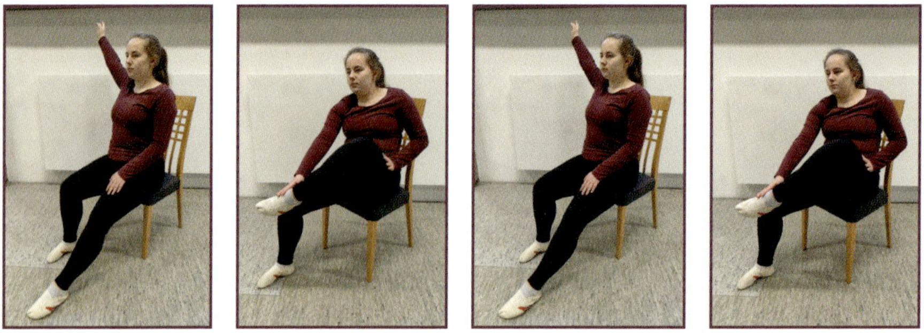

Die rechte Hand und den linken Fuß vor dem Oberkörper mehrmals zusammenführen.

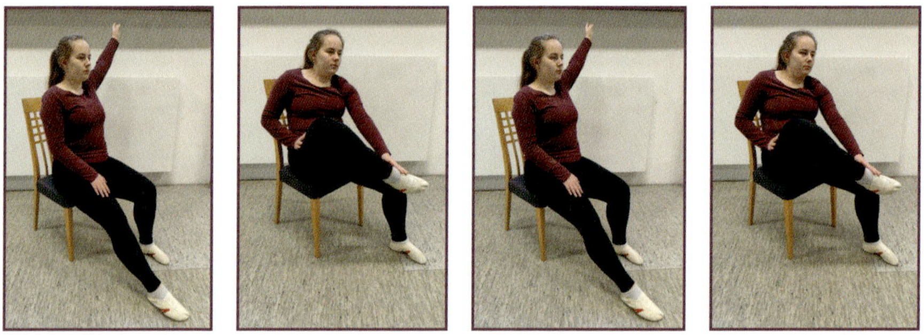

Die linke Hand und den rechten Fuß vor dem Oberkörper mehrmals zusammenführen.

In der Ausgangsposition sind beide Füße am Boden abgestellt, der rechte Arm ist lang nach oben gestreckt. Von dieser Position aus wird im dynamischen Wechsel der linke Fuß und die rechte Hand vorne zusammengeführt und anschließend wieder in die Ausgangsposition zurückgeführt. Nach ein paar Wiederholungen wird dasselbe mit der anderen Seite wiederholt.

Wiederholungen

» Die Übung kann pro Seite 10-30-mal wiederholt werden. 2-3 Sätze trainieren.

Fußtippen, Variante 2 mit Seitenwechsel

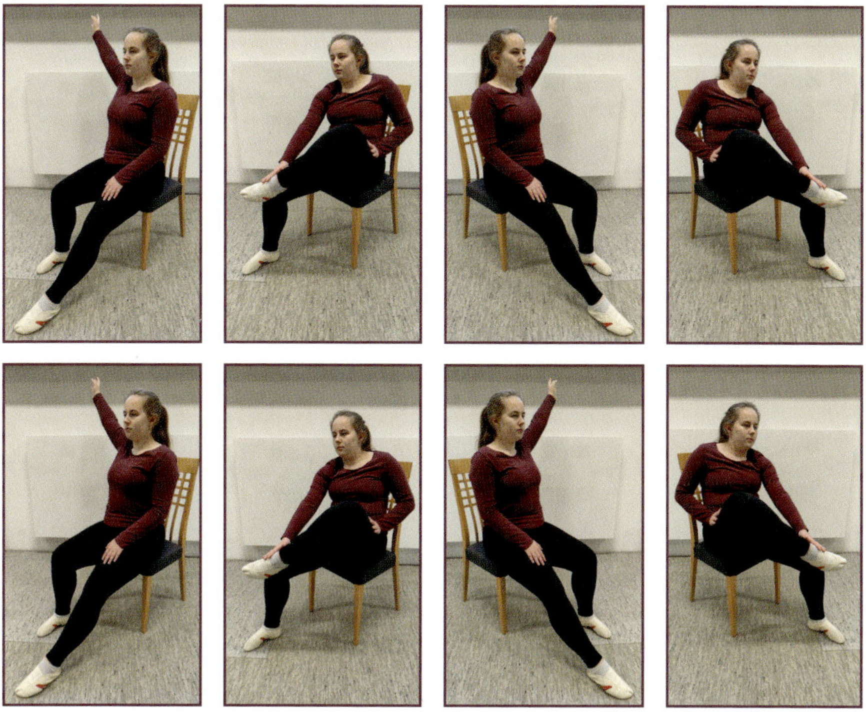

Im dynamischen Wechsel werden erst die rechte Hand und der linke Fuß vor dem Körper zusammengeführt, anschließend wieder öffnen, dann die linke Hand mit dem rechten Fuß zusammenführen usw.

In der Ausgangsposition sind beide Füße am Boden abgestellt, der rechte Arm ist lang nach oben gestreckt. Von dieser Position aus werden im dynamischen Wechsel erst der linke Fuß und die rechte Hand vorne zusammengeführt und anschließend wieder in die Ausgangsposition zurückgeführt, und dann dasselbe mit der anderen Seite ausführen.

Wiederholungen

» Die Übung kann im dynamischen Wechsel 10-20-mal wiederholt werden. 2-3 Sätze trainieren.

» Gezählt wird jedes Mal, wenn der rechte Fuß und die linke Hand zusammengeführt werden.

Die Füße über eine Poolnudel, einen Stab oder Regenschirm heben

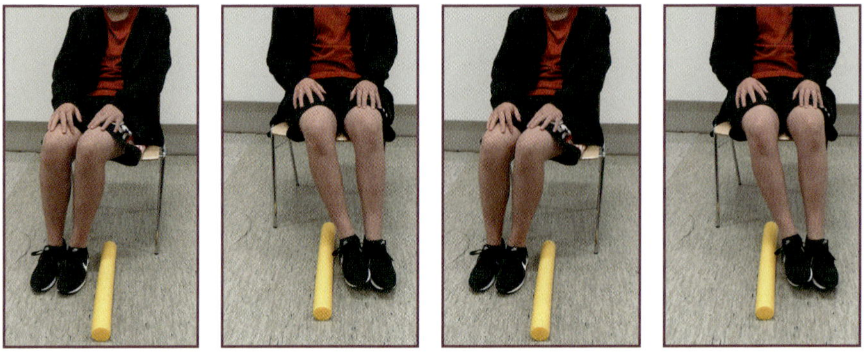

Zeitgleich die Füße im dynamischen Wechsel über die Poolnudel heben.

Die Füße stehen auf der rechten Seite der auf dem Boden liegenden Poolnudel. Zeitgleich werden beide Füße im dynamischen Wechsel über die Poolnudel gehoben und auf der linken Seite abgesetzt. Die Füße wieder anheben und zurück auf der rechten Seite absetzen und wieder von vorne beginnen.

Wiederholungen

» Diese Übung kann je Seite 10-30-mal ausgeführt werden. 2-3 Sätze trainieren.

» Gezählt wird jedes Mal, wenn beide Füße wieder auf der rechten Seite abgestellt wurden.

Die Füße über eine Poolnudel, einen Stab oder Regenschirm heben, Variante 2

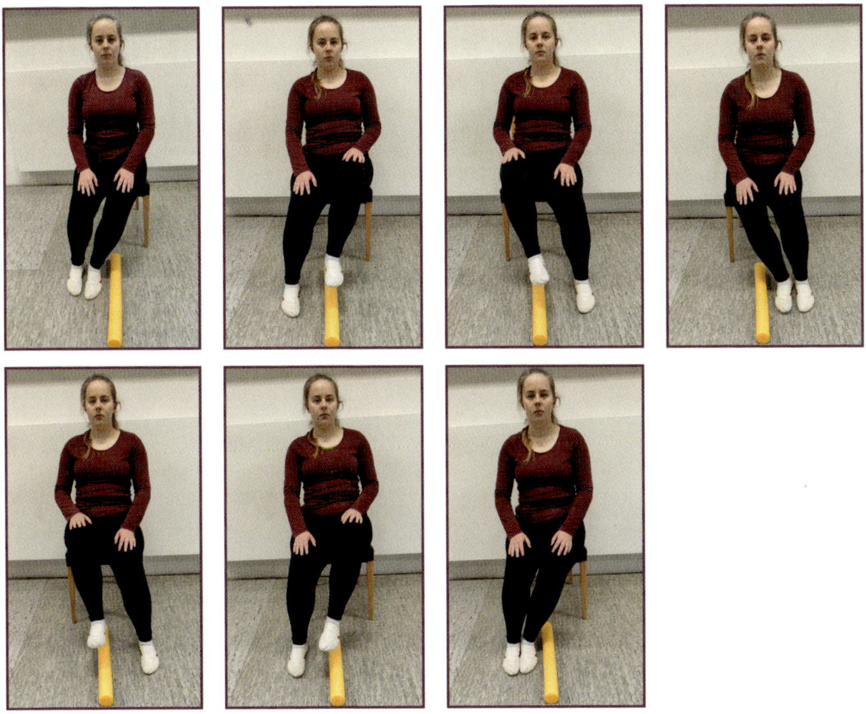

Die Füße einzeln über die Poolnudel heben und auf der anderen Seite absetzen.

Die Füße stehen auf der rechten Seite der auf dem Boden liegenden Poolnudel. Die Füße werden einzeln im dynamischen Tempo über die Poolnudel gehoben und einzeln auf der linken Seite abgesetzt, so, als ob seitlich über einen Gegenstand gestiegen wird. Anschließend die Füße einzeln wieder anheben und einzeln auf der rechten Seite absetzen und wieder von vorne beginnen.

Wiederholungen

- Diese Übung kann je Seite 10-30-mal ausgeführt werden. 2-3 Sätze trainieren.
- Gezählt wird jedes Mal, wenn beide Füße wieder auf der rechten Seite abgestellt wurden.

Die Füße über eine Poolnudel, einen Stab oder Regenschirm heben, Variante 3

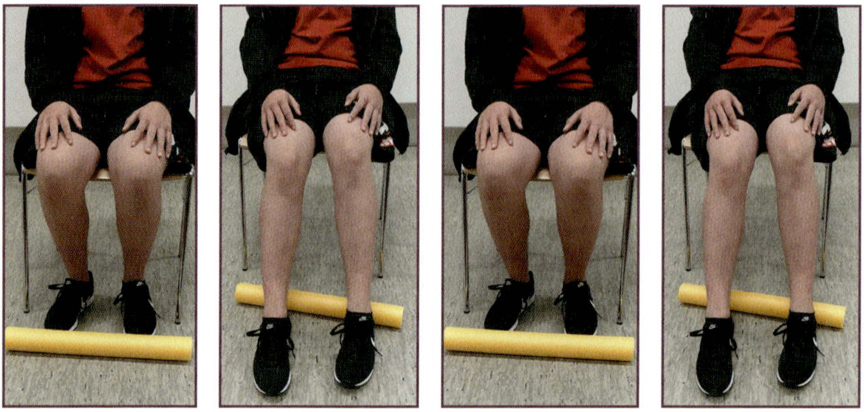

Die Füße zeitgleich im dynamischen Wechsel über die Poolnudel nach vorne und hinten setzen.

Die Poolnudel liegt waagerecht vor den Füßen auf dem Boden. Die Füße werden zeitgleich im dynamischen Wechsel über die Poolnudel nach vorne gesetzt und anschließend wieder zurückgesetzt.

Wiederholungen

» Diese Übung kann 10-30-mal ausgeführt werden. 2-3 Sätze trainieren.
» Gezählt wird jedes Mal, wenn beide Füße wieder zurückgestellt wurden.

Die Füße über eine Poolnudel, einen Stab oder Regenschirm heben, Variante 4

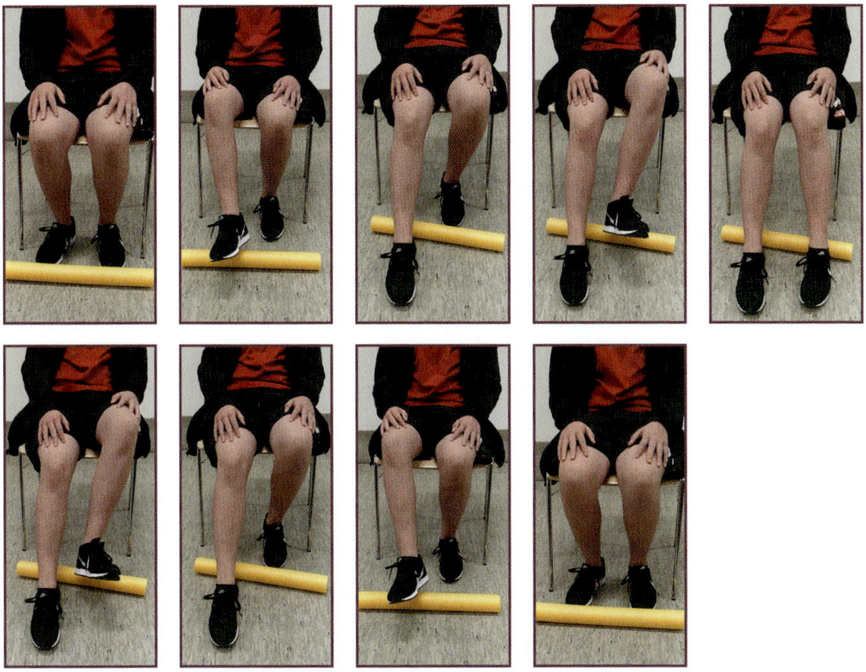

Die Füße einzeln nach vorne über die Poolnudel heben und sie anschließend wieder zurücksetzen.

Die Poolnudel liegt waagerecht vor die Füße legen. Die Füße werden einzeln im dynamischen Tempo über die Poolnudel nach vorne gesetzt und anschließend wieder einzeln zurück hinter die Poolnudel gebracht.

Wiederholungen

» Diese Übung kann 10-30-mal ausgeführt werden. 2-3 Sätze trainieren.

» Gezählt wird jedes Mal, wenn beide Füße wieder zurückgestellt wurden.

Fußpresse mit einem kleinen Gymnastikball

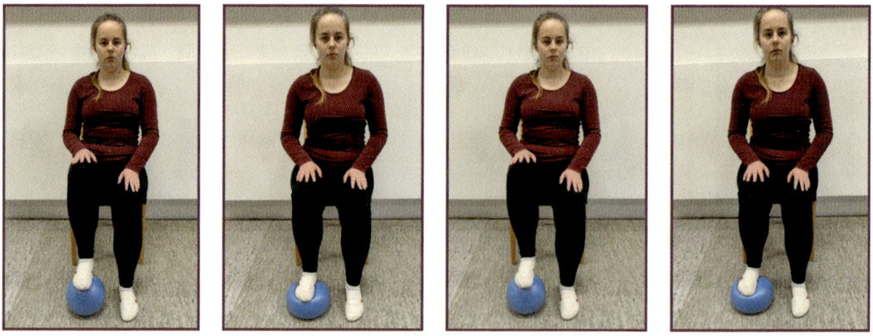

Den Gymnastikball mit dem rechten Fuß platt drücken.
Den Druck circa 10 Sekunden lang halten, ihn dann wieder lösen.

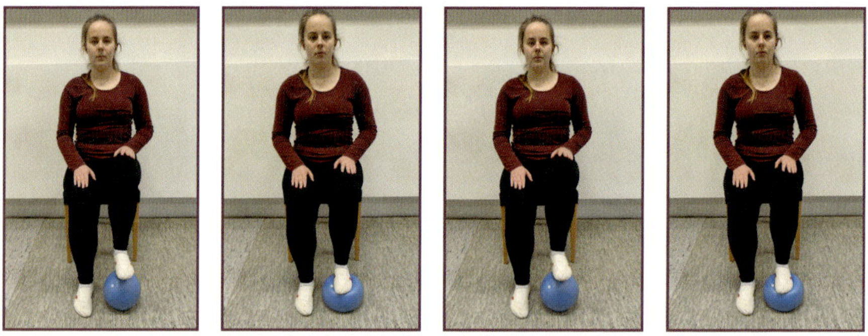

Den Gymnastikball mit dem linken Fuß platt drücken.
Den Druck circa 10 Sekunden lang halten, ihn dann wieder lösen.

Zuerst wird der rechte Fuß auf den kleinen Gymnastikball gestellt. Der Ball wird mit dem Fuß platt gedrückt. Der Druck wird circa 10 Sekunden lang gehalten und anschließend wieder gelöst.

Nach ein paar Wiederholungen wird dasselbe mit dem linken Fuß gemacht.

Wiederholungen

» Diese Übung kann pro Seite 10-20-mal wiederholt werden. 2-3 Sätze trainieren.

Allgemeiner Hinweis

» Die Hände werden locker auf den Oberschenkeln abgelegt und unterstützen das Herunterdrücken nicht.

Fußpresse mit einem kleinen Gymnastikball, Variante 2

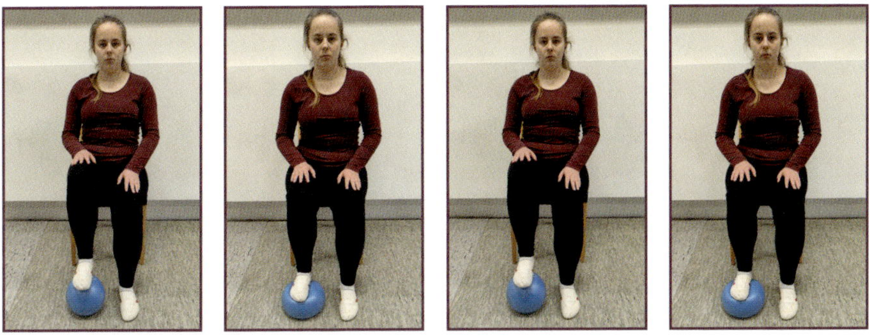

Den Gymnastikball im schnellen, dynamischen Wechsel mit dem rechten Fuß platt drücken und die Spannung anschließend wieder lösen.

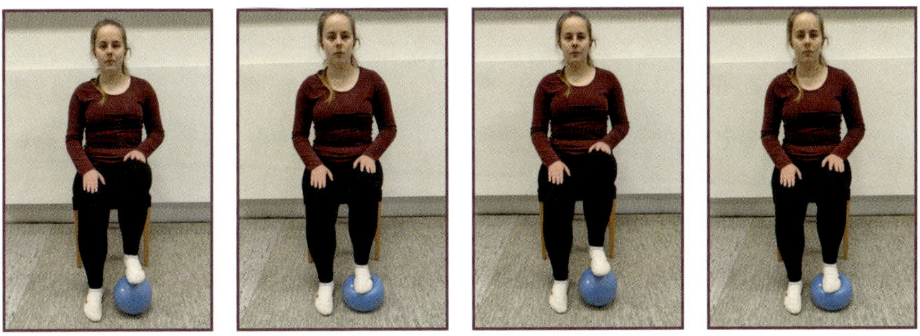

Den Gymnastikball im schnellen, dynamischen Wechsel mit dem linken Fuß platt drücken und die Spannung anschließend wieder lösen.

Zuerst wird der rechte Fuß auf den Gymnastikball gestellt. Der Ball wird mit dem Fuß im schnellen, dynamischen Wechsel platt gedrückt und die Spannung anschließend wieder gelöst.

Wiederholungen

» Diese Übung kann circa 15-20 Sekunden lang ausgeführt werden, bevor die Seite gewechselt wird. 3-5 Sätze trainieren.

Allgemeiner Hinweis

» Die Hände werden locker auf den Oberschenkeln abgelegt und unterstützen das Herunterdrücken nicht.

Beinstrecken mit Widerstandsband

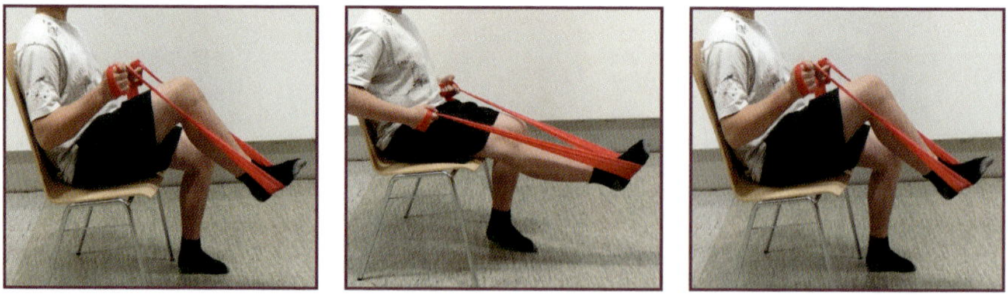

Das rechte Bein im dynamischen Wechsel gegen den Widerstand des Bands strecken und anwinkeln.

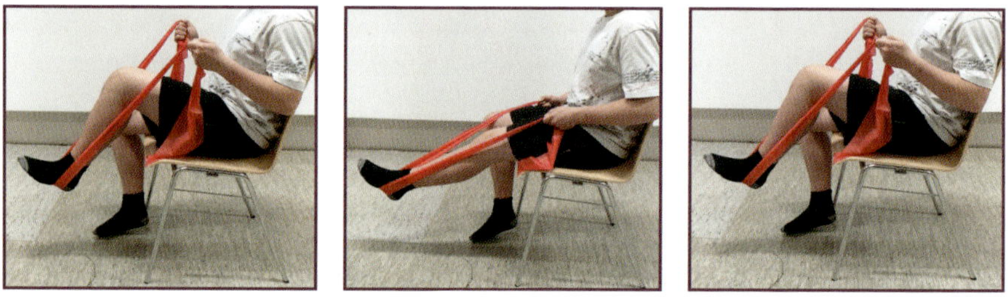

Das linke Bein im dynamischen Wechsel gegen den Widerstand des Bands strecken und anwinkeln.

Der rechte Fuß wird mittig auf ein Widerstandsband gestellt, die Enden werden jeweils mit beiden Händen vor dem Brustkorb gehalten. Das rechte Knie wird in der Ausgangsposition angewinkelt in Richtung Brustkorb angehoben, die Fußspitze ist angezogen.

Von dieser Ausgangsposition wird das Bein im langsamen, dynamischen Wechsel gegen den Widerstand des Bands gestreckt und wieder angewinkelt. Nach ein paar Wiederholungen wird dasselbe mit links ausgeführt.

Wiederholungen

- Diese Übung kann pro Seite 10-20-mal wiederholt werden. 2-3 Sätze trainieren.
- Gezählt wird jedes Mal, wenn das Bein wieder angewinkelt ist.

Allgemeiner Hinweis

- Die Hände werden kurz vor dem Brustkorb gehalten. Die Fußspitze bleibt angezogen.

9 Übungen im Stehen

Stabilitäts- und Gleichgewichtübungen im Stand am Stuhl für fitte Senioren

Aufstehen

Setze dich mittig auf den Stuhl. Beide Füße stehen parallel vor dem Stuhl auf dem Boden, die Hände sind auf den Unterschenkeln zur Unterstützung aufgestützt. Es wird, ohne Schwung zu holen, aufgestanden, nur so weit, dass das Gesäß vom Stuhl angehoben wird (siehe zweites Bild). Den Oberkörper dabei nicht zum Stand aufrichten, die Kraft kommt dabei nur aus den Beinen.

Die Position wird circa fünf Sekunden lang gehalten, bevor sich wieder hingesetzt wird.

Wiederholungen

» Diese Übung kann 5-10-mal wiederholt werden mit einer Haltezeit von jeweils circa fünf Sekunden.

Hinweis

» Bei Unsicherheit, kann ein Stuhl vor sich hingestellt werden, um sich beim Aufstehen an der Stuhllehne festhalten zu können.

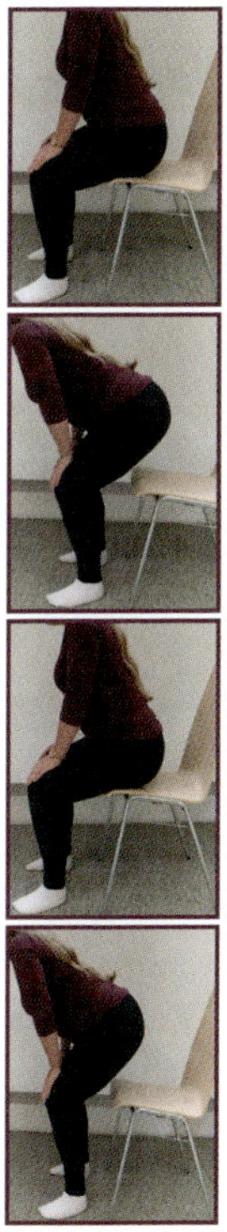

Aufstehen (beide Füße sind parallel aufgestellt) und sich wieder hinsetzen.

Aufstehen, Variante 2

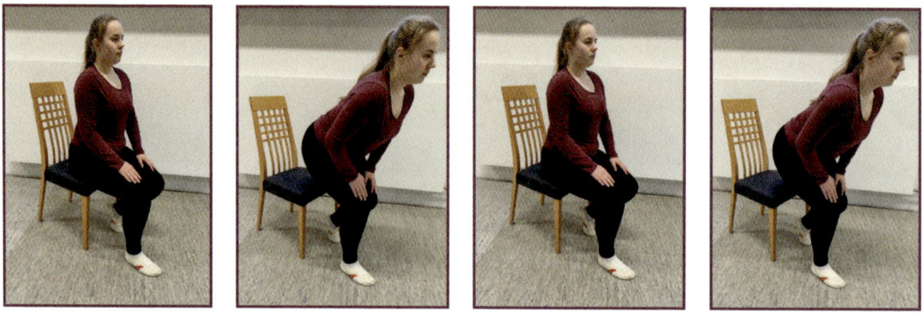

Aufstehen (der rechte Fuß ist vorne) und sich wieder hinsetzen.

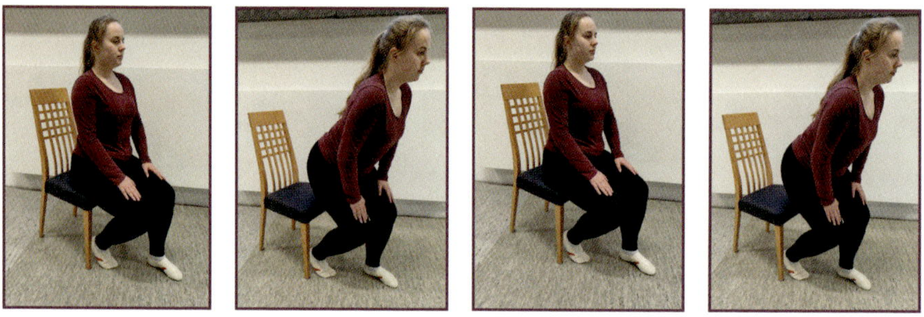

Aufstehen (der linke Fuß ist vorne) und sich wieder hinsetzen.

Setze dich mittig auf den Stuhl. Der rechte Fuß wird etwas versetzt nach vorne aufgesetzt, der linke Fuß ist unter der vorderen Stuhlkante, die Hände sind auf den Unterschenkeln zur Unterstützung aufgestützt. Es wird, ohne Schwung zu holen, aufgestanden, nur so weit, dass das Gesäß vom Stuhl angehoben wird (siehe zweites Bild). Den Oberkörper dabei nicht zum Stand aufrichten, die Kraft kommt dabei nur aus den Beinen. Die Position wird circa fünf Sekunden lang gehalten, bevor sich wieder hingesetzt wird. Nach ein paar Wiederholungen wird dasselbe mit dem linken Fuß vorne ausgeführt.

Wiederholungen

» Nach 3-8 Aufstehversuchen wird die Fußposition gewechselt.

Hinweis

» Bei Unsicherheit, kann ein Stuhl vor sich hingestellt werden, um sich beim Aufstehen an der Stuhllehne festhalten zu können.

Marschieren am Platz hinter einem Stuhl

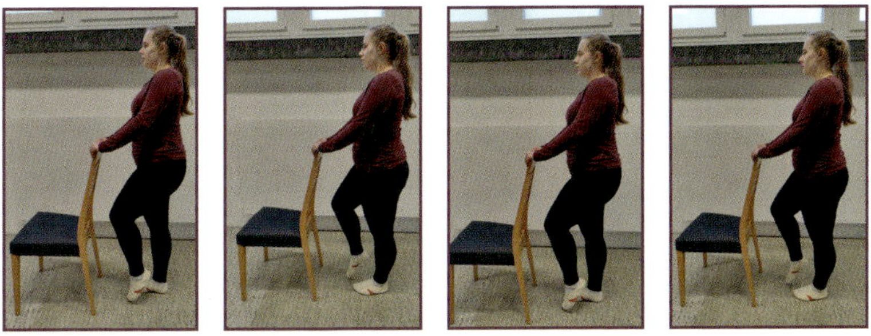

Auf dem Platz marschieren mit Festhalten.

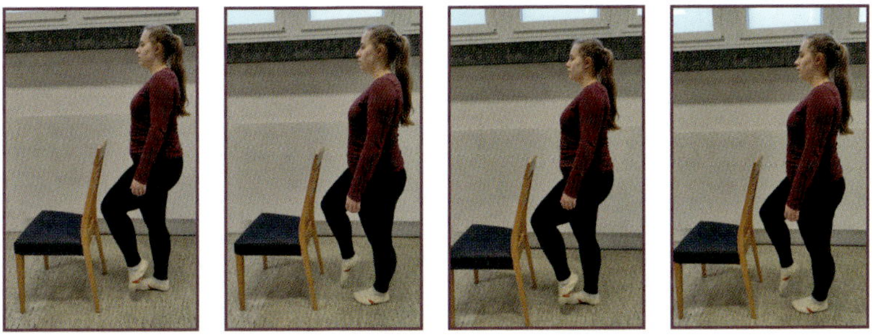

Auf dem Platz marschieren für sehr fitte Teilnehmer ohne sich festzuhalten.

Diese Übung eignet sich für fitte Teilnehmer, aber auch für unsichere Teilnehmer, die noch gehen und stehen können. Zur Sicherheit kann hier noch ein Stuhl hinter dir stehen.

Im Stand hinter dem Stuhl kann sich wahlweise je nach Sicherheit an der Stuhllehne festgehalten werden, um auf der Stelle zu marschieren (wenn du dich nicht festzuhalten brauchst, schwinge deine Arme locker neben dem Körper mit).

Dabei wird im dynamischen Wechsel wie beim Gehen mal der rechte und mal der linke Fuß ein Stück angehoben.

Wiederholungen

» Diese Übung kann circa 30 Sekunden bis eine Minute lang ausgeführt werden.

Allgemeiner Hinweis

» Der Oberköper ist aufrecht, der Blick ist nach vorne gerichtet.

Anfersen

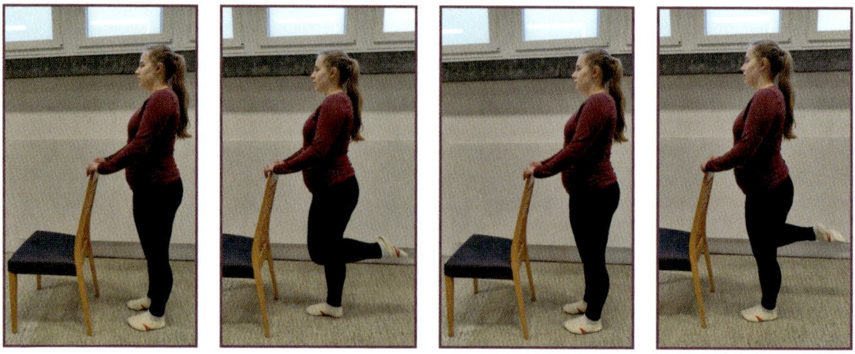

Anfersen im dynamischen Wechsel rechtes Bein, linkes Bein

Im Stand hinter dem Stuhl wird im dynamischen Wechsel erst die rechte Ferse in Richtung Gesäß angehoben, anschließend wird sie wieder abgestellt. Dann wird die linke Ferse in Richtung Gesäß angehoben und der Fuß wieder abgestellt. Das Gewicht wird dabei auf das jeweilige Standbein verlagert.

Wiederholungen

» Diese Übung kann je Seite 10-30-mal wiederholt werden.

» Gezählt wird, wenn der rechte Fuß hochgehoben wird.

Allgemeiner Hinweis

» Der Oberköper ist aufrecht, der Blick ist nach vorne gerichtet.

Ballenstand

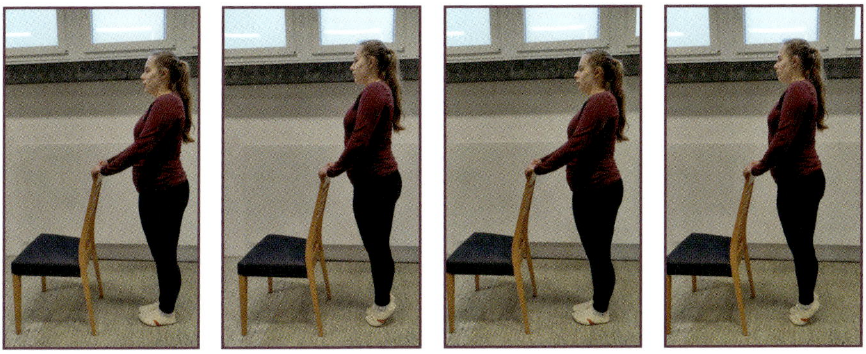

Sich in den Ballenstand heben, kurz halten, langsam wieder absenken und wieder anheben usw.

Im Stand hinter dem Stuhl hältst du dich an der Stuhllehne fest.

Die Fersen werden langsam angehoben bis zum Ballenstand, kurz oben halten (circa 5-8 Sekunden lang), Anschließend langsam die Fersen wieder senken, bis der ganze Fuß aufgestellt ist, dann wieder heben und senken usw.

Wiederholungen

» Diese Übung kann 10-20-mal wiederholt werden mit einer Haltezeit von circa 5-8 Sekunden im Ballenstand.

» Gezählt wird jedes Mal, wenn die Fersen wieder am Boden Stehen.

Allgemeiner Hinweis

» Der Oberköper ist aufrecht, der Blick ist nach vorne gerichtet.

Fersenstand

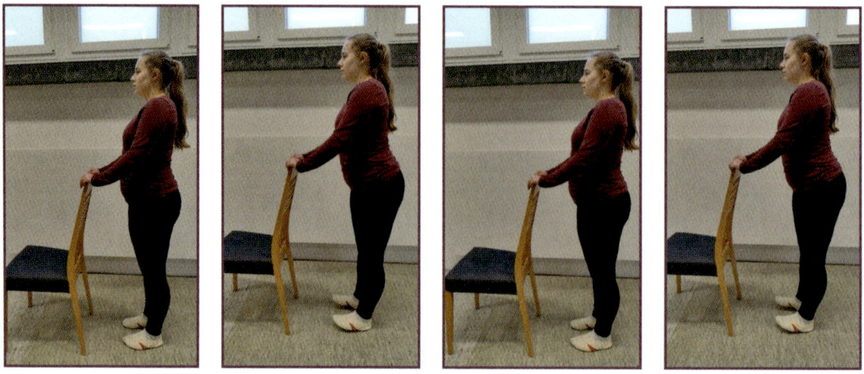

Sich aus dem festen Stand in den Fersenstand heben, kurz halten, langsam wieder absenken und wieder anheben usw.

Im Stand hinter dem Stuhl hältst du dich an der Stuhllehne fest. Die Zehenspitzen werden langsam angehoben bis zum Fersenstand, dann kurz oben halten (circa 5-8 Sekunden lang). Anschließend langsam die Zehen wieder absenken (abrollen), bis der ganze Fuß wieder aufgestellt ist, dann wieder heben und senken usw.

Wiederholungen

» Diese Übung kann 10-15-mal wiederholt werden mit einer Haltezeit von 5-8 Sekunden im Fersenstand. Dies zählt als ein Satz.

» Gezählt wird jedes Mal, wenn die Fußspitzen wieder am Boden sind.

Allgemeiner Hinweis

» Der Oberköper ist aufrecht, der Blick ist nach vorne gerichtet. Das Gesäß beim Fersenstand nicht zu weit nach hinten schieben.

Kombinationsübung

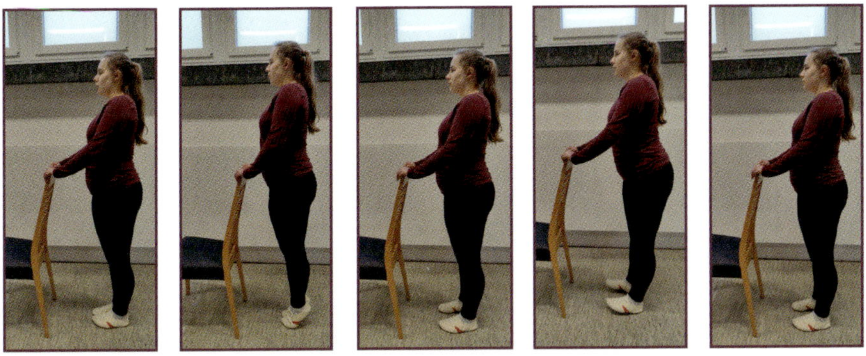

Im dynamischen Wechsel sich in den Ballenstand und Fersenstand heben.

Im Stand hinter dem Stuhl hältst du dich an der Stuhllehne fest. Im dynamischen Wechsel werden zuerst die Fersen langsam angehoben bis zum Ballenstand. Dann wird sich langsam wieder auf den ganzen Fuß abgesenkt, anschließend werden die Zehenspitzen langsam angehoben bis zum Fersenstand. Dann langsam wieder den ganzen Fuß abstellen, dann sich wieder in den Ballenstand heben und zurück auf den Fersenstand kommen.

Wiederholungen

» Diese Übung kann circa 10-20-mal ausgeführt werden. Dies zählt als ein Satz.

» Gezählt wird jedes Mal, wenn die Fußspitzen wieder vom Boden angehoben werden.

Allgemeiner Hinweis

» Der Oberkörper bleibt aufrecht, Blick ist nach vorne gerichtet. Das Gesäß beim Fersenstand nicht zu weit nach hinten schieben.

Retroversion der Beine

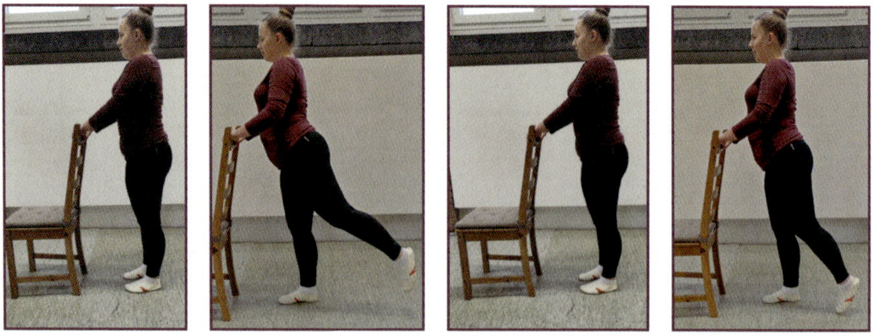

Das rechte Bein ist das Standbein, das linke Bein wird im Wechsel dynamisch gestreckt nach hinten angehoben und wieder zurück in den Stand geführt.

Im Stand hinter dem Stuhl ist das rechte Bein das Standbein, das linke Bein wird dynamisch im Wechsel gestreckt nach hinten angehoben und wieder zurückgeführt.

Nach ein paar Wiederholungen wird dasselbe mit der anderen Seite ausgeführt.

Wiederholungen

» Diese Übung kann insgesamt pro Seite 10-30-mal wiederholt werden. 2-3 Sätze trainieren.

» Gezählt wird jedes Mal, wenn das angehobene Bein zurück neben dem Standbein ist.

Allgemeiner Hinweis

» Der Oberkörper bleibt aufrecht, das angehobene Bein bleibt bei der Ausführung gestreckt. Das angehobene Bein nicht zur Seite ausdrehen, die Fußspitze zeigt die ganze Zeit nach vorne.

Abduktion der Beine

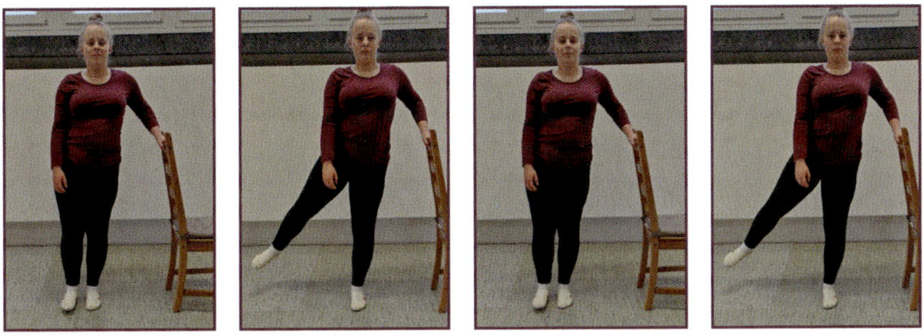

Abduktion: Das rechte Bein zur Seite anheben und senken.

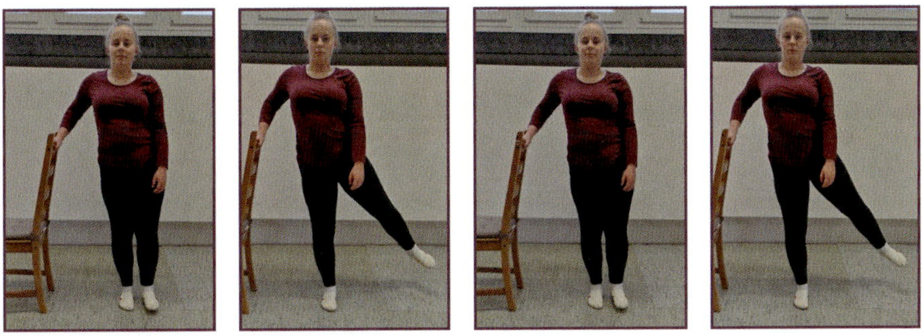

Abduktion: Das linke Bein zur Seite anheben und senken.

Im Stand neben dem Stuhl ist das linke Bein das Standbein, das rechte Bein wird langsam dynamisch im Wechsel zur Seite angehoben und wieder zurückgeführt. Nach ein paar Wiederholungen dasselbe mit der linken Seite ausführen.

Wiederholungen

» Diese Übung kann insgesamt pro Seite 10-20-mal wiederholt werden. 2-3 Sätze trainieren.

» Gezählt wird jedes Mal, wenn das angehobene Bein zurück neben dem Standbein ist.

Allgemeiner Hinweis

» Die Fußspitze beim angehobenen Bein ist herangezogen. Der Oberkörper bleibt aufrecht, das angehobene Bein bleibt bei der Ausführung gestreckt. Das angehobene Bein bleibt parallel zum Standbein.

Das Knie heben

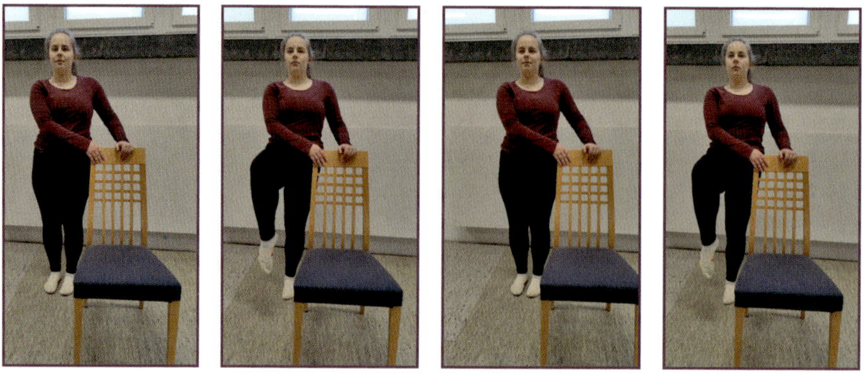

Dynamisches Heben und Senken des rechten Knies

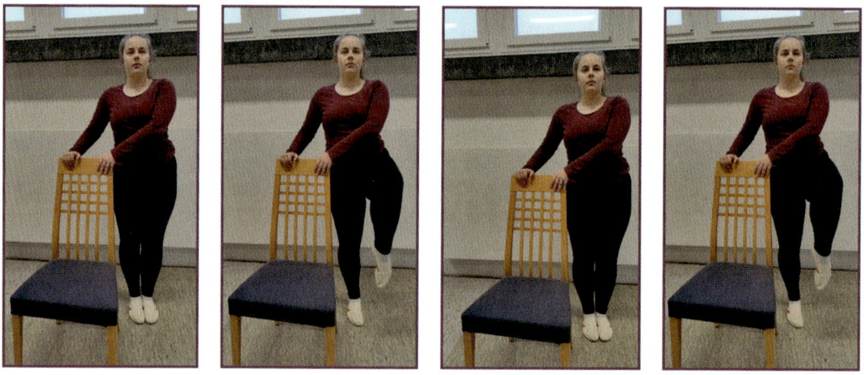

Dynamisches Heben und Senken des linken Knies

Im Stand auf der rechten Seite hinter dem Stuhl ist das linke Bein das Standbein, das rechte Knie wird dynamisch in Richtung Bauch hochgehoben und wieder gesenkt. Nach ein paar Wiederholungen wird dasselbe auf der anderen Seite ausgeführt.

Wiederholungen

» Diese Übung wird dynamisch pro Seite 15-20-mal wiederholt. 2-3 Sätze trainieren.

Allgemeiner Hinweis

» Der Oberkörper bleibt aufrecht.

Squat

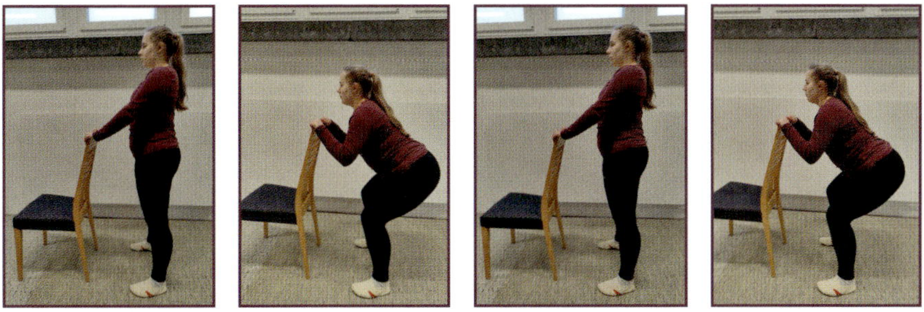

Von der Ausgangsstellung wird das Gesäß nach hinten geschoben, so, als wollte man sich auf einen Stuhl setzen und anschließend wieder aufstehen.

Im Stand hinter dem Stuhl sind die Füße in der Ausgangsposition etwas breiter als „schulterbreit" aufgestellt, der Oberkörper ist aufgerichtet. Das Gesäß wird nach hinten geschoben, so, als wollte man sich auf einen Stuhl setzen. Anschließend wieder zurück in die Ausgangsposition kommen.

Wiederholungen

» Diese Übung wird langsam, kontrolliert und dynamisch 10-20-mal ausgeführt. 2-3 Sätze trainieren.

» Gezählt wird jedes Mal, wenn der ganze Körper wieder aufrecht ist.

Hinweis

» Bei Unsicherheit kann ein Stuhl hinter sich hingestellt werden, um sich bei eventuellem Gleichgewichtsverlust auf den Stuhl setzen zu können.

Squat, Variante 2

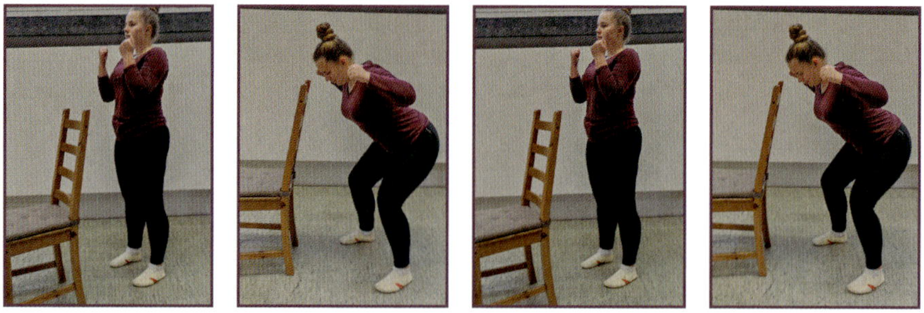

Von der Ausgangsstellung wird das Gesäß nach hinten geschoben, so, als wollte man sich auf einen Stuhl setzen und anschließend wieder aufstehen.

Im Stand hinter dem Stuhl sind die Füße breiter als „schulterbreit" aufgestellt. Die Arme sind in der Ausgangsposition im freien Stand vor dem Oberkörper angewinkelt. Das Gesäß wird nach hinten geschoben, so, als wollte man sich auf einen Stuhl setzen. Die Arme gehen dabei angewinkelt nach außen an die Seite des Oberkörpers. Anschließend wieder zurück in die Ausgangsposition kommen, um die Übung zu wiederholen.

Wiederholungen

» Diese Übung wird langsam, kontrolliert und dynamisch 10-20-mal ausgeführt. 2-3 Sätze trainieren.

Hinweis

» Bei Unsicherheit kann ein Stuhl hinter sich hingestellt werden, um sich bei eventuellem Gleichgewichtsverlust auf den Stuhl setzen zu können.

Gleichgewicht/Einbeinstand

Ansicht Ausführung rechte Seite

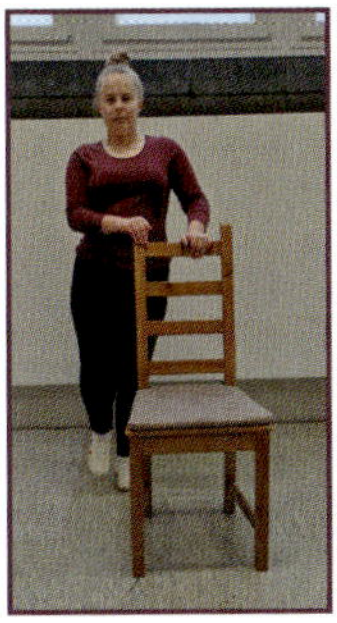
Beide Hände greifen.

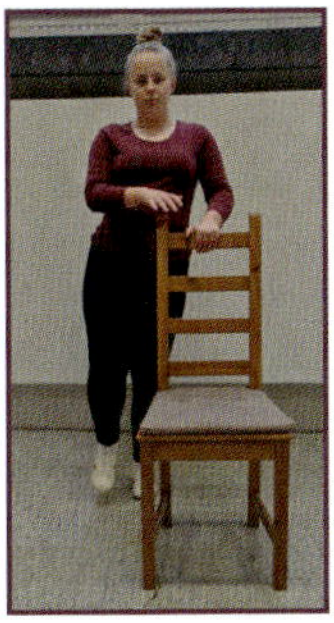
Die rechte Hand löst sich.

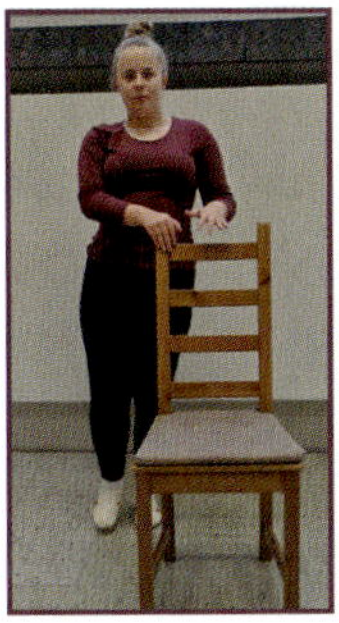
Die linke Hand löst sich.

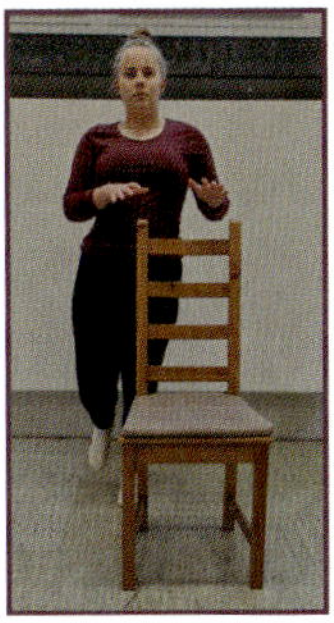
Beide Hände lösen sich.

Ansicht Ausführung linke Seite

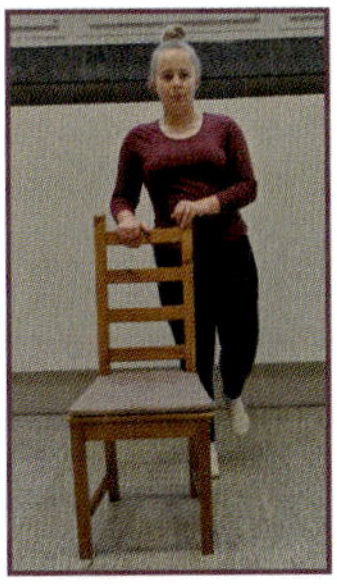
Beide Hände greifen.

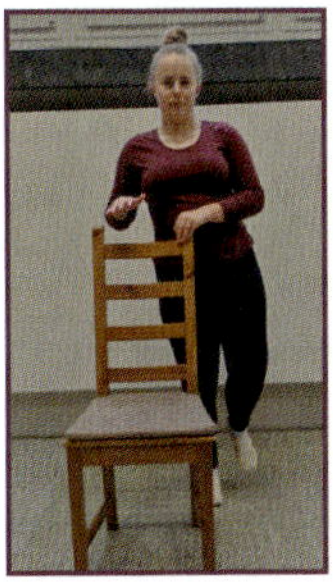
Die rechte Hand löst sich

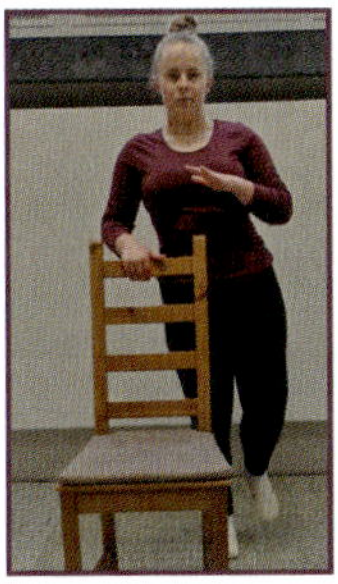
Die linke Hand löst sich.

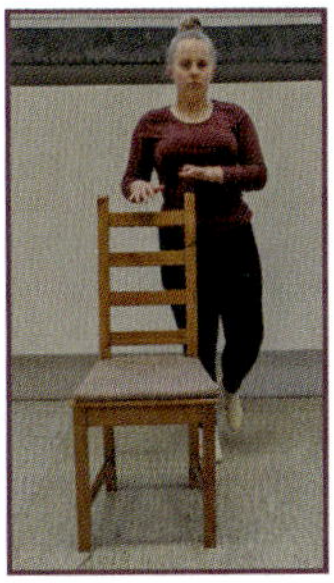
Beide Hände lösen sich.

Im Stand hinter dem Stuhl ist das linke Bein das Standbein, der rechte Fuß wird leicht vom Boden angehoben zum Einbeinstand. Zuerst wird sich noch mit beiden Händen an der Stuhllehne festgehalten. Nach circa 10 Sekunden wird die rechte Hand von der Lehne gelöst (die gelöste Hand bleibt stets griffbereit über der Lehne). Nach 10 Sekunden wird die Hand gewechselt, sodass sich mit rechts festgehalten wird und die linke Hand leicht gelöst ist, der rechte Fuß bleibt weiterhin angehoben.

Wenn du es dir zutraust, kannst du gerne versuchen, bei dieser Übung die Augen kurz zu schließen.
Als schwierigere Variante kannst du versuchen, beide Hände zu lösen, der Fuß bleibt weiterhin angehoben.
Anschließend wird die komplette Übung auf dem rechten Bein ausgeführt.

Seilspringen im Gehen, OHNE zu springen

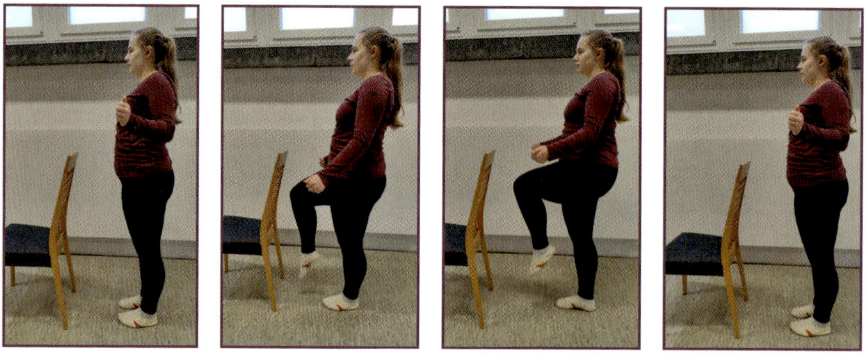

Imaginäres Seilspringen, OHNE dabei zu springen.

Diese Übung wird wie das bekannte Seilspringen ausgeführt, nur OHNE zu springen. Es wird dabei locker auf der Stelle gegangen und die Arme werden dabei in kleinen, kreisenden Bewegungen mitgeschwungen, so, als würdest du über ein imaginäres Seil springen. Die Beine können bei jedem Schritt locker mitfedern, so, als würdest du abspringen wollen.

Wiederholungen

» Diese Übung kann von 30 Sekunden bis zu drei Minuten lang ausgeführt werden. 2-3 Sätze trainieren.

Beinschwingen

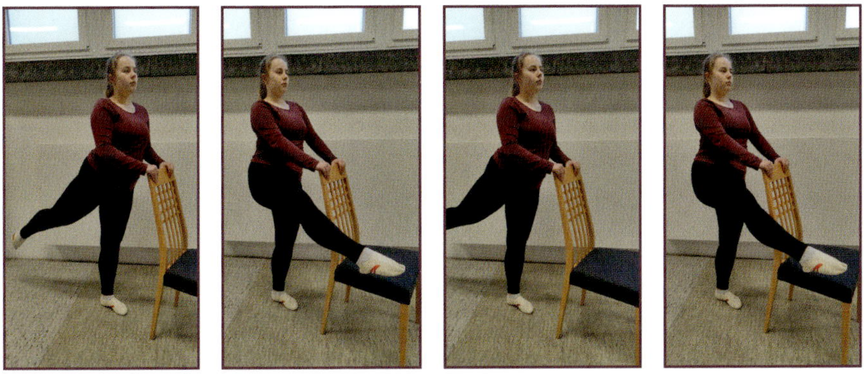

Das rechte Bein dynamisch vor und zurück schwingen.

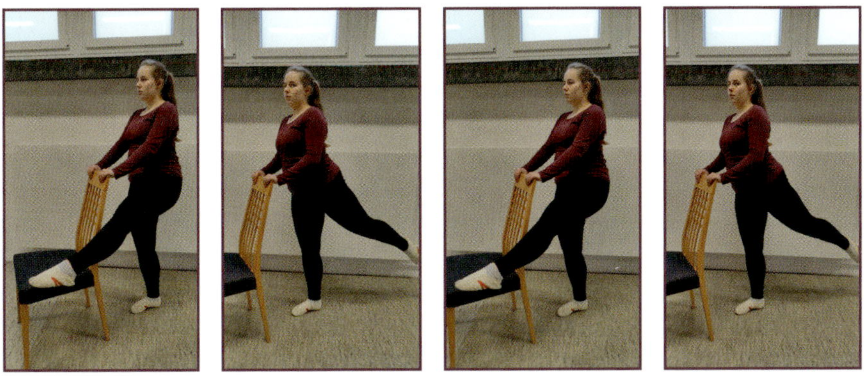

Das linke Bein dynamisch vor und zurück schwingen.

Im Stand hinter dem Stuhl stehst du etwas mehr auf der rechten Seite, sodass das rechte Bein neben dem Stuhl Platz hat zum Schwingen und hältst dich an der Stuhllehne fest. Das Gewicht wird auf das linke Standbein verlagert, das rechte Bein wird aus der Hüfte heraus angehoben und dynamisch locker nach vorne und hinten geschwungen. Nach ein paar Wiederholungen wird dasselbe auf der anderen Seite ausgeführt.

Wiederholungen

» Diese Übung kann 30-60 Sekunden lang pro Seite ausgeführt werden. 2-3 Sätze trainieren.

10 Lockerung und Entspannung

10.1 Entspannung

Klopfmassage

Du kannst bei der Klopfmassage für dich selbst entscheiden, ob du die Hand zur Faust machen oder die flache Hand benutzen möchtest.

Zuerst wird mit der rechten Hand die linke Schulter beginnend abgeklopft, dann den ganzen Oberarm abklopfen (den Arm dabei langsam drehen, damit alle Seiten abgeklopft werden) und weiter bis zum Unterarm.

Dasselbe wird auch auf der linken Seite ausgeführt.

Als nächster Schritt kommen genauso die Oberschenkel, Schienbeine und Waden dran.

Zum Schluss die Handinnenflächen abklopfen (klatschen).

Aktivierung der Faszien durch Ausstreichen

Beginnend bei der rechten Schulter wird hinunter bis zum Handgelenk der ganze Arm ausgestrichen. Der Druck darf selbst bestimmt werden.

Wichtig ist es als Trainer in einer Gruppe, dies anzusagen.

Anschließend werden die Beine von der Hüfte bis zu den Knöcheln mit selbstbestimmtem Druck von allen Seiten ausgestrichen.

Zum Schluss die Handrückseiten, dann jeden Finger einzeln und als Letztes die Handinnenflächen ausgestrichen (aneinanderreiben).

10.2 Massage

Gesichtsmassage

Mit Zeige- und Mittelfinger beider Hände zeitgleich das ganze Gesicht massieren. Beginnend bei der Stirnmitte bis zu den Schläfen, vom Nasenbein bis unter die Augen, die Wangen, Mundwinkel, Kinn und nach Belieben auch den Hals.

Allgemeiner Hinweis

» Brillenträger sollten ihre Brille dabei ablegen!

Igelballmassage

Der Igelball wird in die linke Hand genommen und auf die rechte Schulter gelegt. Mit kleinen, kreisenden Bewegungen werden erst die Schultern, dann die Arme, anschließend die Beine sowie nach Belieben der Brustkorb und der untere Rücken massiert.

Alternative für Trainer

» Wenn die Teilnehmer sicher stehen können, stellen sich die Teilnehmer hintereinander auf, sodass der Vordermann von dem hinter ihm stehenden auf dem Rücken mit dem Igelball massiert wird.

» Die Massage kann auch zu zweit ausgeführt werden. Es wird zuerst der eine Partner massiert und nach circa drei Minuten der andere Partner.

10.3 Atementspannung – Beispielanleitung

„Setze dich in einer entspannten Position aufrecht hin." Schließe die Augen oder senke den Blick. Richte deine Aufmerksamkeit ganz auf deinen Atem.

Atme ein und atme aus und nimm diesen Vorgang des Atmens bewusst wahr.

Ein und aus. Spüre nur deinen Atem, ohne ihn dabei zu beeinflussen.

Begleite deinen Atemfluss mit deiner Aufmerksamkeit. Das Kommen und Gehen.

Spüre, wie die Luft durch die Nase eintritt und wie sie durch den leicht geöffneten Mund wieder ausströmt.

Spüre, wie sich dein Brustkorb mit jedem Einatmen hebt und mit jeder Ausatmung wieder senkt. Versuche, dabei wach und konzentriert zu bleiben.

Es ist normal, wenn sich die Gedanken immer wieder in den Vordergrund drängen, nimm die Gedanken nur kurz wahr, lasse sie weiterziehen und konzentriere dich wieder voll auf deinen Atem.

Sage dir mit deiner nächsten Einatmung: „Ein", und mit der Ausatmung: „Aus", und nimm dabei deinen Atemfluss weiterhin wahr, ohne ihn zu beeinflussen.

Ein und aus.

Nimm als Nächstes 10 Atemzüge in deinen Bauchraum hinein. Lege dafür deine Hände auf deinen Bauch und spüre, wie sich mit jeder Einatmung dein Bauch hebt und mit deiner Ausatmung wieder senkt.

Lasse nach den 10 Atemzügen deinen Atem wieder frei fließen.

Als Nächstes nimm 10 Atemzüge in deinen Brustkorb hinein und spüre mit jeder Einatmung, wie sich dein Brustkorb dabei hebt und mit der Ausatmung wieder senkt.

Lasse nach den 10 Atemzügen deinen Atem wieder frei fließen, ohne ihn dabei zu beobachten und ohne ihn zu beeinflussen. Bleibe noch für einen Moment ganz bei dir, es gibt gerade nichts mehr für dich zu tun.

(Je nach verfügbarer Zeit mindestens drei Minuten bis zu fünf Minuten trainieren. Achte dabei stets auf die Teilnehmer. Sofern sie anfangen, unruhig zu werden, hole sie langsam wieder zurück.)

Komme nun langsam wieder zurück in den Raum. Bewege zuerst deine Hände und Füße, dann deine Arme und Beine. Räkle und strecke dich, wie es dir guttut und öffne zum Schluss langsam deine Augen.

10.4 Progressive Muskelentspannung im Sitzen

„Setze dich in einer entspannten Position aufrecht hin. Schließe die Augen oder senke den Blick und atme ein paar Mal ein und wieder aus, so lange, bis du deinen Atem richtig wahrnimmst und deinen ganzen Körper spürst.

Balle deine rechte Hand zur Faust und halte diesen Zustand circa fünf Sekunden lang, lasse dann die Hand langsam wieder ganz locker werden (circa 10 Sekunden lang). Lasse das Gefühl auf dich wirken, wenn die Anspannung nachlässt.

Balle deine linke Hand zur Faust und halte diesen Zustand circa fünf Sekunden lang, lasse dann die Hand langsam wieder ganz locker werden (circa 10 Sekunden lang). Lasse das Gefühl auf dich wirken, wenn die Anspannung nachlässt.

Beuge deine Unterarme so, dass sie im rechten Winkel zu deinen Oberarmen stehen und spanne erst deinen rechten und dann deinen linken Oberarm an. Halte diese Spannung fünf Sekunden lang und lasse dann langsam wieder ganz locker und genieße das Gefühl.

Runzle die Stirn, kneife deine Augen fest zusammen und rümpfe deine Nase. Halte diese Spannung fünf Sekundenlang und lasse wieder locker. Genieße die Entspannung einen Augenblick.

Ziehe deine Schultern, so weit es geht, hoch. Versuche dabei, deine Ohren zu erreichen. Halte diesen Zustand für einen Moment und lasse dann die Schultern langsam wieder fallen.

Spanne jetzt deinen Po, so fest es geht, an. Halte die Spannung fünf Sekunden lang und lasse dann wieder ganz langsam locker.

Strecke jetzt deine Beine aus und spanne deine Oberschenkel an, so gut, wie du es kannst. Halte die Spannung fünf Sekunden lang und lasse dann langsam wieder locker.

Als Letztes presst du deine Füße fest in den Boden, sodass du deine Unterschenkel anspannen kannst. Halte diese Spannung noch einmal bewusst und lasse dann ganz langsam locker.

Spüre zum Schluss die völlige Entspannung in den Händen, in den Armen und Beinen, im Po, in den Schultern und im Gesicht. Und bleibe völlig entspannt noch etwas ganz bei dir.

Komme nun langsam wieder zurück in den Raum. Bewege zuerst deine Hände und Füße, dann deine Arme und Beine und öffne zum Schluss langsam deine Augen."

11 Übungen für das Gehirntraining

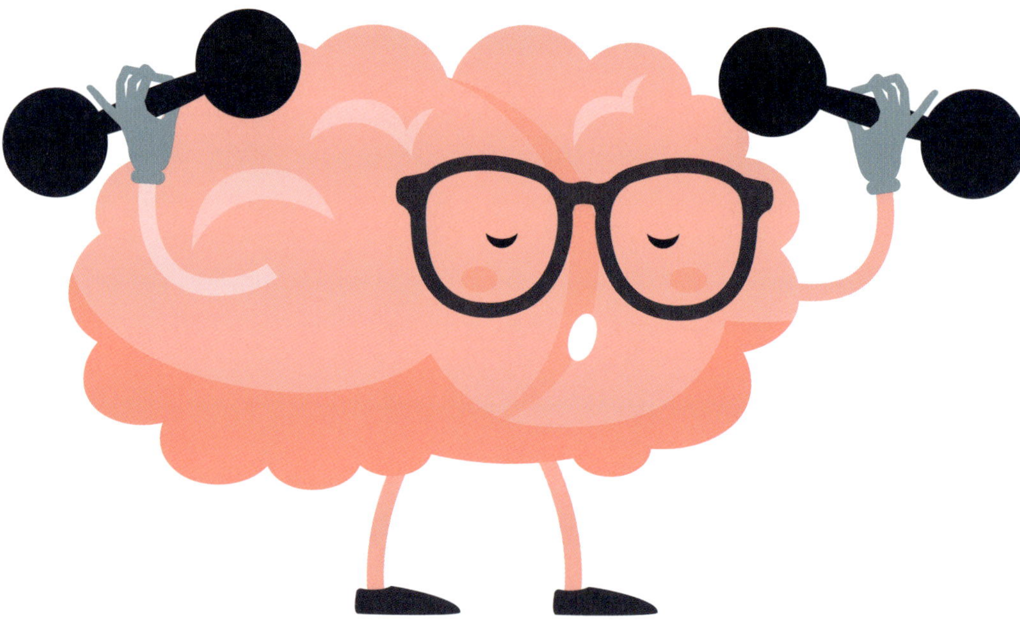

Die Finger krallen

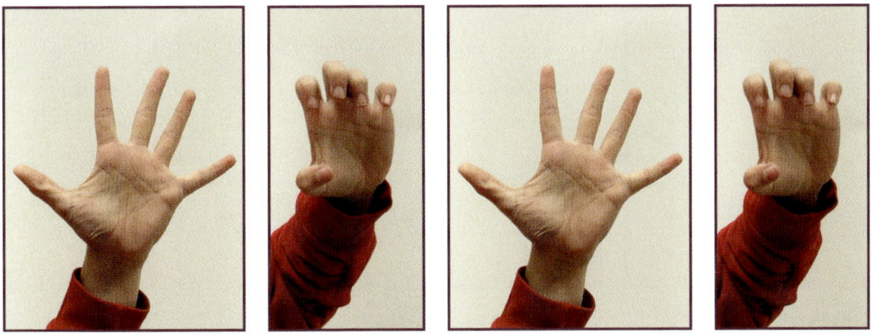

Die Finger krallen und spreizen.

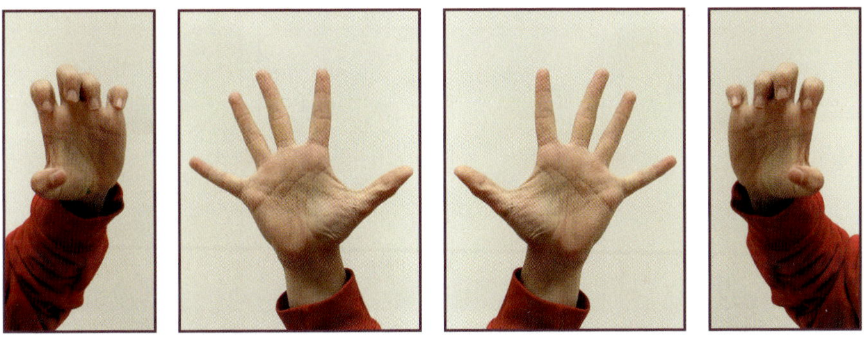

Die linke Hand als „Kralle" formen. *Die rechte Hand ist gespreizt.* ***Wechsel*** – *Die linke Hand ist gespreizt.* *Die rechte Hand als „Kralle" formen.*

Die Finger der linken Hand sind zuerst gespreizt und lang gestreckt. Langsam die Mittel- und Endgelenke der Finger beugen (krallen). Die Grundgelenke bleiben gestreckt, nach circa fünf Sekunden die Finger weit spreizen und von vorne beginnen. Nach ein paar Wiederholungen dasselbe mit der rechten Seite ausführen.

Wiederholungen

» Diese Übung kann pro Hand (oder mit beiden Händen zeitgleich) 10-20-mal wiederholt werden. Dies zählt als ein Satz.

» Alternativ kann diese Übung auch mit beiden Händen gleichzeitig ausgeführt werden oder auch gegengleich (siehe untere Abbildung).

Die Finger spreizen

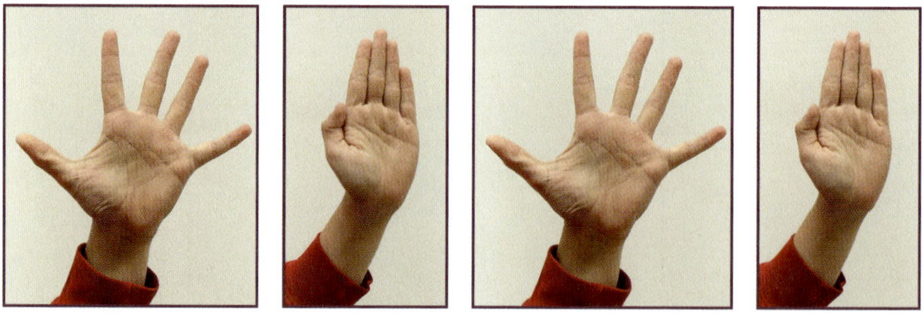

Die Finger der rechten Hand im dynamischen Wechsel maximal spreizen und wieder zusammenführen.

Alternative

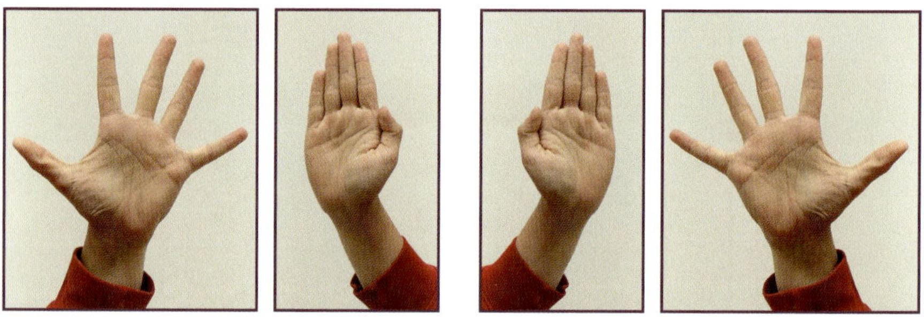

An der linken Hand sind die Finger gespreizt, an der rechten Hand sind sie zusammen. ***Dynamischer Seitenwechsel –*** *An der linken sind die Finger zusammen, an der rechten Hand sind sie gespreizt.*

Die Finger der rechten Hand maximal auseinanderspreizen, dann die Finger wieder zueinander führen. Nach ein paar Wiederholungen dasselbe mit der linken Hand ausführen.

Wiederholungen

- » Diese Übung kann im langsamen, dynamischen Wechsel (oder zeitgleich mit beiden Händen) je Hand 8-20-mal wiederholt werden. Dies zählt als ein Satz.
- » Alternativ kann die Übung, wie beschrieben, nur gegengleich mit beiden Händen ausgeführt werden. Erst die rechte Hand spreizen und links die Finger zusammenführen. Dann wechseln, sodass rechts die Finger zusammen sind und links die Finger gespreizt werden.
- » Um das Gehirn etwas mehr zu fordern, wird das Tempo erhöht.

Liegende Achten malen mit Jongliertuch, Schal oder ohne Hilfsmittel

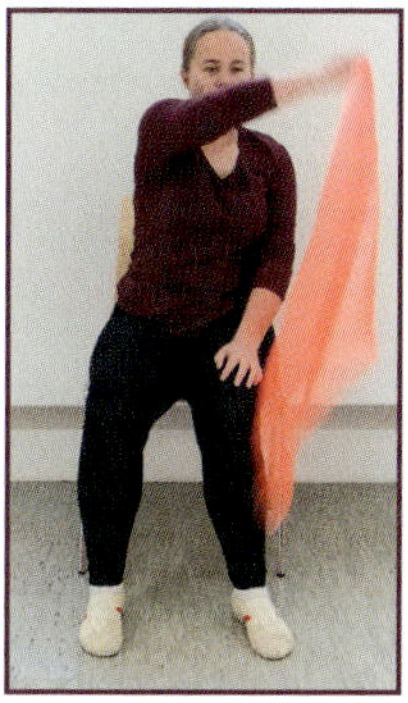
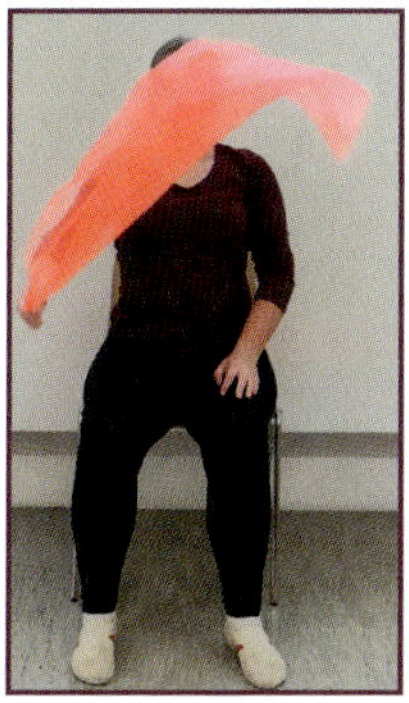
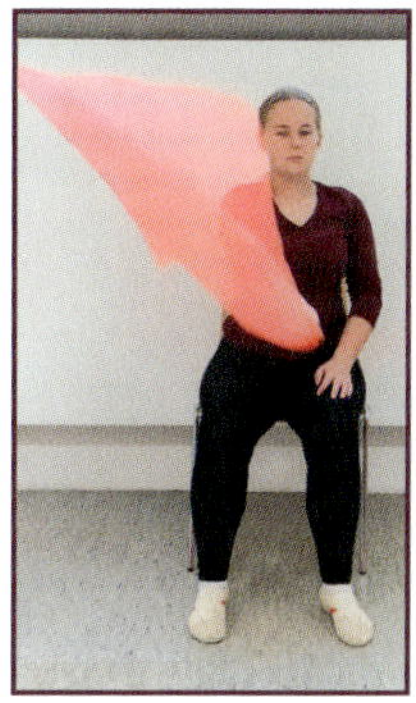
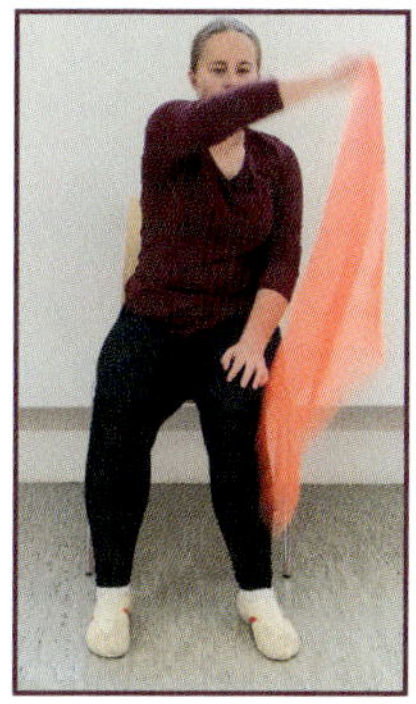
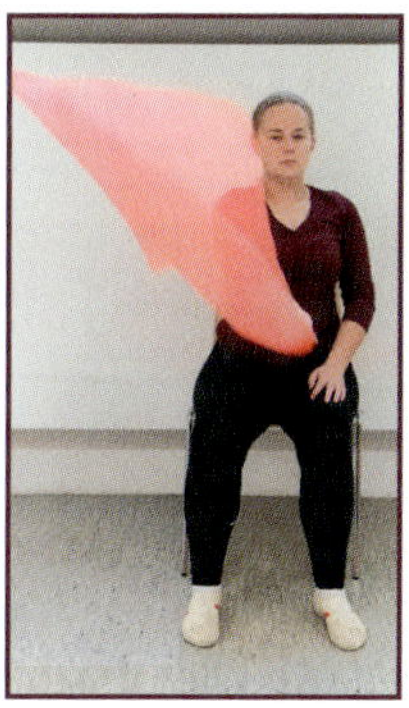
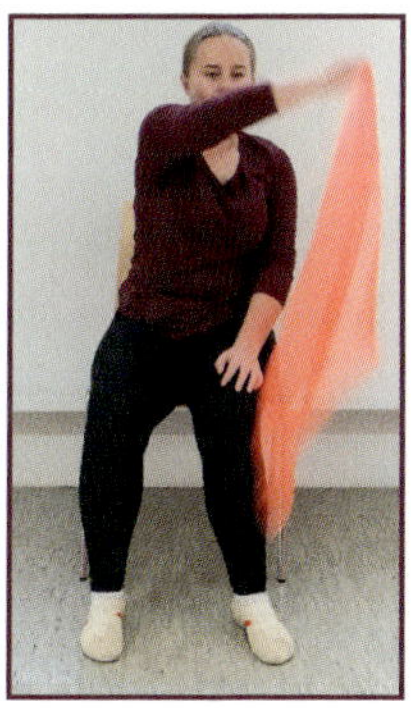
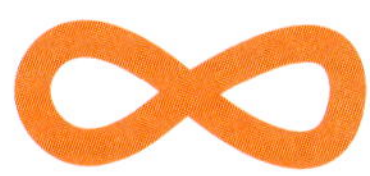

Liegende „Achten" malen.

Das Tuch wird zuerst in mit der rechten Hand festgehalten. Male mit der rechten Hand liegende „Achten" in der Luft vor dem Oberkörper. Wechsle nach circa 10 „Achten" die Richtung ohne Pause. Anschließend dasselbe mit der linken Hand ausführen.

Wiederholungen

» Diese Übung kann pro Hand 10-20-mal je Richtung ausgeführt werden. Dies zählt als ein Satz.

„L" und „O"

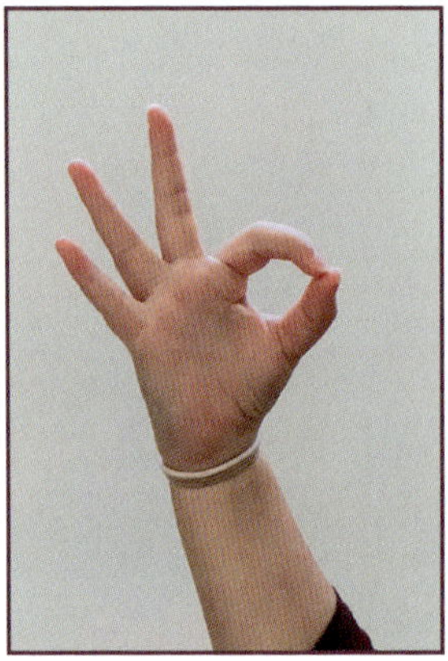

Rechte Hand: Daumen + Zeigefinger zum „O" formen.

Rechte Hand: Daumen + Zeigefinger zum „L" formen.

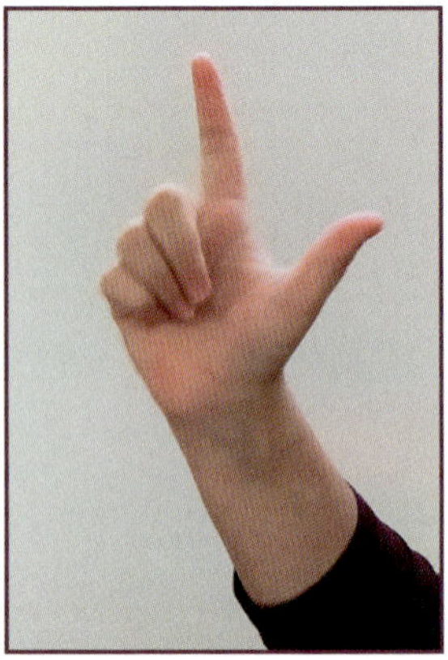

Zuerst mit der rechten Hand mit Daumen und Zeigefinger ein „O" bilden, die anderen Finger sind nach oben gestreckt. Danach wird mit Daumen und Zeigefinge ein spiegelverkehrtes „L" geformt, die restlichen drei Finger sind gebeugt. Nach ein paar Wiederholungen dasselbe mit der linken Hand ausführen.

Das Tempo darf gerne etwas erhöht werden.

Diese Übung kann auch nach dem Einstig mit beiden Händen gleichzeitig ausgeführt werden.

Wiederholungen

» Diese Übung kann pro Hand 15-30-mal wiederholt werden. Dies zählt als ein Satz.

„L" und „O", Variante 2

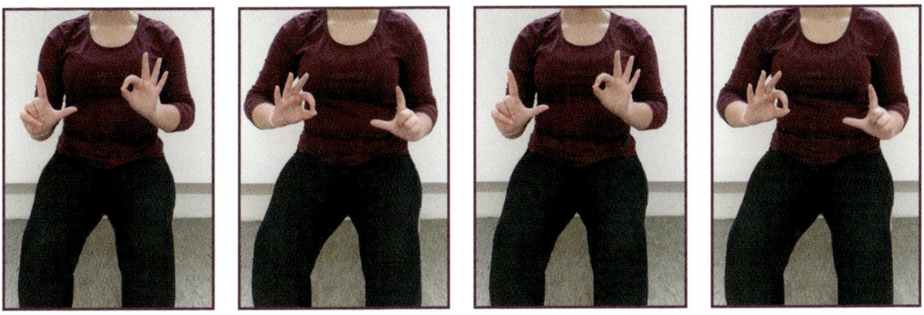

Rechte Hand „L" - linke Hand „O" ***Dynamischer Seitenwechsel -*** *Rechte Hand „O" - linke Hand „L" usw.*

Um das Gehirn mehr zu fordern, wird die Übung, wie zuvor beschrieben, mit beiden Händen gegengleich ausgeführt, sodass die rechte Hand am Anfang das „L" - und die linke Hand das „O" ist. Die Finger formen nun im dynamischen Wechsel gegengleich das „L" und/oder „O".

Das Tempo darf gerne etwas erhöht werden.

Wiederholungen

» Diese Übung kann circa 20 Sekunden bis eine Minute lang ausgeführt werden. Dies zählt als ein Satz.

Ein Tuch falten/zusammenlegen

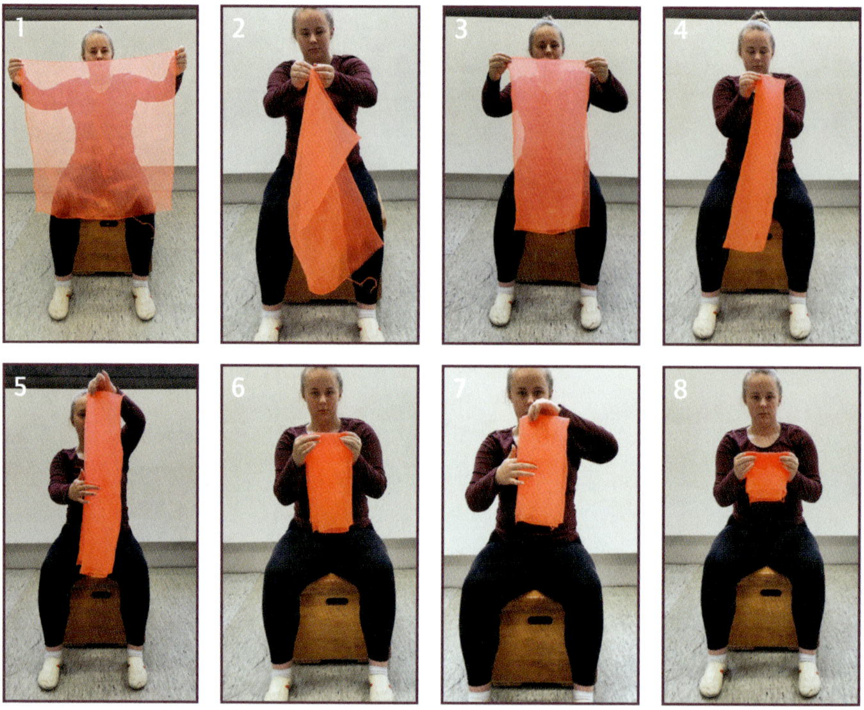

Ein Tuch wird an zwei Ecken angefasst und ausgebreitet. Das Tuch wird wie in Bild 2 Ecke auf Ecke gelegt und an den „neuen" Ecken (Bild 3) angefasst. Dann wird wieder Ecke auf Ecke gelegt und die nun neuen Ecken angefasst. Das Tuch ist jetzt schmal und lang (Bild 4).

Nun wird das Tuch mit einer Hand mittig festgehalten und mit der anderen Hand das obere Ende des Tuchs nach unten gelegt (Bild 5). Anschließend wieder mittig anfassen und die obere Hälfte wieder nach unten gelegt (Bild 7). Nun sollte das Tuch wie in Bild 8 zu einem kleinen Rechteck zusammengelegt worden sein.

Den Daumen und den kleinen Finger spreizen

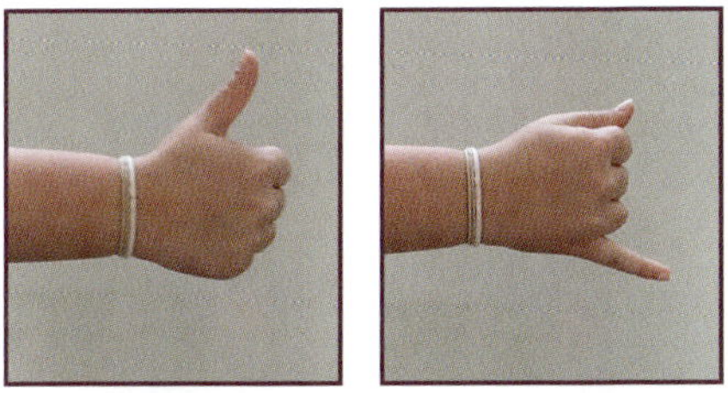

Im langsamen dynamischen Wechsel den Daumen hochheben, wieder ablegen, dann den kleinen Finger spreizen und wieder von vorne anfangen.

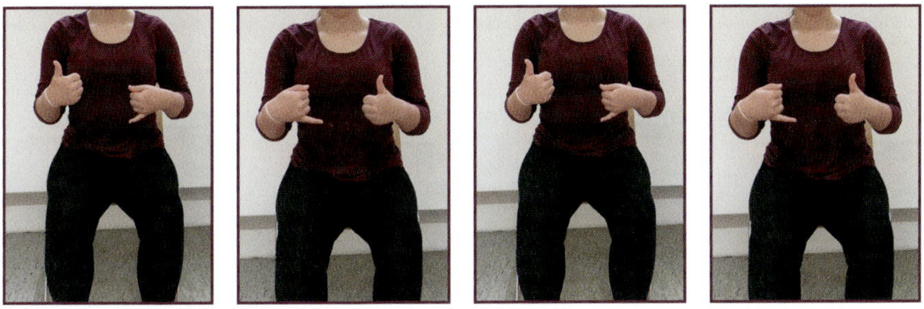

Alternative: *Gegengleich den Daumen heben und den kleinen Finger abspreizen.*

Die rechte Hand zu einer lockeren Faust schließen. Im langsamen, dynamischen Wechsel den Daumen nach oben heben, dann wieder zurücklegen. Anschließend den kleinen Finger abspreizen und wieder zurück, dann wieder von vorne.

Alternativ können auch beide Hände zu einer lockeren Faust geschlossen werden und diese Übung kann zeitgleich ausgeführt werden.

Wiederholungen

» Diese Übung kann pro Hand jeweils 10-30-mal wiederholt werden. Dies zählt als ein Satz.

Variante 2

» Beide Hände zu einer lockeren Faust schließen und die Übung gegengleich ausführen. Dabei ist zum Beginn an der rechten Hand der Daumen oben und an der linken Hand wird der kleine Finger weggespreizt. Dann wechseln, sodass an der rechten Hand der kleine Finger weggespreizt ist (den Daumen wieder zurücklegen) und an der linken Hand der Daumen hoch ist (den kleinen Finger zurücklegen).

Fingerdrehen

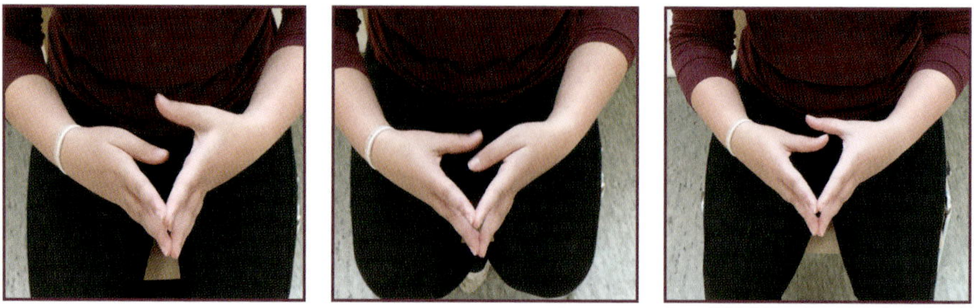

Die Daumen umeinander drehen.

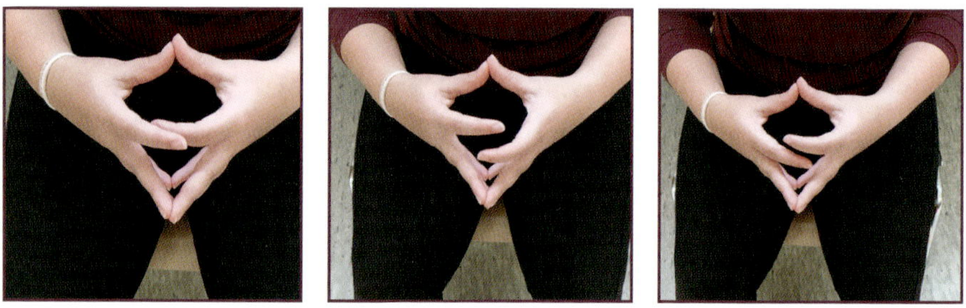

Die Zeigefinger umeinander drehen.

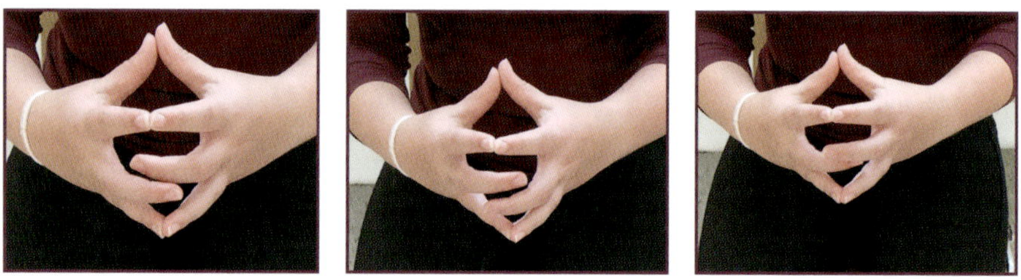

Die Mittelfinger umeinander drehen.

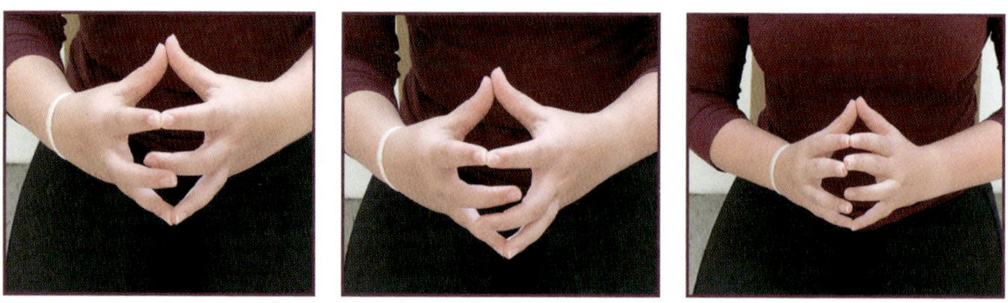

Die Ringfinger umeinander drehen.

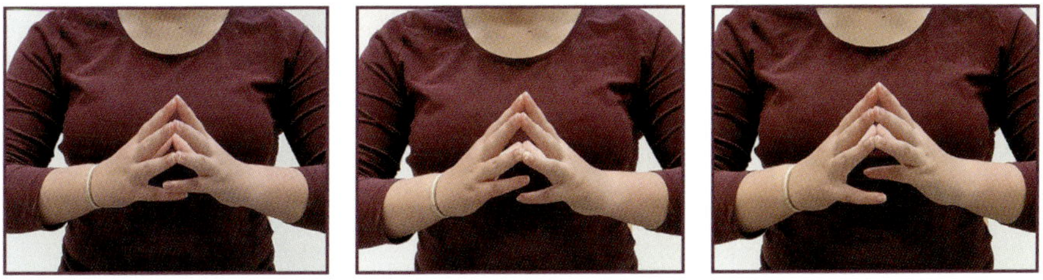

Die kleinen Finger umeinander drehen.

Die Fingerkuppen werden aufeinandergelegt. Als Erstes werden die Daumen umeinander gedreht, nach circa 20 Sekunden andersherum drehen. Anschließend die Fingerkuppen wieder aufeinanderlegen. Als Nächstes die Zeigefinger umeinander drehen usw. bis zu den kleinen Fingern.

Wiederholungen

» Diese Übung kann pro Finger Paar circa 20 Sekunden lang ausgeführt werden. Dies zählt als ein Satz. Anschließend die Richtung wechseln, bevor dasselbe mit dem nächsten Fingerpaar wiederholt wird.

Die Finger gestreckt zum Daumen führen (Haifischmaul)

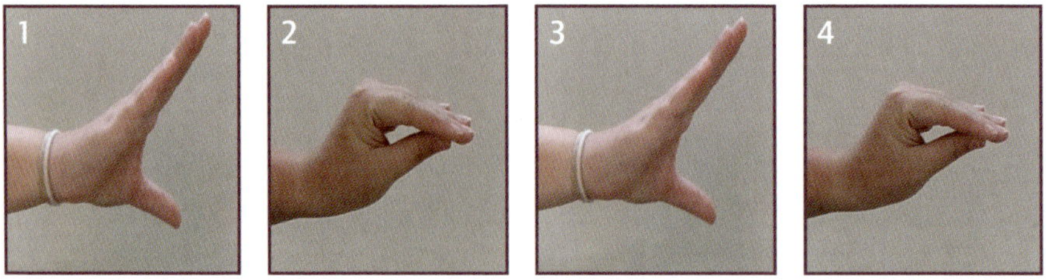

Im langsamen, dynamischen Wechsel die Finger wie ein Haifischmaul öffnen und schließen.

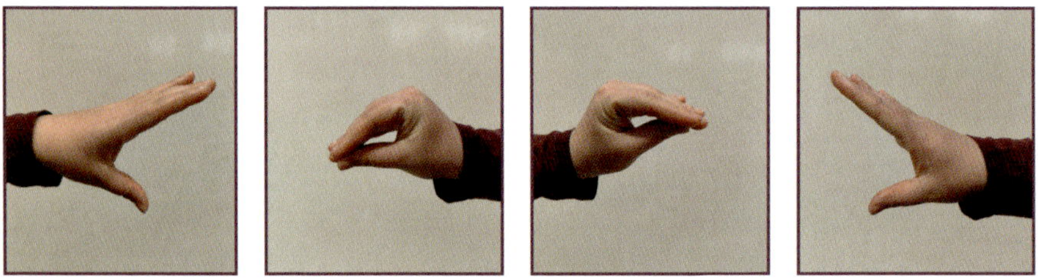

Gegengleiche Ausführung im dynamischen Wechsel: *Die rechte Hand zum Haifischmaul öffnen, die linke Hand schließen. Dann die linke Hand zum Haifischmaul öffnen, die rechte Hand schließen.*

Die Finger der rechten Hand werden wie ein Haifischmaul geöffnet und geschlossen. Dabei wird der Daumen nach unten gestreckt, alle anderen Finger sind aneinander gelegt und werden nach oben gestreckt (siehe Bild 1). Die Grundgelenke der Finger werden bei dieser Übung gebeugt (siehe Bild 2), Mittelgelenke und Endgelenke bleiben gestreckt.

Alternativ kann diese Übung auch mit beiden Händen gleichzeitig ausgeführt werden.

Wiederholungen

» Diese Übung kann pro Hand 10-30-mal dynamisch wiederholt werden. Dies zählt als ein Satz.

Variante 2

» Um das Gehirn etwas mehr zu fordern, kann diese Übung auch gegengleich mit beiden Händen gleichzeitig ausgeführt werden und das Tempo etwas erhöht werden.

Fingertippen

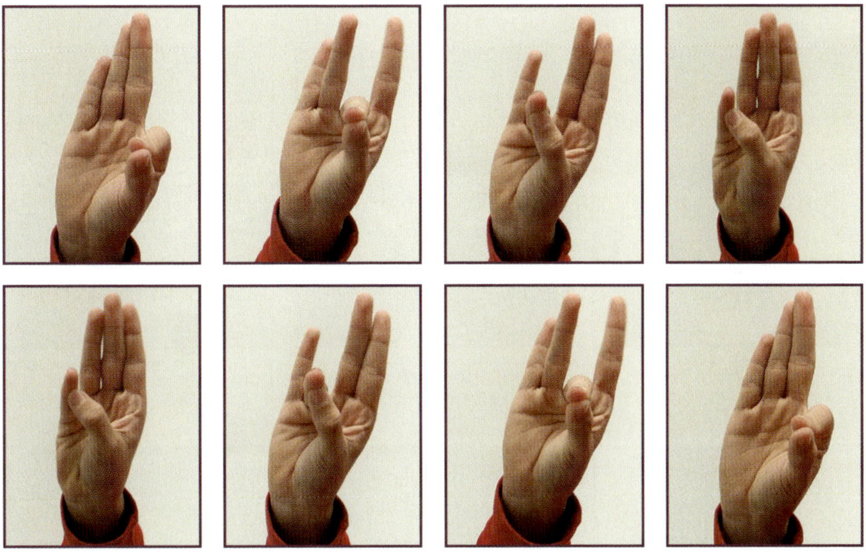

Zeigefinger zum Daumen, Mittelfinger zum Daumen, Ringfinger zum Daumen, kleiner Finger zum Daumen und wieder zurück bis zum Zeigefinger

Jeder Finger der rechten Hand wird, beginnend mit dem Zeigefinger, einzeln zum Daumen geführt, hierbei tippen die Fingerspitzen kurz aufeinander, bevor der nächste Finger dran ist. Der kleine Finger tippt zweimal auf den Daumen, bevor anschließend wieder jeder Finger einzeln zurück bis zum Zeigefinger zum Daumen geführt wird. Dann wird der Zeigefinger zweimal zum Daumen geführt, bevor die Fingertreppe wieder in Richtung kleiner Finger fortgesetzt wird.

Alternativ kann diese Übung auch gleichzeitig mit beiden Händen ausgeführt werden.

Wiederholungen

» Diese Übung kann pro Hand 10-20-mal wiederholt werden. Dies zählt als ein Satz.

Variante

» Die Übung, wie beschrieben, dieses Mal mit beiden Händen zeitgleich entgegengesetzt ausführen. Das heißt, die rechte Hand startet mit dem Zeigefinger zum Daumen, dann den mittleren Finger usw. und die linke Hand startet mit dem kleinen Finger zum Daumen, dann folgt der Ringfinger usw.

Fingerheben in einer Gruppe auf Kommando des Trainers

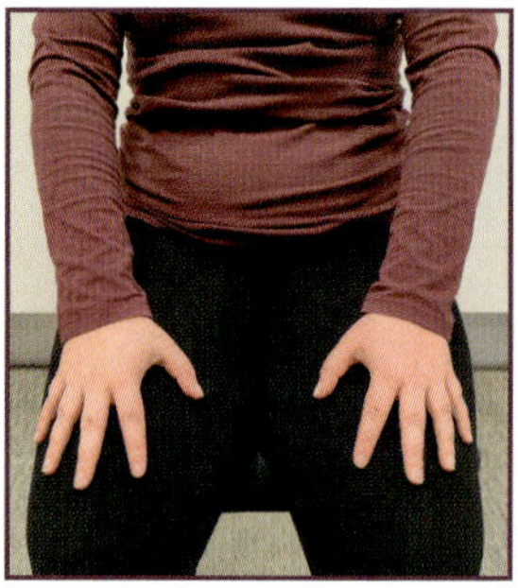

Die Finger liegen gespreizt auf dem Schoß.

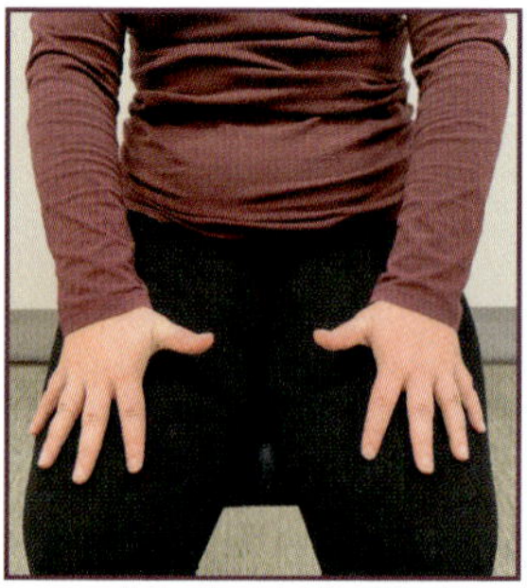

Beide Daumen anheben.

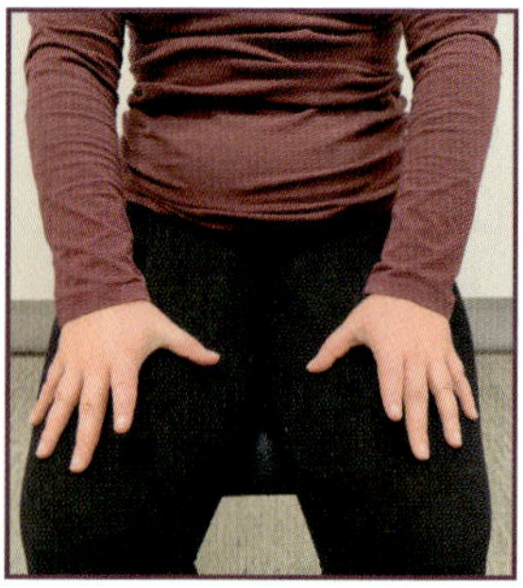

Beide Zeigefinger anheben.

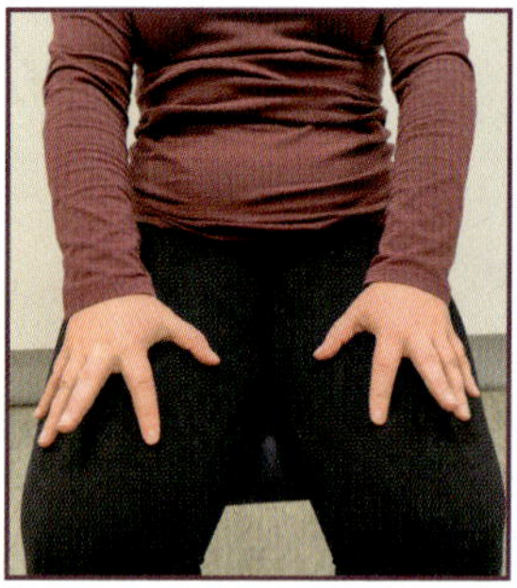

Beide Mittelfinger anheben.

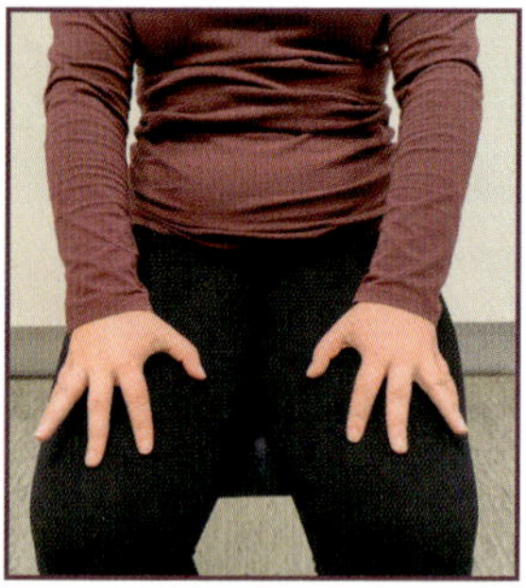

Beide Ringfinger anheben.

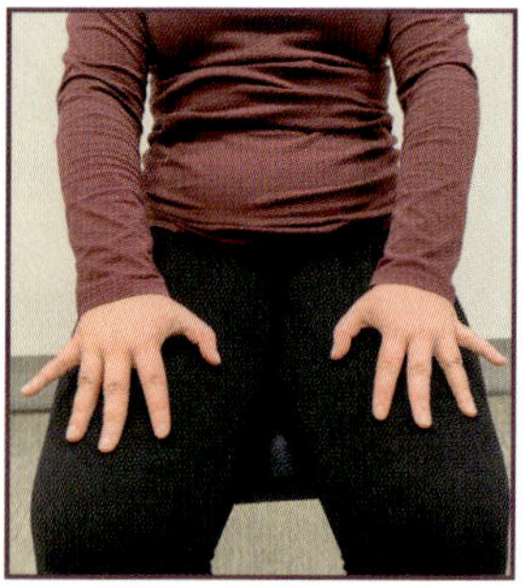

Beide kleinen Finger anheben.

Die Finger beider Hände werde gespreizt auf den Schoß abgelegt. Auf Kommando des Trainers heben die Teilnehmer zeitgleich vom Daumen bis zum kleinen Finger die Finger einzeln von beiden Händen ab.

Wichtig dabei ist, dass alle anderen Finger möglichst auf dem Knie liegen bleiben.

Variante 2

- Um das Gehirn etwas mehr zu fordern, werden die Finger in unbestimmter Reihenfolge auf Kommando angehoben.
- Als weiter Variante werden zwei verschiedene Finger von beiden Händen auf Kommando angehoben: beispielsweise Ringfinger und Zeigefinger oder Mittelfinger und Daumen usw. oder je Hand einen anderen Finger anheben.

SCHLUSSWORTE FÜR TRAINER

An dieser Stelle kann nur noch Folgendes gesagt werden: Schaue dir deine Teilnehmer während der Stunden achtsam an und beginne die Übungen stets vom Leichten bis zum Schweren und entscheide selbst, welche Übungen deinen Gruppen am besten helfen und den Teilnehmern am meisten Spaß machen.

Es ist auch deine Aufgabe als Trainer, zu sehen, wo die Probleme in der Bewegung der Teilnehmer sind oder welche gesundheitlichen Probleme sie haben. Passe die Übungen an, sodass jeder Einzelne gefordert, aber nicht überfordert ist.

Mit der Vielfalt an Übungen in diesem Buch wirst du als Trainer dafür ein bisschen sensibilisiert werden, vor allem im Umgang mit den Senioren.

Die Autoren dieses Buchs machen diese Art von Sport schon seit mehreren Jahren, in verschiedenen Einrichtungen und Sportgruppen. Dazu zählen normale Fitnessgruppen bis ins hohe Alter, die noch zu Hause leben und in die Sporthalle kommen, sowie Teilnehmer die im „betreuten Wohnen" leben bis hin zu „geschlossenen Demenzstationen". Sie haben hier nach bestem Wissen ihre Übungen zusammengetragen.

Aufgrund dieser Vielzahl der Einsatzmöglichkeiten gibt es in diesem Buch keine festen Stundenbilder, da gerade in diesem Spektrum die Spanne sehr weit gefächert ist, durch neue Erkrankungen oder Verschlechterungen des Gesundheitszustands eines jeden einzelnen Teilnehmers. Deswegen liegt es an dir als Trainer, die Übungen deinen Teilnehmern entsprechend auszuwählen und anzupassen.

Natürlich sind wir als Trainer immer darauf bedacht, das Beste für die Teilnehmer herauszuholen. Hier ist das Beste der Spaß an den Bewegungen.

Versuche, die Kurse mit Spaß rüberzubringen!

ANHANG

1 Literaturverzeichnis

Brehm, W., Pahmeier, I. & Tiemann, M. (2018). *Fit & Gesund. Ein Gesundheitssportprogramm zur umfassenden Stärkung der Fitness.* Aachen: Meyer & Meyer Verlag.

Backe, B., Maschke, M. Wihr, U. (2018). *Sport und Bewegung für Menschen mit Demenz.* München: Reinhardt Verlag.

Ehrhardt, D. (2020). 2. Auflage. *Praxishandbuch funktionelles Training.* Stuttgart: Thieme Verlag.

Lindner, M., Lindner, H., Dr. Richter, R. (2015) *Rollator- Fit. Bewegungsideen für mehr Mobilität.* Aachen: Meyer & Meyer Verlag.

Okrent, F. (2020). *Aktiv 70 Plus gesund & bewegt. Das Funktionelle Krafttraining im Alter. Kurleitermanual.* Kiel: LSV S-.H.

Okrent, F. (2021). *KognitFit gesund & bewegt. Der Einsteigerkurs in kognitives Bewegungstraining, Praxismanual.* Kiel: LSV S-.H.

Okrent, F. (2018). *Alter in Bewegung gesund & bewegt. Das Bewegungsprogramm für pflegebedürftige Menschen, Praxismanual.* Kiel: LSV S-.H.

Rühl, J., Goebel, S., Laubach, V. (2011) *Rücken aktiv. Bewegen statt Schonen, Kursmanual.* Aachen: Meyer & Meyer Verlag.

Regelin, P., Jasper, B.-M., Hammes, A. (2012). *Aktiv bis 100. Hochaltrige Menschen in Bewegung bringen.* DTB Gymwelt.

Schünke, M., Schulte, E., Schumacher, U., Voll, M.& Wesker. K. (2018). 5. Auflage. *Prometheus LernAtlas der Anatomie, Allgemeine Anatomie und Bewegungssystem.* Stuttgart: Thieme Verlag.

Will, H. (2014). *Handbuch Rehabilitationssport.* Hannover: Neuer Start Verlag.

2 Übersicht fachliche Aus- und Fortbildungen der Autoren:

Svenja Redmer

- B-Lizenz in der Prävention Profil „Haltung, Bewegung & Herz-Kreislaufsystem"
- B-Lizenz Rehabilitationstrainerin Profil „Orthopädie"
- Medical Fitnesstrainer
- Yogatrainerin
- Vagusnerv-Aktivierung
- Fit und gesund
- Bewegen statt schonen
- Fit bis ins hohe Alter
- Standfest und stabil
- Aktiv 70 Plus
- Kinesiologie
- KogniFit
- Sport mit Demenz
- Alter in Bewegung
- Beckenbodentrainerin
- Entspannung Technik
- Rollatortanz
- Demenz Partner vom Kompetenzzentrum Schleswig-Holstein

Malte Redmer

- C-Lizenz im Breitensport Profil „Erwachsene und Ältere
- B- Lizenz in der Prävention Profil „Haltung, Bewegung & Herz-Kreislaufsystem"
- B-Lizenz Rehabilitationstrainerin Profil „Orthopädie"
- B-Lizenz Rehabilitationstrainerin Profil „Innere Medizin"
- Wirbelsäulengymnastiktrainer
- Pilatestrainer
- Vagusnerv-Aktivierung
- Fit und gesund
- Aktiv 70 Plus
- Entspannungstechnik
- Stressbewältigung durch Achtsamkeit
- Beckenbodentrainer
- KogniFit
- Alter in Bewegung
- Sport mit Demenz
- Rollatorfit
- Rollatortanz
- Demenz Partner vom Kompetenzzentrum Schleswig-Holstein

3 Bildnachweis

Covermotiv: Adobe Stock

Covergestaltung: Dafni Perrou

Fotos Innenteil: Svenja Redmer

Layout: Dafni Perrou

Satz: Guido Maetzing, www.mmedia-agentur.de

Bearbeitung Satzfahne: Katerina Georgieva

Lektorat: Dr. Irmgard Jaeger, Nadine Küst